TEES
transcanal endoscopic ear surgery

［経外耳道的内視鏡下耳科手術］

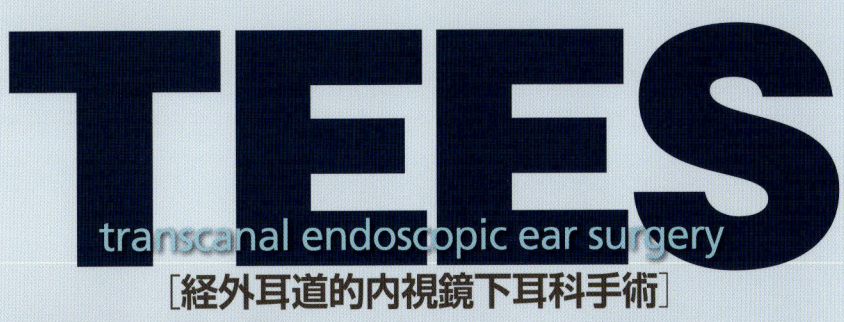

手技アトラス

導入・基本手技からアドバンスまで

編　　集◉**欠畑誠治** 山形大学
イラスト◉**二井一則** 山形大学

中山書店

序

　TEES は，すべての医療技術がそうであるように発展途上の医療技術である．光学機器をはじめとする医療機器の発展は，耳科手術のパラダイムシフトを促した．1950 年代における手術用双眼顕微鏡の登場は，あらゆる手術の中で耳科手術を最も先進的な手術とした．中耳の微細な構造を可視化，拡大視化するこの試みは，より安全で確実な手術手技を生み出す原動力となった．

　一方で，視点を自由に移動させることができ，接近により拡大視できる内視鏡は，ビデオカメラを装着することにより，ヒトの「眼」を超える「目」を手に入れることができ，外切開を要する多くの手術を低侵襲な keyhole surgery へと変えた．外科手術のあらゆる分野の中で，その導入が遅れた分野の一つが耳科手術であったのは興味深い．顕微鏡手術のあまりに大きな成功は，内視鏡手術に対する懐疑的な姿勢を生み出した．

　外科手術は，あらゆる技術や文化芸能と同様に，師から弟子へ，その弟子から次の弟子へと受け継がれていく継承の輪である．その輪には，大きなものもあれば小さなものもあるかもしれないが，ある日突然生まれ出るものではない．

　本書は，TEES のコンセプトを示し，現時点で私たちが最善の方法と考えている手技を示したものである．TEES を実施する上で重要な一つ一つの手技を，ステップバイステップに，簡潔な文と写真，イラストで示した．数々の術中写真により，どのような術野のもとでどのような器械をどのように使用するのかを理解していただけるようにした．さらに，TEES を熟知するものによって描かれたイラストは，写真を超えた力をもっていると考えている．

　1 人のスーパーサージャンより，手術のコンセプトを理解し，きちんとトレーニングをうけ，確実にその手術を実施できる 100 人のサージャンを生み出すことが大事と考えている．その 100 人が，さらに 100 人のサージャンを生み出すことになる．私たち医師の究極の願いが，『世界中に一人でも多く笑顔の人を』ということであるならば，それは師から弟子へと受け継がれる継承の輪によってのみ達成できると考えている．

　この本では，当科の多くの医師に執筆を担当してもらった．数多くの耳科手術の経験をもつものから，耳科手術に携わったばかりの専攻医も執筆を担当している．たとえばノミのたたき方を担当しているものは，医師としての経験年数こそ短いかもしれないが，それゆえ新鮮な視点からノミのたたき方の肝やコツを書くことができる．すでにその分野ではプロであり，師である．

師が師であるのは，その師もまた師をもっていたからだという．直接学んだ師だけではなく，テキストや論文を通じて学んだ師もまた師である．

　私たちはすべてパダワンであり，ジェダイの騎士である．

　この一冊を今は亡き渡邊知緒先生に捧ぐ．

2018 年 4 月吉日

欠畑誠治

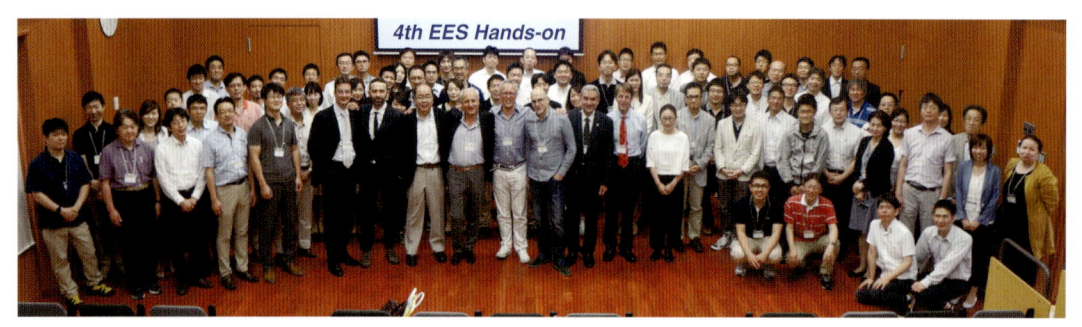

第 4 回 内視鏡下耳科手術ハンズオンセミナーin 山形（2015 年 7 月 5 日）

Foreword

This publication is the fruit of many years of work done together with my dear friend Seiji and colleagues in his department, particularly the late and much beloved Dr. Tomoo Watanabe and his right-hand man, Dr. Tsukasa Ito. I would like here to underscore the pioneering role that Prof. Kakehata has played in the development of endoscopic ear surgery and its spread throughout the world. In particular, the Hands-on Seminars sponsored by Prof. Kakehata in Yamagata have been wildly popular and served as a springboard for the further growth of endoscopic ear surgery throughout Asia.

This textbook has been created with rare precision and rich detail, including beautiful illustrations drawn by his colleague, Dr. Kazunori Futai, who is well-versed in TEES. His illustrations, combined with actual photos taken during surgery, are an invaluable instructional tool. The end result is a book which will be very useful for not only beginners but also those who are already experienced in endoscopic ear surgery through its insights into the practices and hard-earned experience of the Japanese School.

Congratulations to Seiji and his wonderful staff on their superb contribution to our field.

April, 2018

Livio Presutti, M.D.
Professor and Chair
Otolaryngology Department
University Hospital of Modena, Italy

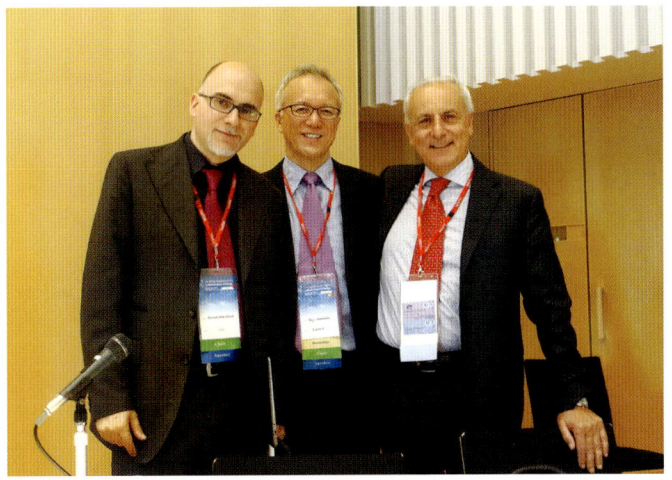

The 30th Politzer Society Meeting にて
左から Daniele Marchioni 教授，欠畑誠治教授，Livio Presutti 教授．

刊行に寄せて

　本書の編者である欠畑誠治先生は，TEES のパイオニアとして世界的に有名である．その欠畑先生が山形大学に赴任したのは，東日本大震災直後の 2011 年 7 月だったと記憶しているが，以来，内視鏡下耳科手術講習会を毎年開催し，新しい耳科手術の潮流をわが国に広めてきた．

　欠畑教授は知る人ぞ知る，類まれなエンターテイナーでもある．期待にたがわず，本書『TEES（経外耳道的内視鏡下耳科手術）手技アトラス』もサービス精神満載で，豊富な写真，イラストを楽しみながら，TEES が理解できるように構成されている．二井一則先生によるイラストは大変美しく，プロ顔負けの技術に加え，耳鼻咽喉科医自身によるイラストのため正確で安心して眺めることができる．山形大学耳鼻咽喉・頭頸部外科の多くのメンバーが執筆に関与している本書は，平易で分かりやすいアトラスとして大きな成功を収めている．グループの創意工夫で必要に応じて開発された機器も多く，その熱意にも感動する．

　本書はこれから TEES を始める方には必読書といえよう．また，耳科手術に顕微鏡を主体とし内視鏡を併用している私でも本書には役に立つ情報がとても多かった．耳科手術に携わる耳鼻咽喉科医に読んでいただきたい好著である．

2018 年 4 月吉日

仙塩利府病院／東北大学名誉教授　小林俊光

TEES （経外耳道的内視鏡下耳科手術） **手技アトラス**

目　次

■:ビデオあり

第5章　新デバイスによる耳科手術の革新

Break Time ☕

動画閲覧について

■動画掲載ページ

本書内の動画は，パソコンおよびモバイル端末にて，web site でご覧いただけます．
右の QR コードを読み込むか，下記 URL の web site にアクセスし，ブラウザでご覧ください．

https://www.nakayamashoten.jp/tees/

① ユーザー名とパスワードを入力し，動画一覧ページにログインしてください．

ユーザー名：tees　　　　　　　　　　　　パスワード：P+cEJfn5
　　　　　　　　　　　　　　　　　　　　　　（大文字小文字の区別があります）

② 再生について
- 動画タイトルをクリックすると，その動画が別ウインドウ（別タブ）で表示されます．
- 再生ボタン（■▶）をクリックすると，その動画が同一ウインドウで表示されます．

■掲載動画一覧

No	項目名
	第3章　アプローチと処置の基本手技
1	Tympanomeatal Flap の挙上方法
2	耳小骨連鎖・外耳道側壁再建法
3	Endoscopic Retrograde Mastoidectomy on Demand
	第4章　内視鏡耳科手術の実際
4	滲出性中耳炎に対する鼓膜換気チューブ挿入術
5	慢性穿孔性中耳炎［接着法］
6	慢性中耳炎［鼓室形成術Ⅰ型］
7	鼓室硬化症［鼓室形成術Ⅲ型］
8	中耳奇形（キヌタ・アブミ関節離断）
9	中耳奇形（キヌタ・アブミ関節離断とアブミ骨固着の合併）
10	前ツチ骨靭帯硬化症

No	項目名
11	外傷性外リンパ瘻
12	特発性外リンパ瘻
13	癒着性中耳炎
14	先天性真珠腫
15	弛緩部型真珠腫
16	緊張部型真珠腫
17	Dual Approach
18	二次性真珠腫
19	遺残性再発
20	耳硬化症
21	外傷性耳小骨連鎖離断
22	浅在化鼓膜
23	錐体尖部コレステリン肉芽腫

- 動画閲覧には標準的なインターネット環境が必要です．
- ご使用のブラウザによっては，まれに閲覧できないことがあります．その場合は他のブラウザにてお試しください．
- 通信環境やご使用のパソコン，モバイル端末の環境によっては，動画が乱れることがあります．
- 掲載の動画の著作権は各著者が保有しています．また複写・転載および送信・放映に関する許諾権は小社が保有しています．本動画の無断複製を禁じます．

■本書で用いられる主な略語

AO	adhesive otitis	鼓膜全癒着
CMFI	color mapped fusion image	—
cog	—	上鼓室前骨板
CWD mastoidectomy	canal wall down mastoidectomy	後壁削除型乳突削開術
CWU mastoidectomy	canal wall up mastoidectomy	後壁保存型乳突削開術
DWI	diffusion weighted image	拡散強調画像
ESS	endoscopic sinus surgery	内視鏡下副鼻腔手術
I-M 関節	incudomallear joint	キヌタ・ツチ関節
I-S 関節	incudostapedial joint	キヌタ・アブミ関節
LD	labyrinthine disturbance	高度内耳障害
MES	microscopic ear surgery	顕微鏡下手術
TCA	transcanal atticotomy	経外耳道的上鼓室解放
TCAA	transcanal atticoantrotomy	経外耳道的乳突洞解放
TEES	transcanal endoscopic ear surgery	経外耳道的内視鏡下耳科手術

■カラー凡例

耳小骨はその他の骨と，あえて色調を異なるものとした．

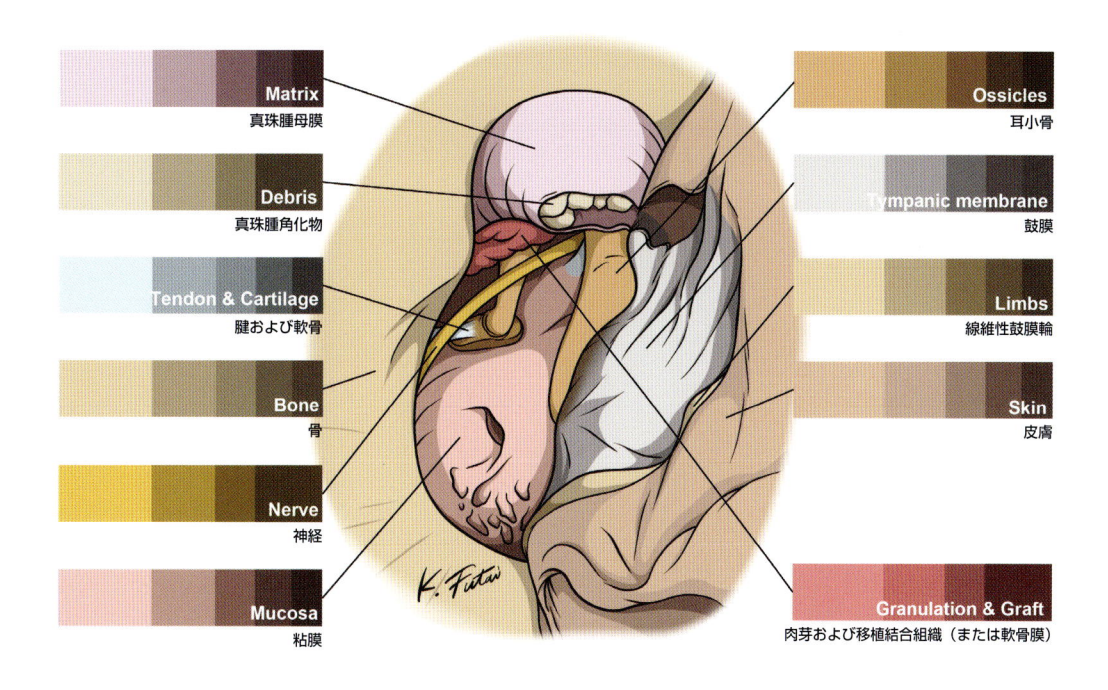

Matrix 真珠腫母膜	Ossicles 耳小骨
Debris 真珠腫角化物	Tympanic membrane 鼓膜
Tendon & Cartilage 腱および軟骨	Limbs 線維性鼓膜輪
Bone 骨	Skin 皮膚
Nerve 神経	
Mucosa 粘膜	Granulation & Graft 肉芽および移植結合組織（または軟骨膜）

■ 編　集

欠畑誠治　　　山形大学医学部耳鼻咽喉・頭頸部外科学講座

■ イラスト作成・編集協力

二井一則　　　山形大学医学部耳鼻咽喉・頭頸部外科学講座

■ 執筆者

欠畑誠治　　　山形大学医学部耳鼻咽喉・頭頸部外科学講座

伊藤　吏　　　山形大学医学部耳鼻咽喉・頭頸部外科学講座

窪田俊憲　　　山形大学医学部耳鼻咽喉・頭頸部外科学講座

古川孝俊　　　山形大学医学部耳鼻咽喉・頭頸部外科学講座

松井祐興　　　山形大学医学部耳鼻咽喉・頭頸部外科学講座

杉山元康　　　山形大学医学部耳鼻咽喉・頭頸部外科学講座

中島小百合　　山形大学医学部耳鼻咽喉・頭頸部外科学講座

渡邊千尋　　　山形大学医学部耳鼻咽喉・頭頸部外科学講座

齊藤彰子　　　日本海総合病院耳鼻咽喉・頭頸部外科

金子昌行　　　埼玉県立がんセンター頭頸部外科

xii

第1章

TEES 総論

TEES の歴史と概念
History and Concept of TEES

欠畑誠治

TEES の概念

TEES とは

　経外耳道的内視鏡下耳科手術（transcanal endoscopic ear surgery：TEES）は，ほとんどすべての手術操作を外耳道から行う keyhole surgery である．内視鏡やそれに伴う手術器機の革新により，外耳道を鼓室およびその末梢への直接的なアクセスルートとして"再発見"した内視鏡による中耳手術は，高精細度（high definition：HD）画像システムの発展により，低侵襲でありながら，明視下で安全・確実に機能改善を達成できる手術となった．

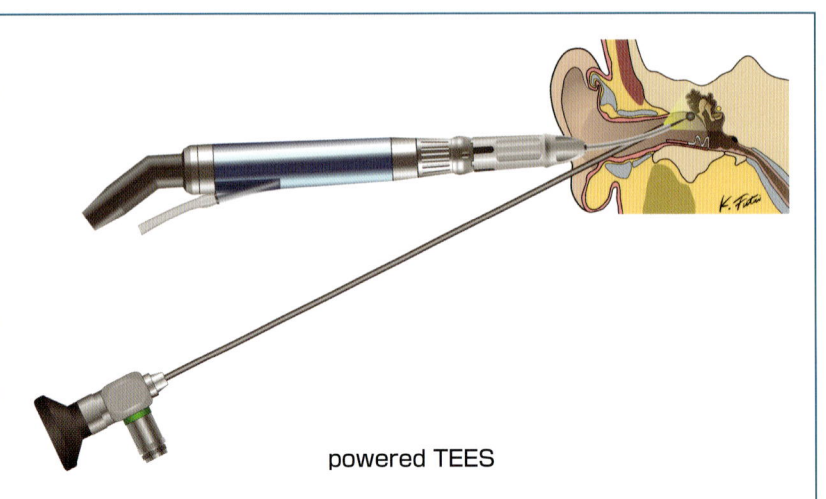

powered TEES

アクセスルートの変遷

　耳鼻咽喉科領域では，これまで内視鏡下鼻副鼻腔手術（endoscopic sinus surgery：ESS）や経鼻腔的頭蓋底手術，そして経口的ビデオラリンゴ手術（transoral videolaryngo scopic surgery：TOVS）や経口的ロボット手術（transoral robotic surgery：TORS）が可能となっている．これらの手術は，副鼻腔や頭蓋底・咽喉頭に到達するためのアクセスルートとして外切開を用いるのではなく，鼻腔・口腔など既存の腔をアクセスルートとして利用する経管腔的の手術である．

　ESS の登場以前，副鼻腔手術では歯齦部切開をおき上顎骨前壁骨を削除し副鼻腔にアクセスしていた．さらにそれは粘膜を完全に除去するというコンセプトの"根本術"であった．一方，ESS では経鼻腔的に副鼻腔にアプローチし，換気ルートを改善し粘膜を温存することで機能的な手術を可能とした．

　ESS のコンセプトと同様なコンセプトで TEES は行われる．TEES は外耳道を中耳や内耳への最も自然で論理的なアクセスルートとして利用して病変を除去し，換気ルートを確保し正常粘膜を可及的に温存することで機能改善を図る，耳鼻咽喉科領域の手術の新たなパラダイムといえる．

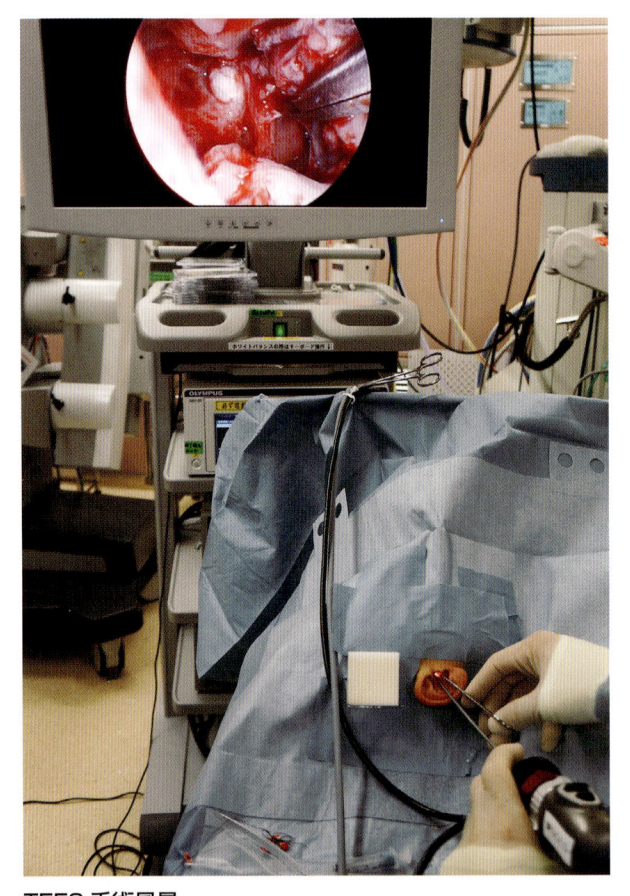

TEES 手術風景
full HD 映像で経外耳道的に行う．

20 世紀の医療におけるパラダイムシフト 1

手術用双眼顕微鏡の登場

20 世紀の医療における最大のパラダイムシフトの一つは，微細な構造を可視化できる手術用双眼顕微鏡の登場によって引き起こされた．それまで精度や安全性に限界のある裸眼で行われていた手術は，顕微鏡により病変を拡大視することで安全・確実に病変を取り除けるものとなった．その恩恵を最も早く受けた耳科手術では，聴力のみならず中耳にかかわる機能を温存し改善する機能的な手術が可能となった．顕微鏡により耳科領域は大きくその分野を広げ，今日行われている鼓室形成術や鼓膜形成術，アブミ骨手術，人工内耳埋め込み術，lateral skull base surgery など多くの耳科手術が開発された．

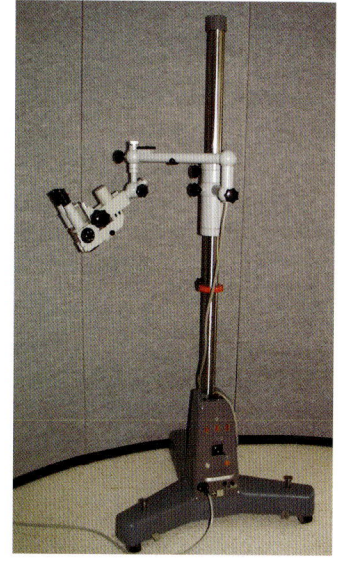

「神経耳科学の父」とよばれている House の伝記

OPMI-1 (Zeiss)
世界初の手術用双眼顕微鏡．

Column

耳科手術の進歩

1950 年代に手術用双眼顕微鏡が耳科手術に導入される以前は，乳突削開術や中耳根本術が裸眼で行われていた．1930 年代にイギリスで行われた手術のビデオをみると，耳後切開にてアプローチしさらに外耳道を輪状に切開して術野を得ている．ノミ・ツチを使って乳突削開を行い，さらに facial ridge を低くするきれいな手術が行われている．しかし，退院時の患者の様子を撮った映像には，微笑む患者の患側の顔面神経麻痺が明らかである．顕微鏡の耳科手術への導入以降，利き手にドリルを持ち片手に吸引管を持つスタイルで，顔面神経の走行を明視下において削開を行う安全確実な術式がとられるようになってから，中耳術後の顔面神経損傷のリスクは激減した．

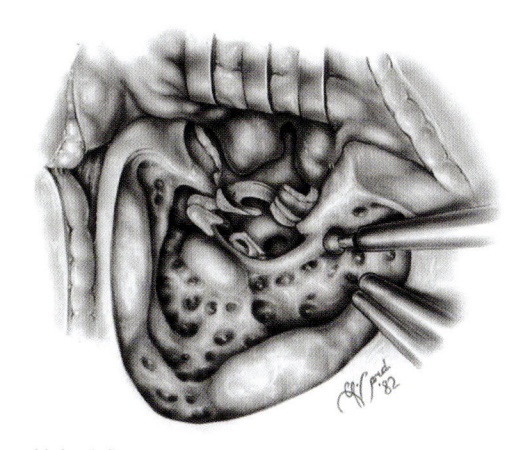

鼓室形成術
右手にドリル，左手に吸引管．
(Glasscock-Shambaugh Surgery of the Ear, 6th ed. People's Medical Publishing House-USA : 2010[1] より)

20 世紀の医療におけるパラダイムシフト 2

内視鏡ビデオカメラシステムの登場

第 2 のパラダイムシフトを引き起こしたのが，広角な視野をもち，視点の移動が容易であり，対象への接近・拡大が可能な光学機器である内視鏡とビデオカメラシステムとの統合である．内視鏡ビデオカメラシステムの登場以降，外切開による多くの外科手術は，内視鏡による低侵襲な keyhole surgery によっておきかえられてきた．これまでの顕微鏡手術にあった死角の存在や深部に行くにしたがい術野が狭くなるという問題は，内視鏡によって解決された．

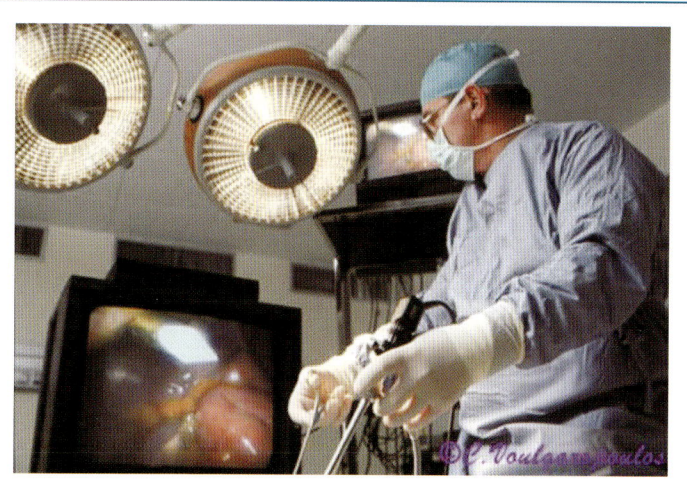

laparoscopic cholecystectomy (Mouret, 1987)

人間の「眼」を超える「目」—くびきからの解放 1

現在の私たちは full HD や 4K に至るビデオカメラシステムの高精細化や多機能化により，人間の「眼」を超える「目」を手に入れた．ヒトの網膜の解像度を超える解像度の画像で，コントラストや明るさのみならずカラースペクトラムを調整し，人間の「眼」をはるかに超えた映像を見ながら手術ができるようになった．

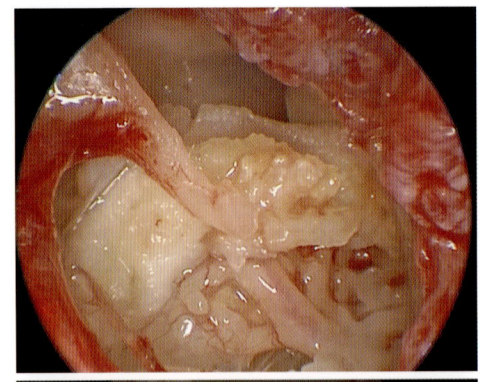

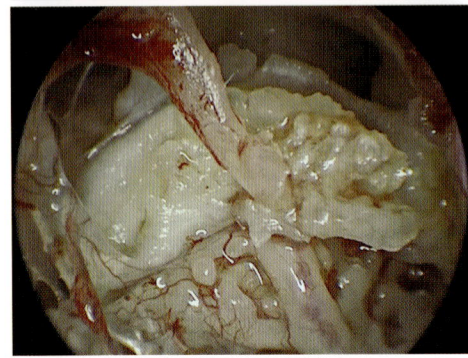

先天性真珠腫
（open type 症例）
上：normal light
下：SPECTRA B
母膜とその外側に debris を認める．カラースペクトラムを調整することにより，真珠腫母膜がよりはっきりと識別できる．

人間の「眼」を超える「目」—くびきからの解放 2

ビデオカメラとの統合で達成されたもう一つの大きな変化は，術者が内視鏡をのぞき込むというくびきから解放されたことである．術者は，最適な角度から内視鏡を挿入し，助手や器械出しの看護師，見学者などと画像を共有しながら，常に楽な姿勢で手術を行うことが可能となった．

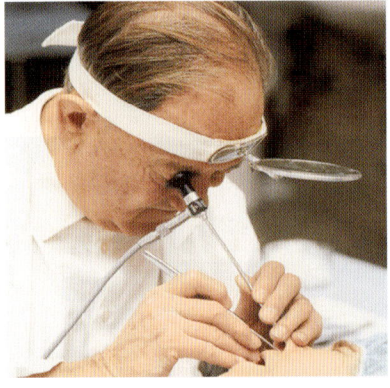

初期の ESS 風景
（Messerklinger）
内視鏡をのぞき込みながら手術を行う．額帯鏡も併用している．

Column

"Big surgeon, Big incision" から "Small incision, Big surgeon" へ

これまで，"Big surgeon, Big incision" といわれていた．すなわち，術野を広くとり病変部を明視下におき，安全に手術を行うのが優れた外科医とされてきた．たとえば腹部の手術の場合，正中切開をおけば広い術野が得られ，さらに術中に必要に応じて創を広げることができ拡張性も高いと教えられてきた．それに対して現在では，"Small incision, Big surgeon" といわれるようになった．小さな切開創で低侵襲な手術を行うのが，優れた外科医であるというものである．腹部や胸部において "Small incision" による手術が可能となったのは，腹腔鏡や胸腔鏡を用いた内視鏡カメラシステムの進化による．

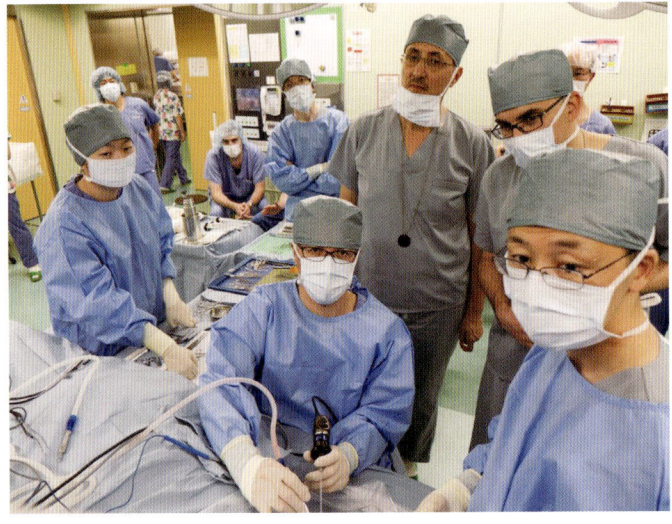

TEES 手術風景
術者，助手，器械出しの看護師，見学者が画像を共有している．

耳科手術の基本コンセプト

　現在でも耳科手術では，耳前部または耳後部に外切開をおく顕微鏡下手術が一般的である．良好な視野と広いワーキングスペースを確保するため，手前を広く皿状に削る "saucering" や，近接臓器を明らかにする "skeletonize" が削開術で重視されている．

　基本となるコンセプトは，重要な解剖を明視下におき安全確実に手術を行うことである．さらに真珠腫手術であれば，その母膜を連続的に摘出することが重要である．これらの基本コンセプトは，顕微鏡を使う手術でも内視鏡を使う手術でも同じである．

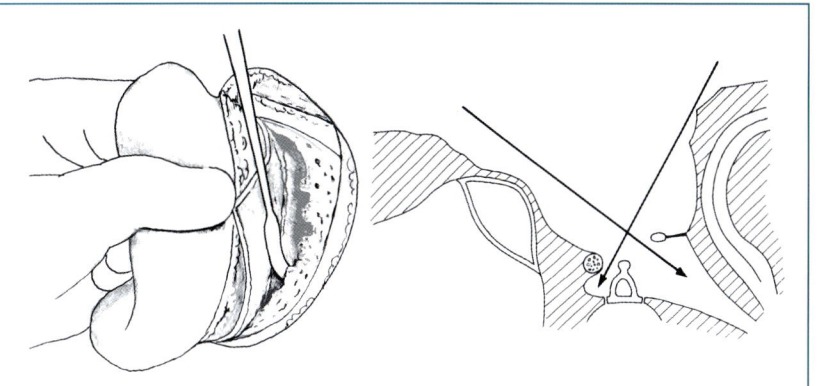

顕微鏡下手術
耳後切開をおき骨削開による exposure を徹底し，重要な解剖を明視下におく．
（Fisch U, et al. Tympanoplasty, Mastoidectomy and Stapes Surgery, 2nd ed. Thieme Medical Pub; 2007 より改変）

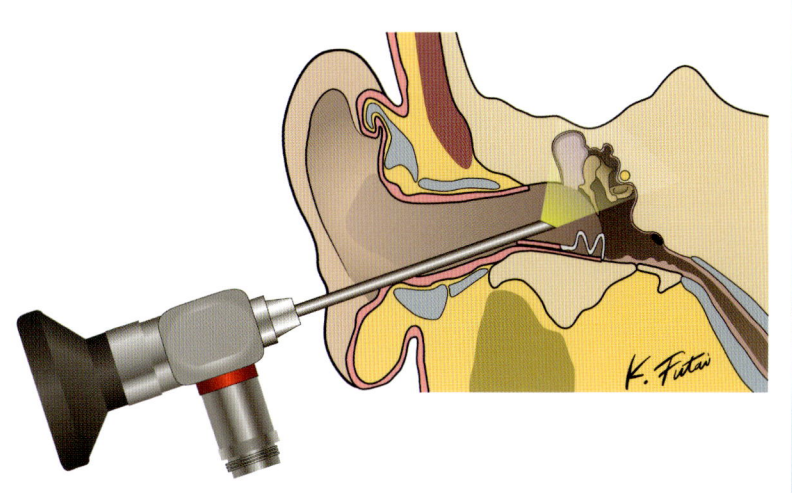

TEES
広角な画像で，対象に接近し死角を少なく重要な解剖を拡大する．

●文献

1）Kveton JF. Open Cavity Mastoid Operations. In: Gulya AJ, et al, editors. Glasscock-Shambaugh Surgery of the Ear, 6th ed. People's Medical Publishing House-USA ; 2010. p. 515-27.

Break Time ☕

Session : *Endoscopic procedures in removal of cholesteatoma*
Session Chair : Ferhan Öz (Turkey)
Moderator : Muaaz Tarabichi (UAE)
Panelists : Mohamed M.K. Badr-El-Dine (Egypt), Seiji Kakehata (Japan), Mohan Reddy (India), David Pothier (UK), Daniele Marchioni (Italy)

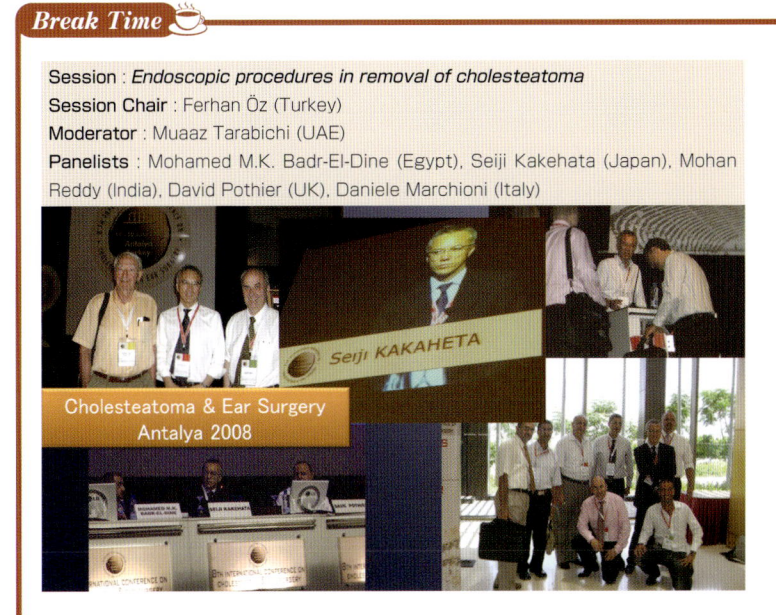

Cholesteatoma & Ear Surgery Antalya 2008

First International Panel on Endoscopic Ear Surgery

　国際学会で初めて内視鏡下耳科手術に関するセッションが開かれたのは，2008 年の Antalya で開催された Cholesteatoma & Ear Surgery 学会でした．そこでの『Endoscopic procedures in removal of cholesteatoma』のパネルで，TEES の中興の祖 Muazzo Tarabichi，現 IWGEES 会長の David Pothier，現 IWGEES 幹事長の Mohamed Bard-El-Dine，耳科業界のミケランジェロ Daniele Marchioni，そして日本から欠畑が一同に会しました．なぜ私たちは同時期に TEES を始めたのでしょうか．そこには光学機器の急速な進歩がありました．Full HD カメラシステムの登場でした．

（欠畑誠治）

TEES の適応と限界の克服
Indication for TEES and Challenges to Overcome

欠畑誠治

TEES の目的

中耳手術の目的
1）病変の完全摘出
2）術後トラブルのない耳
3）正常解剖の温存
4）聴力・生理機能の改善

TEES の目的
1）死角を制御し，病変の完全摘出を可能とする．
2）外耳道後壁を温存し術後トラブルを減らす．
3）最小限の骨削開で乳突蜂巣骨と粘膜を温存する．
4）換気ルートを確保することで生理機能の改善を図る．
5）確実な耳小骨連鎖の再建を行う．

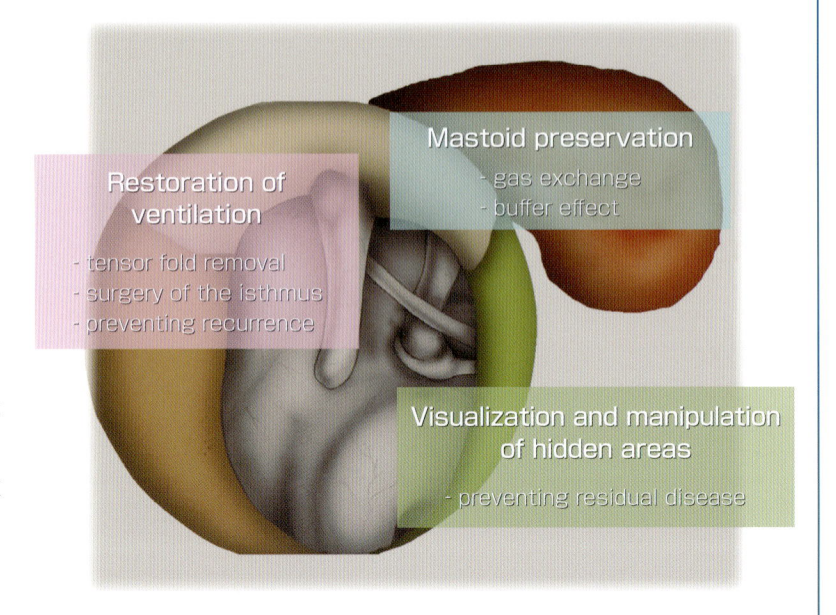

TEES の目的　　　(copyright ; Marchioni D)

中耳手術の分類

　鼓室や前鼓室，後鼓室，上鼓室へ外耳道を介してアプローチするのには内視鏡が優れている．一方，乳突洞より末梢にある病変へ，皮質骨を削開することでアプローチするのには顕微鏡が優れている．

　そのため，それぞれの特徴を組み合わせ，中耳手術は次の 4 つに分類される．
1）内視鏡のみによって行われる経外耳道的内視鏡下耳科手術（transcanal endoscopic ear surgery：TEES）
2）顕微鏡のみによって行われる顕微鏡下耳科手術（microscopic ear surgery：MES）
さらに 1）と 2）を組み合わせた，
3）microscopy-assisted TEES
4）endoscopy-assisted MES

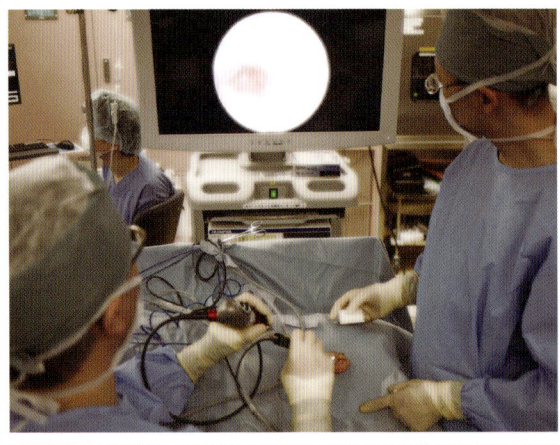

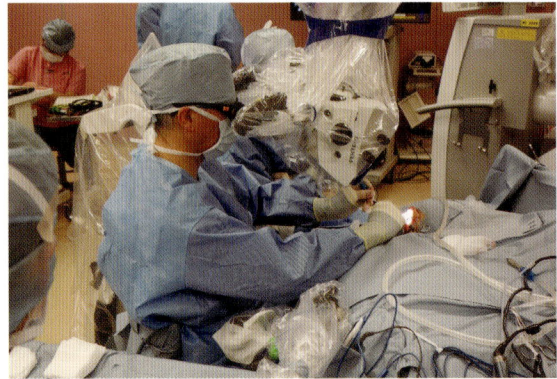

TEES（上）と MES（下）の手術風景

TEES の特徴

TEES の長所

1) 視野角が広く，接近・拡大視が可能なため死角の少ない良好な視野を展開できる．
2) 耳後部切開が不要で骨削開も必要最小限であり，低侵襲である．
3) 術者の画像をスタッフが共有できるため臨床教育に有用である．
4) リアルタイムにデジタル処理を行った映像を見て手術ができる．

TEES の短所

1) 狭い外耳道を経由して行う keyhole surgery である．
2) 大半の操作を片手で行う one-handed surgery であることなど，技術の難しさもあり，MES とは異なる特殊な手術手技や手術器機が必要となる．

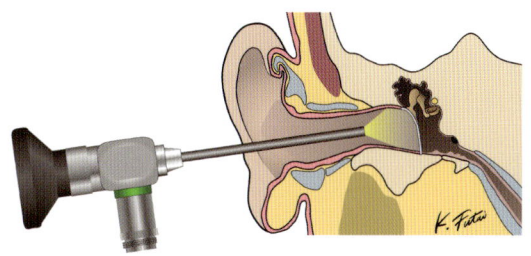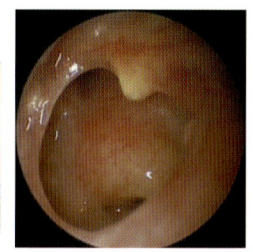

TEES

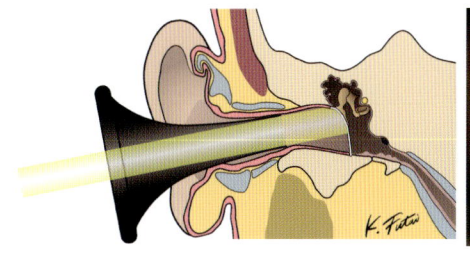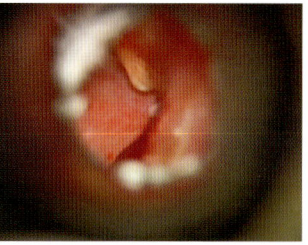

MES

TEES と MES での鼓膜観察のシェーマと鼓膜の見え方の違い（慢性穿孔性中耳炎症例）
TEES では鼓膜全体の観察が可能であるが，MES では外耳道の弯曲のため穿孔縁前縁が見えない．

死角の制御

　中耳疾患の多くは，鼓膜とその近傍が発生母地である．後鼓室や前鼓室は MES での真珠腫手術で遺残性再発の多い部位である．

広角な視野

　内視鏡は広角な視野をもつため，外耳道から内視鏡を挿入することで，一つの視野で鼓膜全体を観察することができ，さらに病変の性状や進展範囲を確認できる．

対象への接近

　内視鏡は対象への接近が可能なので，これまで顕微鏡では死角となりやすい後鼓室や前鼓室の構造（鼓室洞，顔面神経窩，耳管上陥凹，耳管など）を，直視鏡や斜視鏡にて明視下におき操作することができる．

*：鼓膜張筋ヒダ．supratubal ridge から tensor tympani tendon にかけて complete fold が形成されている．
**：鼓室洞．

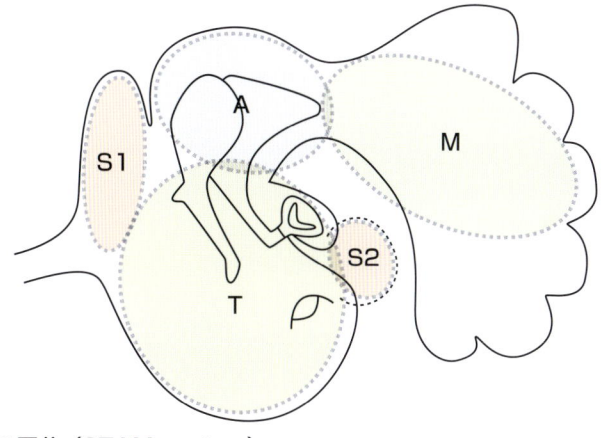

中耳腔の区分（STAM system）
S：difficult access sites，T：鼓室（tympanic cavity），A：上鼓室（attic），M：乳突部（mastoid）．
S1：耳管上陥凹（supratubal recess）（右耳）．
S2：鼓室洞（sinus tympani）（左耳）．
(Yung M, et al. J Int Adv Otol 2017[1] より改変)

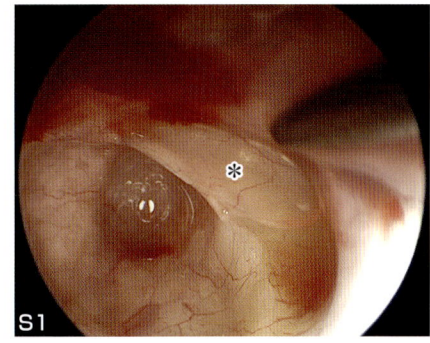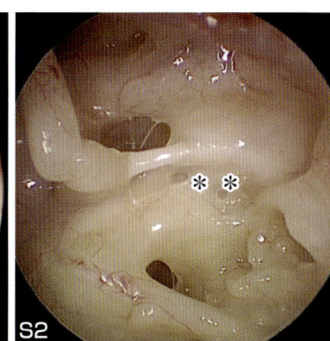

換気ルートの確保

　中耳末梢への主たる換気ルートである鼓室峡部の閉塞により，さまざまな病態を引き起こすと考えられている．鼓室峡部を介した後方ルートに加え，前鼓室を介した前方換気ルートの確保は重要な手術操作である．

①後方換気ルートの確保

　TEES では耳小骨を外すことなく鼓室峡部の観察と清掃が可能となる．

②前方換気ルートの確保

　真珠腫では鼓膜張筋ヒダ*により前方換気ルートは閉塞していることが多い．可及的に広く前方ルートを確保することは，上鼓室・乳突洞への換気ルート回復のために重要な手術操作である．
*鼓膜張筋ヒダは上鼓室前骨板前方の耳管上陥凹内の supratubal ridge から鼓膜張筋腱の間に張るヒダである．

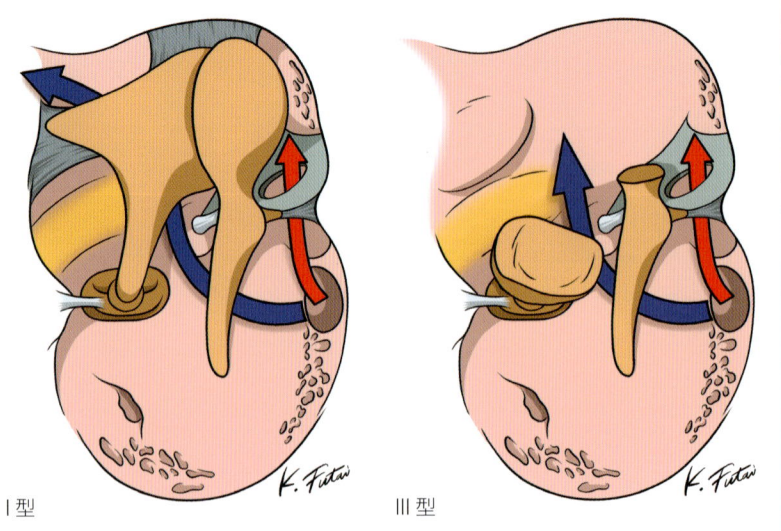

I 型　　　　　　　　　　III 型

換気ルート（前方と後方）の確保のシェーマ（鼓室形成 I 型と III 型）
鼓室峡部を清掃し後方ルート（青線）を，鼓膜張筋ヒダを穿破し前方ルート（赤線）を確保する．

乳突蜂巣・乳突粘膜の温存

　内視鏡下で経外耳道的に最小限の骨削開を行うことで，皮質骨や乳突蜂巣，乳突粘膜を最大限に温存でき，術後の耳後部陥凹などの変形が避けられ，さらにガス交換能やバッファー効果を確保できると考えている．

retrograde mastoidectomy on demand（inside-out technique）[2,3]

　骨削開と洗浄・吸引が同時にできる超音波手術器や，狭い術野での使用に適したカーブバーなどの powered instruments を使用することで，最小限の骨削開での病変の摘出が可能となった．

　TEES では病変の進展範囲に応じて経外耳道的に上鼓室開放・乳突洞開放を順次行う retrograde mastoidectomy on demand を基本術式とし，乳突粘膜を含む中耳腔粘膜や乳突蜂巣の可及的温存を図る．

（第 3 章「Endoscopic Retrograde Mastoidectomy on Demand」の項〈p.41〉を参照）

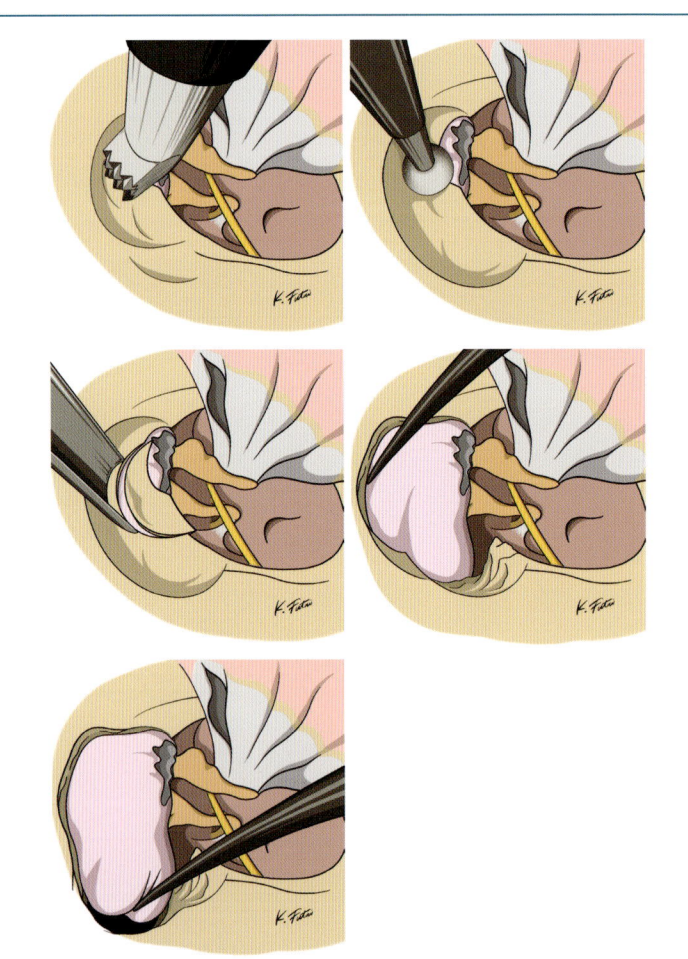

retrograde mastoidectomy on demand
超音波手術器やカーブバーなどの powered instruments で内側に骨堤を残すように削開する．骨堤はノミ・ツチや鋭匙で落とす．中耳腔粘膜を温存しながら末梢から病変を剥離する．

TEES の適応

中耳は解剖学的に，前鼓室（P），鼓室（T），上鼓室（A）と乳突部（M）に分けられる（日本耳科学会）．P, T, A 領域の病変の操作には視認性に優れる TEES が適している．さまざまな中耳疾患に最小限の骨削開で適応が可能であるが，外耳道をアプローチルートとしているための制限がある．

①内視鏡と手術器械が挿入できる外耳道スペースがあること

内視鏡と手術器械との干渉を避けるため，当科では外径 2.7 mm，有効長が 18 cm の小児副鼻腔手術用の硬性鏡（KARL STORZ）を用いている．小児における CT を用いた画像検討で，骨部外耳道の最狭部短径が 3mm 以上で長径が 5 mm 以上あれば TEES は可能であることがわかった．外耳道径の狭い小児は，外耳道長が成人より短くまっすぐなので，TEES のよい適応である．

②進展範囲による適応

1）TEES

手術操作が必要な範囲が乳突洞まで（Donaldson line より頭側または，外側半規管後端まで）を現時点での適応と考えている．powered TEES を行うことで，これまで上鼓室までの進展例に限られていた TEES の適応範囲が拡大された．

2）dual approach（CWU〈canal wall up〉）

Donaldson line より末梢の central mastoid に進展する症例や小児真珠腫などで蜂巣 1 個 1 個に母膜が入り込んでいる症例では，MES にて乳突削開を併用する dual approach で行う．外耳道に加えて，経乳突ルートをもう一つの中耳へのアクセスルートとして利用する．

3）CWD（canal wall down）

頭蓋外合併症を伴うものは MES で CWD を行う．乳突蜂巣の発育が良好なものは soft wall reconstruction を行う．

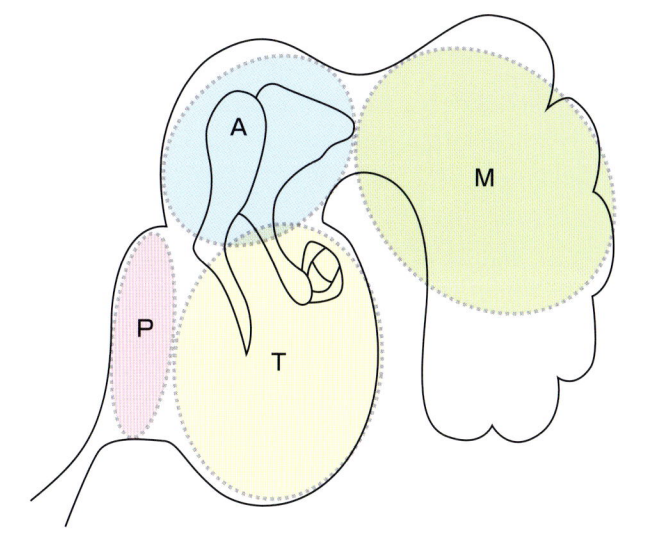

日本耳科学会による中耳の解剖区分
P：前鼓室，T：鼓室，A：上鼓室，M：乳突部．

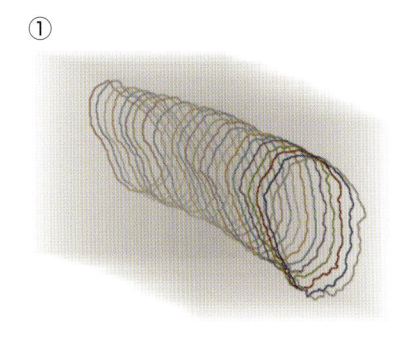

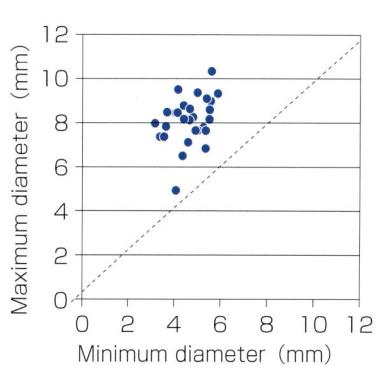

（Ito T, et al. Int J Pediatr 2015[4] より）

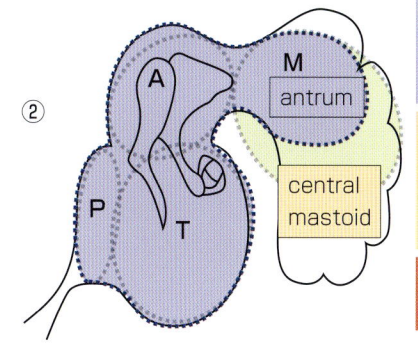

extending to the antrum
before the Donaldson line
　→　TEES

extending to the central mastoid
beyond the Donaldson line
　→　dual approach（CWU）
TEES＋MES

with extracranial complications
　→　MES（CWD）

TEES の適応
上図の青色の部分までが，現時点での TEES の適応と考えている．

TEES の限界の克服― 2D

2D の克服：高精細画像システム

　高解像度，高コントラストの full HD システムを用いることで，手術解剖が頭に入っている術者では，2D による空間認識の問題はほとんどない．今後 4K，8K と画像の高画質化・高コントラスト化がさらに進めば，より優れた空間認知がなされると考えられる．

　また，組織を差別化して表示する画像処理技術の進歩により，正常組織と病変との区別が可能となってきている．

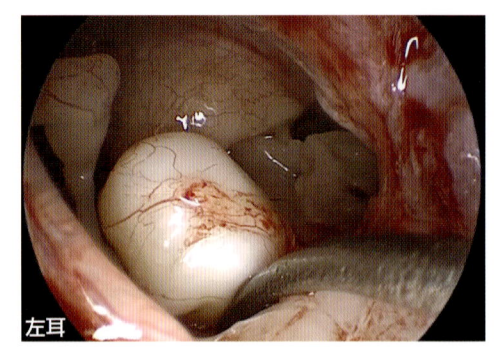

先天性真珠腫 close type
直視鏡にて鼓室洞に存在する真珠腫を明視下に摘出することができる．

TEES の限界の克服― side-by-side insertion

①細径の器械

　内視鏡と器械が入るだけの外耳道径があれば TEES は可能となるが，外耳道内での手術器械との干渉の問題から内視鏡や器械はできるだけ細径のものが望ましい．

②曲がりの器械

　TEES では 2 cm ほどある骨部外耳道に内視鏡と使用器械がほぼ平行に入る side-by-side の挿入となるため，曲がりの手術器械が必要となる．

③外耳道外での干渉

　外耳道外では内視鏡やカメラと使用器械（特に powered instruments の場合）との干渉を避けるためにある程度の内視鏡長が必要となる．そのため，解像度とのバランスから当科では 2.7 mm 径，18 cm 長の内視鏡を使用している．

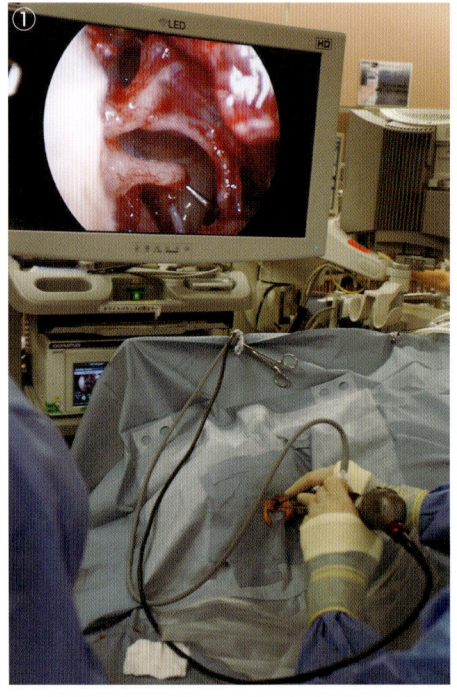

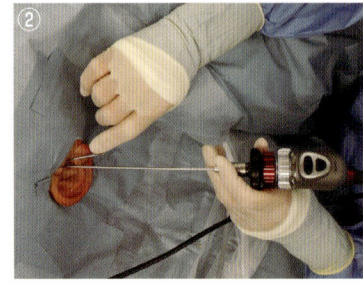

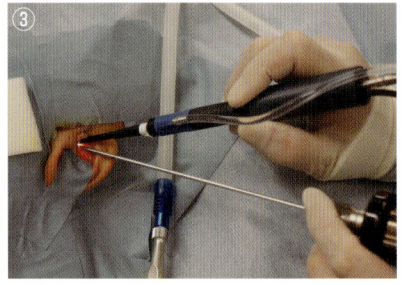

Column

　TEES は外耳道をアプローチルートとして利用する keyhole surgery であるが，tympano-meatal flap を挙上して鼓室内に入ると広い術野が広がる．さらに最小限の骨削開で，手術操作に必要な working space が得られる．これは，深部に行くほど視野が狭くなる顕微鏡に対し，最狭部を越えれば広角な視野が得られる内視鏡の大きなメリットである．

TEES の限界の克服─手ぶれ

　内視鏡手術での手ぶれ防止のためには，内視鏡の支点のとり方が重要となる．TEES では肘と軟骨部外耳道の 2 箇所に支点をおくことで，手ぶれのない安定した画像が得られる．

①軟骨部外耳道の支点

　軟骨部外耳道に内視鏡鏡筒をおくことで，滑りのない安定した内視鏡操作が可能となる．

②肘の支点

　通常は手台を肘おきとして使用する．iArmS® は術者の肘の動きに追随し，任意の位置に肘の支点をおけることから，さまざまな位置での内視鏡の安定や術者の疲労の軽減に寄与している．

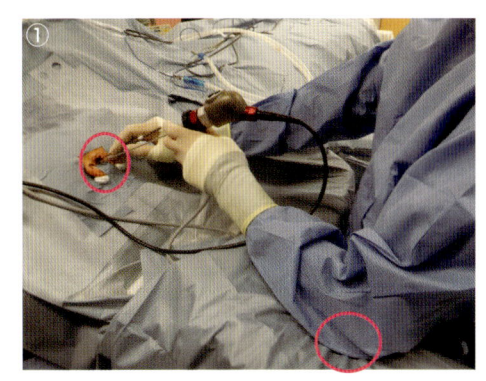

TEES では肘と軟骨部外耳道の 2 箇所に支点をおく．

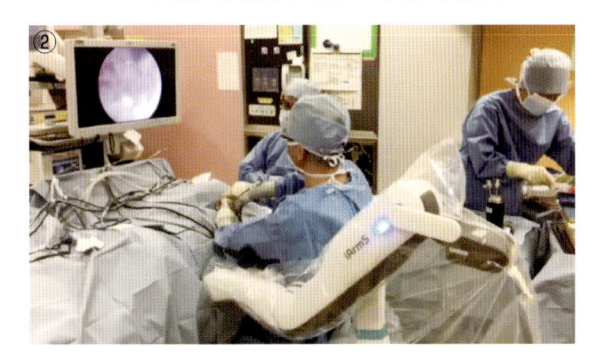

iArmS® を使用した TEES 風景．

TEES の限界の克服─片手操作 1

　TEES では一方の手に内視鏡を持っているため，手術操作は片手となるが，さまざまな工夫でほとんどの操作は片手で実施可能である．

①綿球の効果的な使用

　綿球は止血の目的だけではなく，2 番目の手として使うことができる．フラップの下に挟んでフラップを固定したり，剥離したい組織と正常組織のあいだにおくことで，カウンタートラクションをかけたりすることができる．

②把持力の強い鉗子の使用

　TEES では鉗子による剥離操作が有用で，細みで把持力の強い鉗子が効果を発揮する．真珠腫であれば，母膜の付着部を軽くつまみ引っ張るように剥離する操作を繰り返すのが有効である．さらに，先端が左右にカーブした曲がりの鉗子では，今まで斜視鏡で確認はできるが手が届かなかった領域へのアプローチが可能となり，内視鏡下で明視下に把持する様子を確認しながら安全に操作できる．

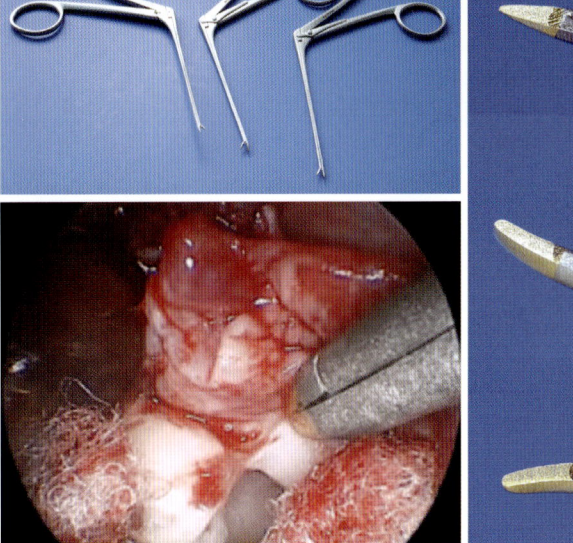
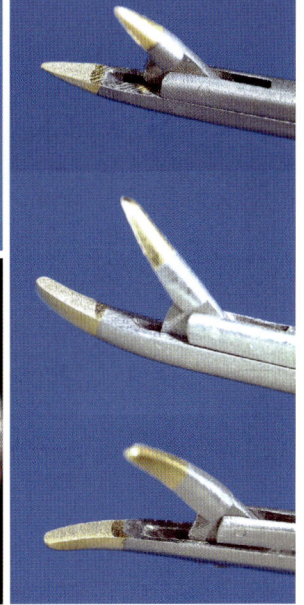

ストレート鉗子と先端が弯曲している鉗子（右曲がりと左曲がり）
表面に ultimate diamond carbon nanotube がコーティングされ強い把持力を獲得した．術中写真は真珠腫母膜より鼓膜を鉗子にて剥離しているところ．

Tips & Tricks

　MES では，利き手に剥離子などの器械を持ち，残りの手に吸引管を持つ．吸引管は出血のコントロールやカウンタートラクションをかけるのに使われる．TEES は片手操作であるため，吸引で組織を持ち上げながら剥離操作を行うことができないので，上述のような工夫が必要となる．

TEES の限界の克服—片手操作 2

③吸引付きの器械

出血のコントロールはボスミン®含浸のベンシーツや綿球，先細のバイポーラーで可能であり，問題となることはほとんどない．tympanomeatal flap をあげるときに最も出血が多いが，その際には吸引付きの剝離子も有効である．fissure からの小血管は細みのバイポーラーで焼灼止血するとよい．

④ three-handed surgery —両手操作

アブミ骨閉鎖孔に真珠腫母膜が進展しているような症例で，アブミ骨を押さえながら操作をしたい場合や，tympanomeatal flap 挙上後にflap のトリミングが必要な場合などには，助手がスコーパーとして内視鏡を保持して術者は両手操作を行うことで対応ができる．

⑤ three-handed surgery —ノミ・ツチの使用

ノミ・ツチを使用する場合には，術者がノミを保持し助手がツチでたたく．

⑥ underwater TEES

カーブバーなどを使用する場合は，助手が注水と吸引を行う．エンドスクラブ（メドトロニック）を使用して内視鏡先端から注水することも可能である．

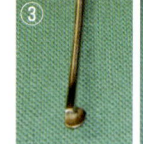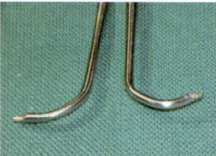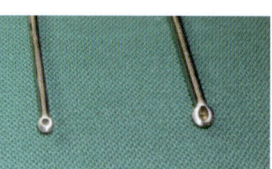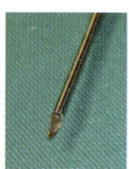

Panetti set
種々の吸引付き器機が開発されている．

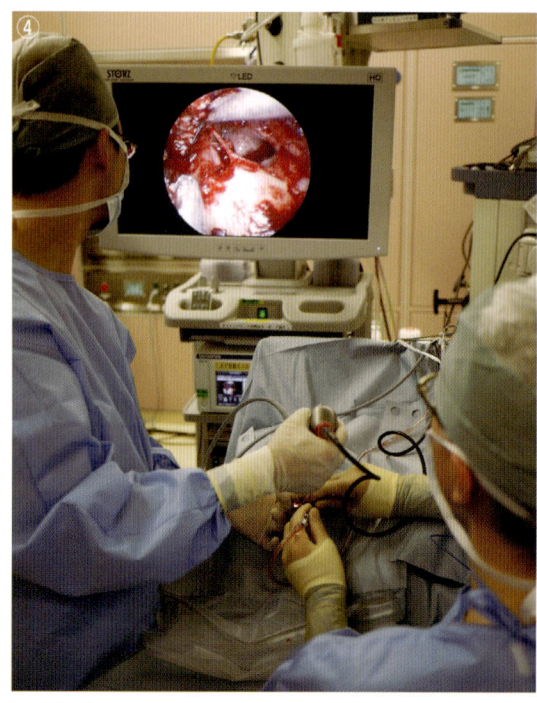

両手操作による TEES
助手が内視鏡を保持し，術者は左手に吸引管，右手に鉗子を持ち両手操作を行っている．

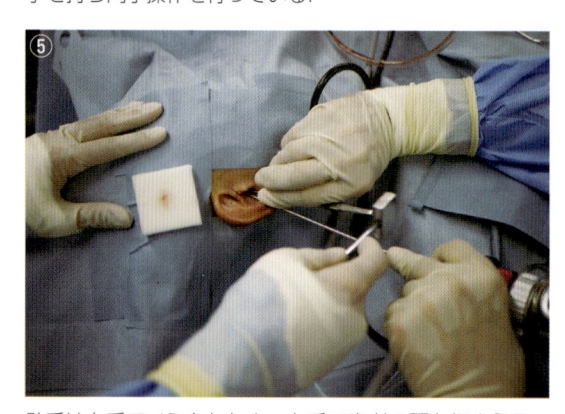

助手は右手でノミをたたき，左手で患者の頭を押さえる．

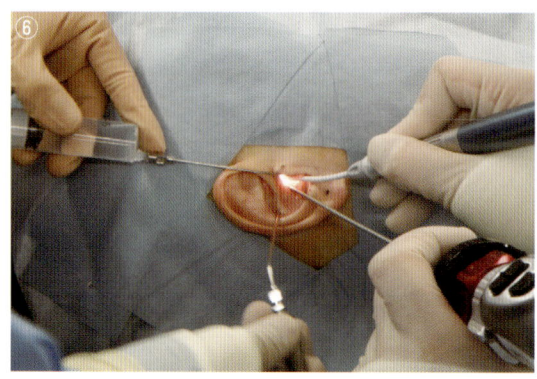

助手は右手に吸引管，左手で生食を注水する．

Tips & Tricks

両手操作の場合，狭い外耳道内に，手術器械を2つ入れるため内視鏡は手前に引いた状態での使用となる．そのため，対象への接近や死角がなく操作できるといった TEES のメリットが損なわれることに注意する．

病変の進展度の術前診断 ― CMFI

　真珠腫の手術における TEES の適応を決定するためには，術前に真珠腫の進展範囲を診断することが重要となる．側頭骨 CT で乳突蜂巣まで広がる軟部組織陰影を認めた場合，CT では真珠腫病変を肉芽や貯留液から区別することは困難であり，術前に真珠腫進展範囲の決定はできない．

① CMFI（DWI）

　当科では non-EPI DWI に MRC＊をフュージョンさせ，color mapping＊＊した color mapped fusion image（CMFI〈DWI〉）にて真珠腫の進展度の術前診断を行い，適応術式を決定している[5]．

② CMDWI-CT

　さらには，CMFI（DWI）と CT をフュージョンさせた画像も開発しており，より詳細な位置情報を得ることが可能となった[6]．

＊ MRC：蝸牛や半規管などの内耳の構造物が明瞭に描出される MR cisternography.
＊＊ color mapping：信号強度の高低に応じて色分けを行う操作.

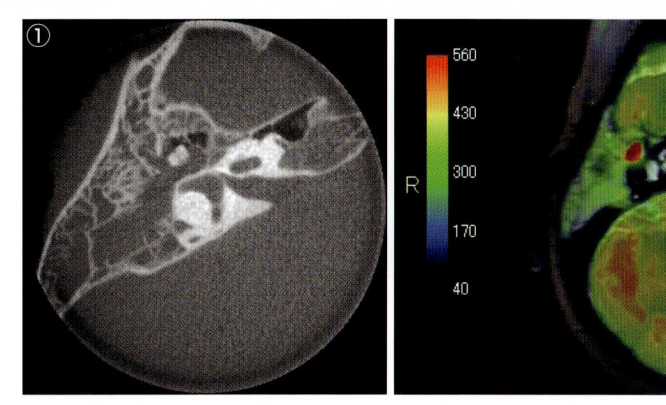

CMFI（DWI）．CT でのびまん性陰影内の真珠腫が CMFI（DWI）によって可視化された．

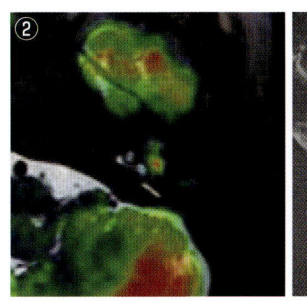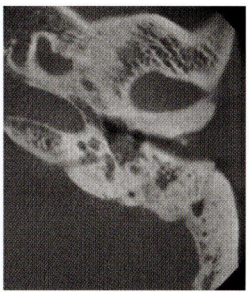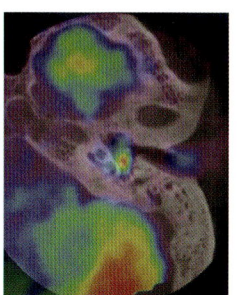

CMDWI-CT．CMFI（DWI）での赤色陰影が鼓室洞にあることがわかる．

●文献

1）Yung M, et al. EAONO/JOS Joint Consensus Statements on the Definitions, Classification and Staging of Middle Ear Cholesteatoma. J Int Adv Otol 2017；13：1-8.
2）Kakehata S, et al. Extension of indications for transcanal endoscopic ear surgery using an ultrasonic bone curette for cholesteatomas. Otol Neurotol 2014；35：101-7.
3）Ito T, et al. Safety of ultrasonic bone curette in ear surgery by measuring skull bone vibrations. Otol Neurotol 2014；35：e135-9.
4）Ito T, et al. Transcanal endoscopic ear surgery for pediatric population with a narrow external auditory canal. Int J Pediatr Otorhinolaryngol 2015；79：2265-9.
5）Watanabe T, et al. The efficacy of color mapped fusion images in the diagnosis and treatment of cholesteatoma using transcanal endoscopic ear surgery. Otol Neurotol 2015；36：763-8.
6）Watanabe T, et al. The Efficacy of Color-Mapped Diffusion-Weighted Images Combined With CT in the Diagnosis and Treatment of Cholesteatoma Using Transcanal Endoscopic Ear Surgery. Otol Neurotol 2015；36：1663-8.

Break Time

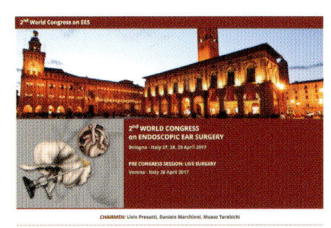

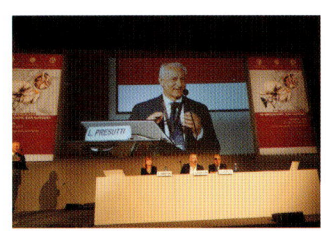

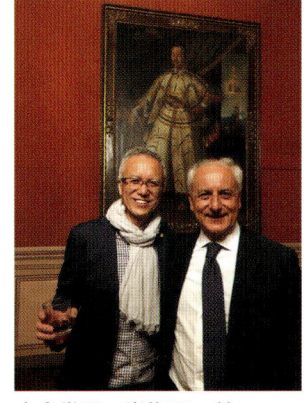

支倉常長の肖像画の前にて（Palazzo Isolani）

2nd World Congress on Endoscopic Ear Surgery

　２０１７年４月に TEES の偉大なる改革者が住むボローニャで開催されました．モデナ大学 Livio Presutti 教授はいまや絶滅危惧種の "Super Surgeon"．内視鏡下耳科手術の先駆者として世界的に有名な Presutti 教授は，耳科・神経耳科はもとより頭蓋底外科，頭頸部外科に至るまで，耳鼻咽喉科・頭頸部外科の広い診療領域を軽々とこなす "生粋の外科医" です．モデナ大学にはイタリア中から患者さんが集まり，中耳手術は３年待ちの状態です．彼はモデナ大学の手術場に月曜日から金曜日まで入り浸っているのみならず，彼が以前所属していたボローニャ大学やその関連病院で耳鼻科や脳外科で難しい手術があったり，手術でトラブルが起こったりするとコンサルトを受けすっ飛んで行く，まさに最後の砦，Last Hope です．　　　　　（欠畑誠治）

導入，機材，セッティング，手術環境
Introduction, Equipment, Setting, Surgical Environment

松井祐興

TEES に必要な機材

① **内視鏡**：外径 2.7 mm HOPKINS®テレスコープ（KARL STORZ）の直視鏡・斜視鏡（0°，30°，70°），有効長 18 cm.

② **カメラヘッド**：フルハイビジョン対応.

③ **光源装置**：LED 光源（コールドライトプロジェクター）.

④ **カメラコントロールユニット**（KARL STORZ）

⑤ **ハイビジョンシステム**（KARL STORZ）

⑥ **録画システム**

　（i）ハイビジョン画像記録装置：ブルーレイディスク，DVD，USB，HDD（OLYMPUS）.

　（ii）SD 録画（手術部専用システム）

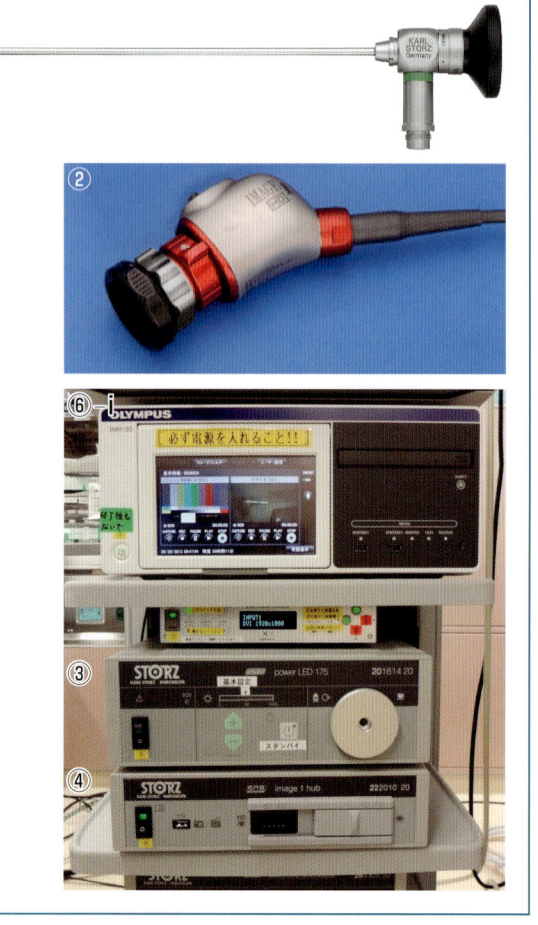

Tips & Tricks

1. 内視鏡の有効長が 18 cm であるため，CCD カメラを持つ手と手術器械を持つ利き手の間に十分な working space をつくれる.

2. LED により観察部位や鏡筒の温度上昇による障害を避けることができる.

術前の準備

① 顕微鏡は内視鏡手術から顕微鏡手術に切り替えができるように常にスタンバイする.

② 器械出しの看護師は術者の右側，助手は患者の頭側に配置する.

③ 手術器械を使うスペースを確保しやすいようにするため，術者との間にスペースをとり，体位は患者を仰臥位にしてやや麻酔器よりに寄せる.

④ iArmS®や肘置き用手台を準備する.

⑤ 内視鏡のブレを防ぐため，術者は脇をしめ，内視鏡を持つ左肘を支点とする. また，軟骨部外耳道を支点として筒鏡を固定する.

Tips & Tricks

患者と術者の間のスペースに左肘の支点をおくこと，内視鏡を軟骨部外耳道の支点に固定することが重要である.

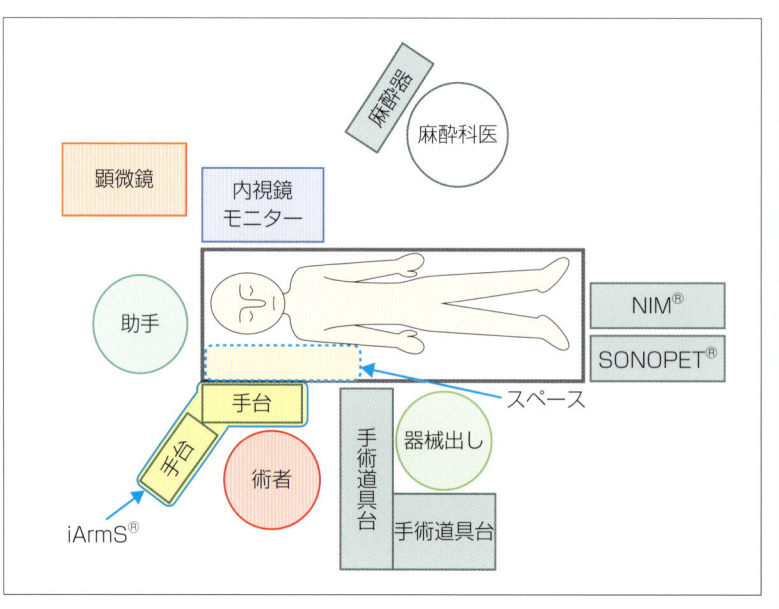

手術室での配置（右耳）

クリアな術野映像のための工夫

① 助手は患者の頭側に座り，内視鏡の汚れふきや道具の出し入れの補助，内視鏡のピント合わせやノミ使用時のハンマーたたきなどを行う．

② 内視鏡先端の曇り止め対策として，ドクターフォグ®（アムコ）というスポンジと，液体の曇り止め剤であるウルトラストップ®（エム・シー・メディカル）を用いる．

③ 内視鏡先端の汚れが強い場合は，生理食塩水ガーゼにて血液等の汚染を除去した後，曇り止め対策を行う．

④ 内視鏡の挿入を容易にするため，耳介を外側後方にたたみガーゼをおきテープで牽引固定し，耳珠を前方に牽引縫合固定（tragal stitch）する．

⑤ 内視鏡のフォーカス調節は，特に鼓室内の観察をするときは，術者と助手がモニターを見つつ，助手が内視鏡のフォーカス合わせを行う．

Tips & Tricks

1. 助手は常に内視鏡の先端をふけるように準備することが大切である．
2. 耳垢および耳毛を丹念に除去・切除し，生理食塩水で洗い流すことで，内視鏡の先端がこれらに触れることによる視野の汚染を減らすことができる．
3. tragal stitch と耳介の牽引により屈曲した外耳道軟骨部をまっすぐにすることができる．

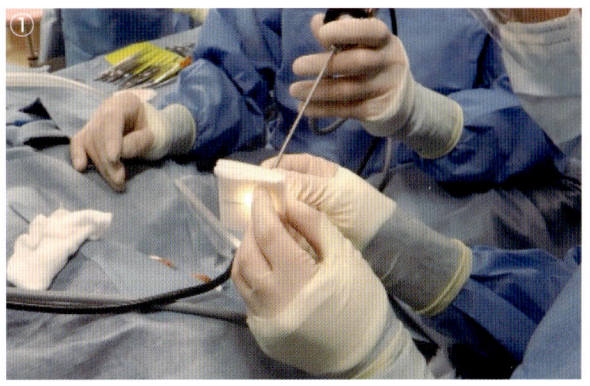

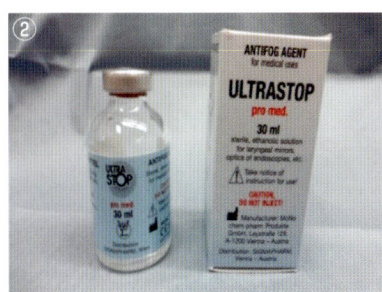
ウルトラストップ®

ドクターフォグ®

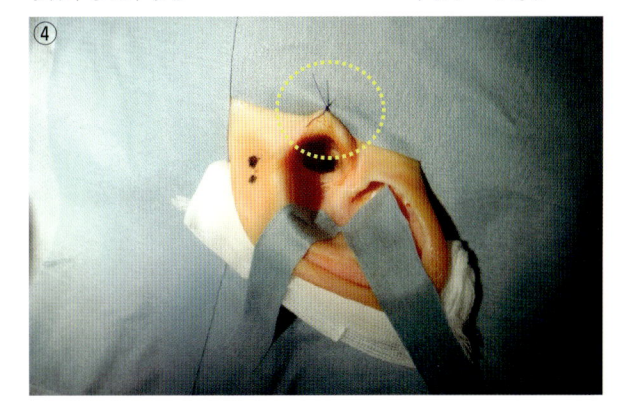

出血のコントロール

原則的に片手手術であり，吸引管を常時使うことはできないため，出血のコントロールが重要である．

① ボスミン®含浸ベンシーツ®（川本産業）および綿球を使用する．迅速に渡せるように，鉗子に軽く挟んだ状態で準備する．

② 先端が細く焦げつきの少ない高周波バイポーラーであるベサリウス®（束機貿）を用いる．

Tips & Tricks

1. ボスミン®含浸ベンシーツ®を出血箇所に当て，数秒待ったあと，吸引し，出血の有無を確認する．
2. ベンシーツ®の紐が長いと術野の妨げになるので，短く切っておく．

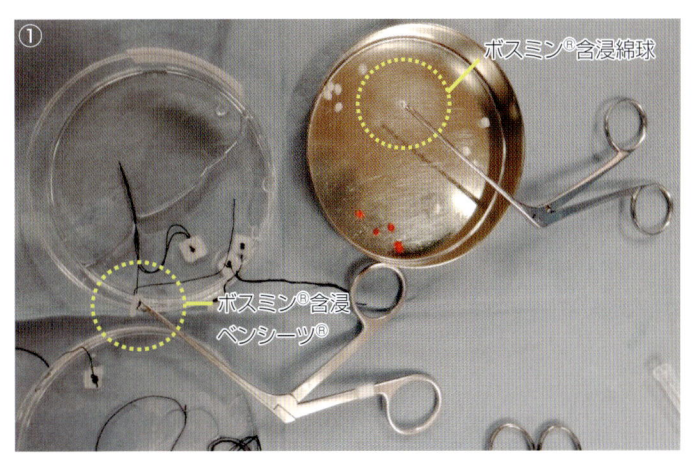
ボスミン®含浸綿球
ボスミン®含浸ベンシーツ®

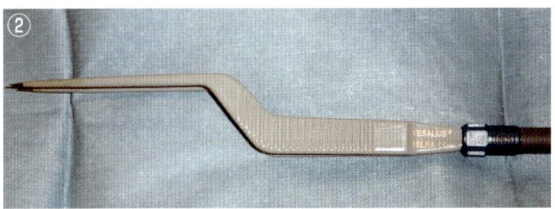
ベサリウス®

第 2 章

TEES のための
診断法

TEES のための中耳解剖
Endoscopic Middle Ear Anatomy

伊藤　吏

内視鏡の利点

　顕微鏡の視野は直線的であるため，手前の狭窄部位により視野が制限されてしまう．これに対し内視鏡の視野は広角であり，かつ対象物に接近して拡大視することもできるため，顕微鏡で死角であった部位も内視鏡を用いることで観察が可能となる．

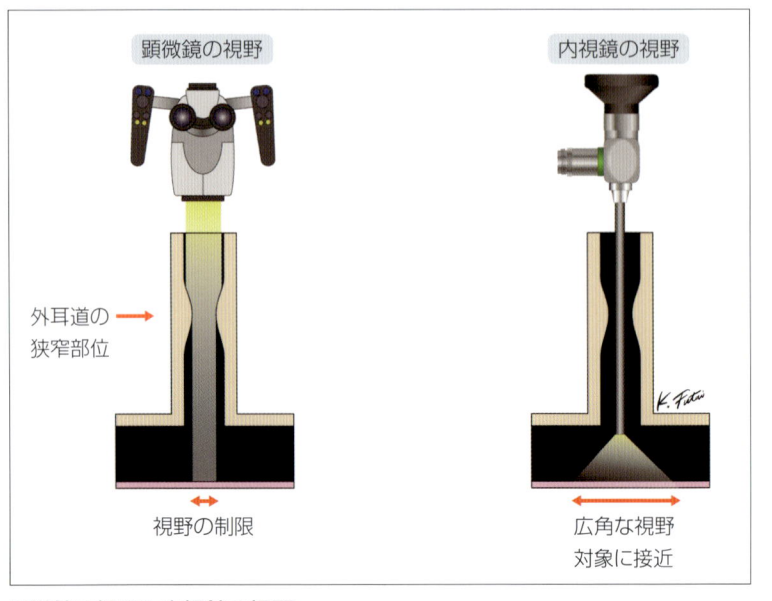

顕微鏡の視野と内視鏡の視野

経外耳道的アプローチ

①顕微鏡下アプローチ

　日本人は一般に外耳道が狭く外耳道前壁が突出していることが多いため，鼓室の前方や後方を確認できないことがある．

②骨部外耳道の削開併用

　前方の良好な視野を確保するために耳後切開を選択し，骨部外耳道の削開を併用することも多い．この場合でも，顕微鏡下のアプローチでは後鼓室は死角となり，後鼓室における明視下の操作は困難である[1]．

③内視鏡下アプローチ

　TEES では広角な視野をもつ内視鏡と高精細（full high definition：full HD）の CCD カメラと液晶モニターを併用することにより，顕微鏡では観察が困難であった部位もさまざまな角度から強拡大で観察が可能となった．TEES に取り組むうえで，顕微鏡での中耳解剖とは異なる，内視鏡による中耳解剖（endoscopic middle ear anatomy）を確認する必要がある．

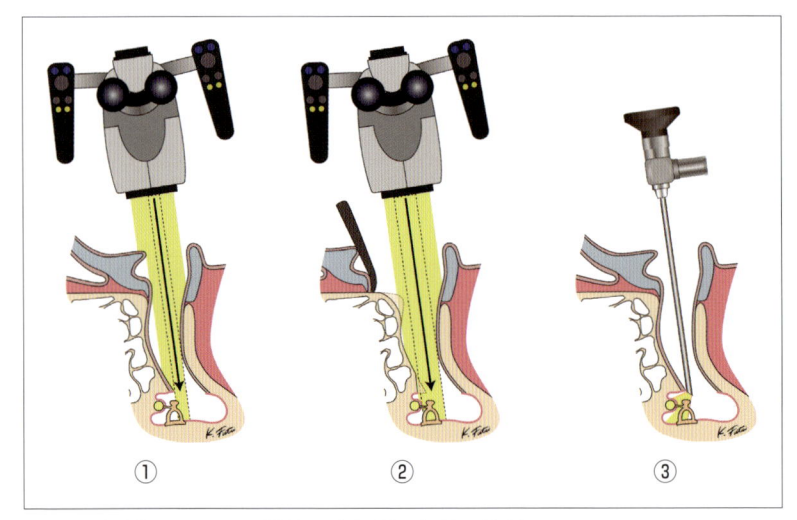

経外耳道手術における顕微鏡と内視鏡の視野の比較
①顕微鏡では外耳道の弯曲があると鼓室の前方や後方を確認するのが困難．
②耳後部切開や外耳道骨削開を加えて術野を拡大しても，顕微鏡では前鼓室や後鼓室が死角となる．
③内視鏡は広角な視野をもち，弯曲部を越えて接近した位置での拡大視が可能．さらには，斜視鏡を用いた深部の観察も可能．

内視鏡による鼓室の全体像

2.7 mm 内視鏡を用いて TEES でアブミ骨手術を行った症例の tympanomeatal flap 挙上直後の画像

　内視鏡は広角な視野をもっているため，鼓膜輪近くまで挿入すると，外耳道後壁の骨削開を追加することなく鼓室全体像を把握することができる．

　本症例では鼓室岬角（promontory：pr）や正円窓小窩（round window niche：rw）のみならず，錐体隆起（pyramidal eminence：pe）や鼓室洞（sinus tympani：st）などを含む後鼓室領域や，匙状突起（cochleariform process：cp）や鼓膜張筋腱（tensor tympani tendon：tt）などの構造を一つの視野で確認することが可能であり，微細で複雑な中耳構造を理解するうえでも内視鏡は有用である．

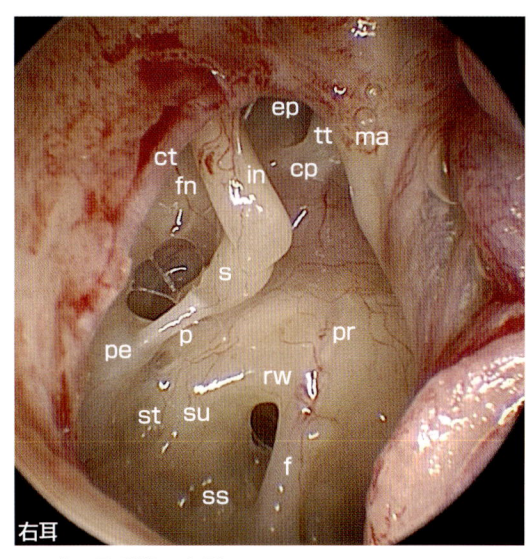

TEES によるアブミ骨手術の症例

鼓室の全体像（右耳）（2.7 mm，0 度内視鏡）．
ma：malleus, in：incus, s：stapes, pr：promontory, rw：round window niche, fn：facial nerve, cp：cochleariform process, tt：tensor tympani tendon, ep：epitympanum, ct：chorda tympani, pe：pyramidal eminence, st：sinus tympani, ss：sinus subtympanicus, p：ponticulus, su：subiculum, f：finiculus.

（伊藤　吏，欠畑誠治. JOHNS 2014；30：171-5[1]より）

後鼓室の解剖 1

①後鼓室の解剖：全体像

　後鼓室は subiculum（su）によって superior retrotympanum と inferior retrotympanum に分けることができる[2]．superior retrotympanum には ponticulus（p）と su の2つの隆起によって囲まれる鼓室洞（st）があり，inferior retrotympanum には su と finiculus（f）の2つの隆起に囲まれる sinus subtympanicus（ss）がある．

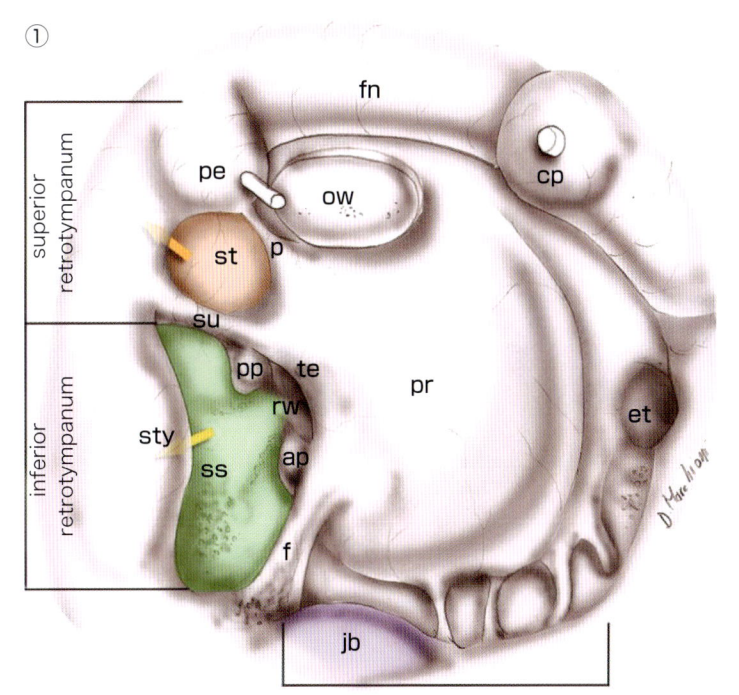

耳小骨を摘出した後鼓室のシェーマ

pr：promontory, rw：round window niche, fn：facial nerve, cp：cochleariform process, pe：pyramidal eminence, st：sinus tympani, ow：oval window, ss：sinus subtympanicus, p：ponticulus, su：subiculum, f：finiculus, jb：jugular bulb, et：Eustachian tube, pp：posterior pillar；ap：anterior pillar, te：tegmen of round window niche, sty：styloid complex.

（Marchioni D, et al. Laryngoscope 2010；120：1880-6[2]より）

後鼓室の解剖 2

②後鼓室上部の観察

　superior retrotympanum には ponticulus（p）と subiculum（su）の 2 つの隆起によって囲まれる鼓室洞（st）がある．鼓室洞は内側後方に広がり，錐体隆起（pe）と顔面神経（fn）垂直部の内側に入り込む．30°斜視鏡を用いて拡大視することにより鼓室洞はより詳細に観察することができる．

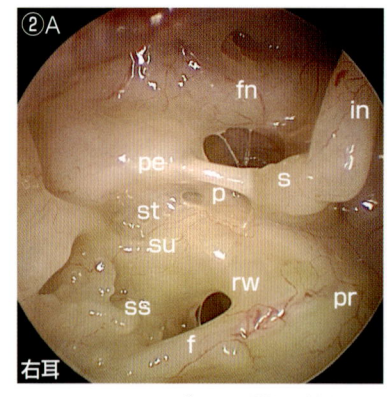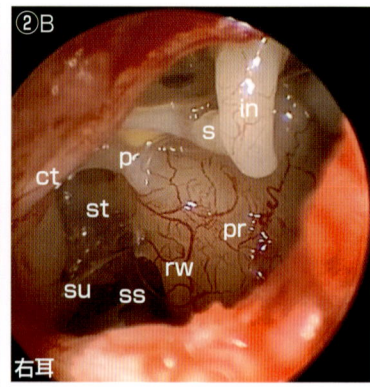

TEES によるアブミ骨手術：鼓室洞の観察

症例 A：鼓室洞が浅い症例．
症例 B：鼓室洞が深い症例．本症例では subiculum が不明瞭で，鼓室洞と sinus subtympanicus が一体となっている．
in：incus, s：stapes, pr：promontory, rw：round window niche, fn：facial nerve, ct：chorda tympani, pe：pyramidal eminence, st：sinus tympani, ss：sinus subtympanicus, p：ponticulus, su：subiculum, f：finiculus.

（伊藤　吏，欠畑誠治．JOHNS 2014；30：171-5[1]より）

後鼓室の解剖 3

③鼓室洞のバリエーション

　真珠腫進展例では，しばしば鼓室洞への上皮の侵入を認めるが，顕微鏡で同部位は死角となるため，遺残性再発の好発部位となっている．

　鼓室洞はその深さから，浅い Type A，中等度の Type B，深部後方まで発達した Type C に分類されるが[3]，30°斜視鏡と彎曲した手術器具を用いることで Type B の鼓室洞まで明視下の操作が可能となる．

　しかしながら，Type C の鼓室洞は内視鏡を用いても観察困難であり，乳突削開術を行い，後方から顔面神経垂直部内側にアプローチする retrofacial approach が必要となる．

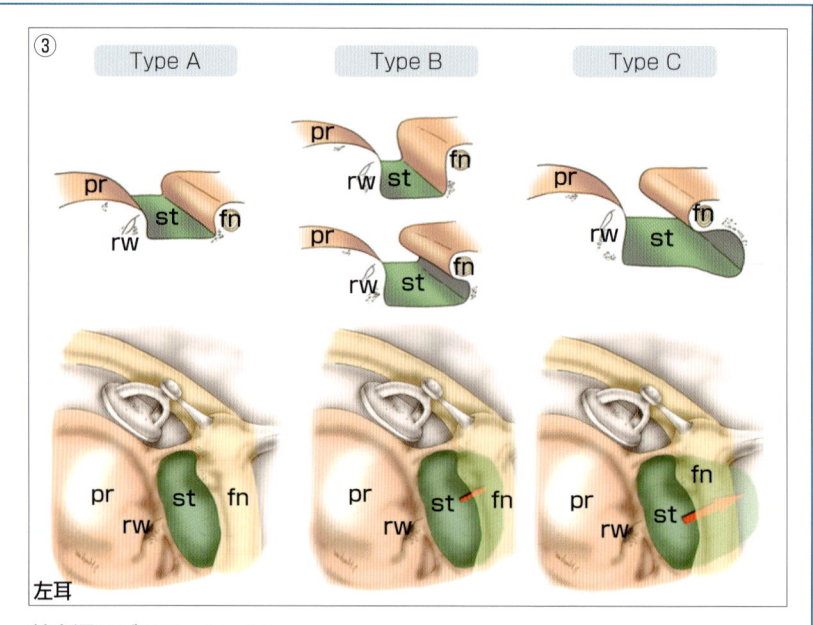

鼓室洞のバリエーション

Type A：浅い鼓室洞．鼓室洞が顔面神経垂直部内側縁を越えない．
Type B：中等度の鼓室洞．鼓室洞が顔面神経垂直部内側縁と後縁の間に位置する．
Type C：深い鼓室洞．鼓室洞が顔面神経垂直部後縁を越えて発達．
pr：promontory, rw：round window niche, fn：facial nerve, st：sinus tympani.
（Marchioni D, et al. Indian J Otolaryngol Head Neck Surg 2011；63：101-13[3]より）

後鼓室の解剖 4

④後鼓室下部の観察

inferior retrotympanum には subiculum（su）と finiculus（f）の 2 つの隆起に囲まれる sinus subtympanicus（ss）があり, styloid complex の内側へ入り込む構造のため, 鼓室洞同様, 顕微鏡では死角になりやすい構造である.

su と f の 2 つの隆起は前方で正円窓小窩（rw）に連なる. 正円窓小窩は anterior pillar, tegmen, posterior pillar の 3 つの構造物から構成される（後鼓室のシェーマ〈p.19〉参照）.

症例により後鼓室構造のバリエーションはあるが, 30°斜視鏡を用いることにより, 顕微鏡では死角となりやすい後鼓室解剖を詳細に観察することができる.

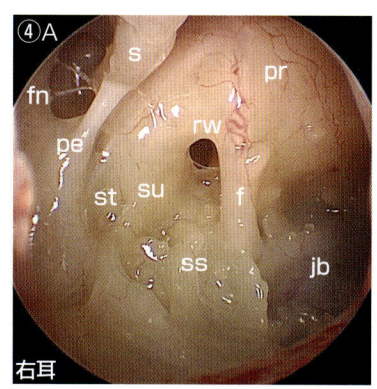 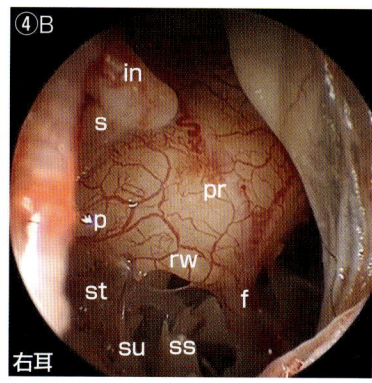

TEES によるアブミ骨手術：inferior retrotympanum の観察

症例 A：sinus subtympanicus の下方には頸静脈球（jb）が観察できる.
症例 B：sinus subtympanicus は内側後方に深く入り込んでいる.
in：incus, s：stapes, pr：promontory, rw：round window niche, fn：facial nerve, pe：pyramidal eminence, st：sinus tympani, ss：sinus subtympanicus, p：ponticulus, su：subiculum, f：finiculus, jb：jugular bulb.
（伊藤　吏, 欠畑誠治. JOHNS 2014；30：171-5[1]より）

鼓室峡部

①鼓室峡部の解剖

鼓室峡部（tympanic isthmus：is）は耳小骨連鎖の内側で, 中鼓室から上鼓室への換気に重要な交通路である.

②鼓室峡部の観察

周囲には匙状突起（cochleariform process：cp）, そこから出る鼓膜張筋腱（tensor tympani tendon：tt）, 顔面神経水平部（horizontal segment, tympanic segment）, 錐体隆起（pyramidal eminence：pe）から出るアブミ骨筋腱, アブミ骨が観察できる.

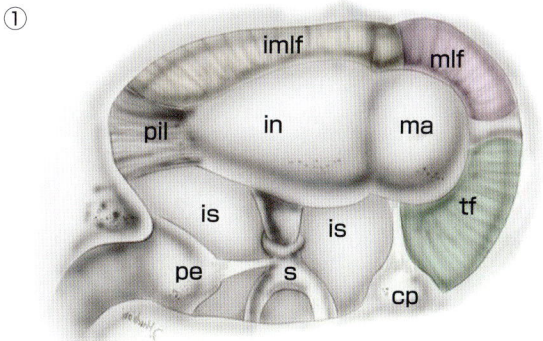

上方から見た鼓室峡部の解剖

ma：malleus, in：incus, s：stapes, cp：cochleariform process, tf：tensor tympani fold, pe：pyramidal eminence, is：tympanic isthmus, imlf：incudomalleal lateral fold, mlf：malleolar lateral fold, pil：posterior incus ligament.　（Marchioni D, et al. Laryngoscope 2013；123：2845-53[4]より）

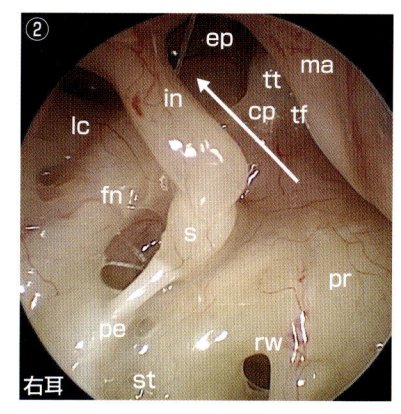

TEES によるアブミ骨手術：鼓室峡部の観察

ma：malleus, in：incus, s：stapes, pr：promontory, rw：round window niche, fn：facial nerve, lc：lateral semicircular canal, cp：cochleariform process, tt：tensor tympani tendon, tf：tensor tympani fold, ep：epitympanum, pe：pyramidal eminence, st：sinus tympani.
（伊藤　吏, 欠畑誠治. JOHNS 2014；30：171-5[1]より）

鼓膜張筋ヒダと耳管上陥凹

③換気ルート

鼓室峡部に病変がある場合には，耳管から上鼓室・乳突部への換気が障害されるため，弛緩部型真珠腫の発症・悪化の原因になると考えられる（③A）.

30°斜視鏡を用いて鼓室峡部の前上方を観察すると，鼓膜張筋腱の前方に鼓膜張筋ヒダ（tensor tympani fold：tf）を確認することができる（②，③）.鼓膜張筋ヒダはその付着部位により，鼓膜張筋半管に付着する水平型，上鼓室前骨板（cog）に付着する cog 型，その中間型に分類され，鼓膜張筋ヒダより前下方の空間を耳管上陥凹（前鼓室に分類）*と定義される[4,5].

（*日本耳科学会の真珠腫進展度分類を含め，臨床上は側頭骨 CT で確認できる cog の前下方にある空間を耳管上陥凹とよぶことも多い）.

中耳真珠腫手術の際には，90°のピックを用いて鼓膜張筋ヒダを穿破し，前方換気ルートを確保することで再形成再発を予防することが期待できる（③B）.

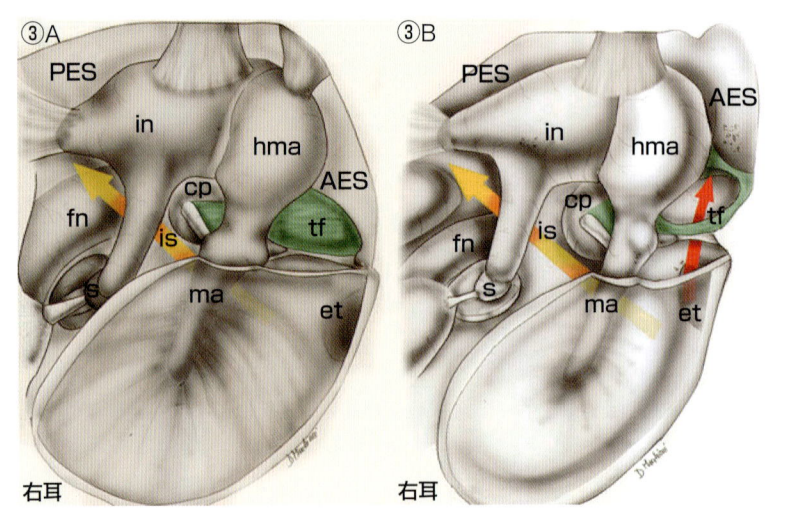

鼓室峡部の解剖

A：中鼓室から上鼓室の換気は鼓室峡部（is）を介する（黄矢印）.
B：鼓膜張筋ヒダ（tf）を穿破することにより前方の換気ルートを確保することができる（赤矢印）.
ma：malleus, in：incus, hma：head of malleus, s：stapes, fn：facial nerve, cp：cochleariform process, tf：tensor tympani fold, PES：posterior epitympanic space, AES：anterior epitympanic space, et：Eustachian tube, is：tympanic isthmus.
（Marchioni D, et al. Laryngoscope 2010；120：1880-6[2]より）

●文献
1) 伊藤　吏，欠畑誠治. 鼓室内は何がどうみえるか? JOHNS 2014；30：171-5.
2) Marchioni D, et al. Inferior retrotympanum revisited: an endoscopic anatomic study. Laryngoscope 2010；120：1880-6.
3) Marchioni D, et al. Endoscopic anatomy of the middle ear. Indian J Otolaryngol Head Neck Surg 2011；63：101-13.
4) Marchioni D, et al. Prevalence of ventilation blockages in patients affected by attic pathology: a case-control study. Laryngoscope 2013；123：2845-53.
5) Yamasoba T, et al. Observations of the anterior epitympanic recess in the human temporal bone. Arch Otolaryngol Head Neck Surg 1990；116：566-70.

Break Time ☕

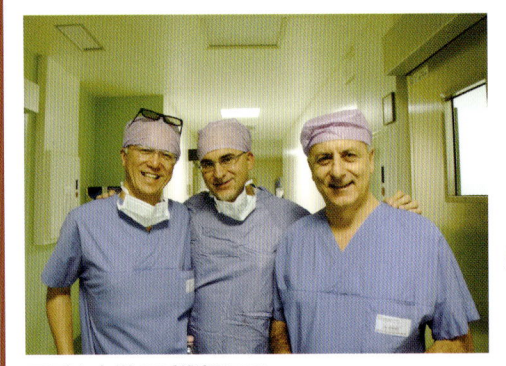

モデナ大学の手術場にて
左から欠畑，Daniele，Livio.

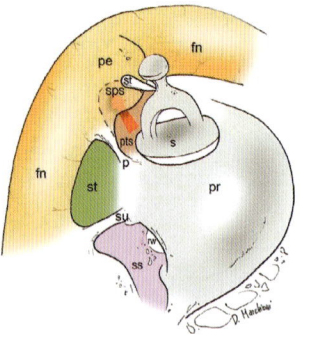

Great Innovators of EES：
Livio Presutti, Daniele Marchioni

耳科内視鏡手術の世界的オーソリティー，イタリアヴェローナ大学 Daniele Marchioni 教授. 中耳・内耳の解剖を"書き直している"，生ける Michelangelo!!

Livio がモデナ大学の教授として着任するまではほとんど耳の手術をしたことがなかった Daniele は，Livio と出会って覚醒します. イケイケの Livio は Daniele という特殊能力を持つかけがいのない片腕を手に入れました. IWGEES 結成後，その中心的メンバーとして，2 人の活躍は目を見張るものがあります.

（欠畑誠治）

TEES のための画像診断
Diagnostic Imaging for TEES

伊藤　吏

意　義

中耳疾患，特に真珠腫に対して TEES もしくは耳後切開による顕微鏡下手術の適応を決定する際に，詳細な術前画像診断による検討が必要である．powered instruments を用いた transcanal atticoantrotomy を併用した powered TEES では乳突洞進展までの真珠腫に対応が可能であるが，乳突蜂巣末梢までの進展例，外側半規管瘻孔や広範な骨破壊を伴う症例では，耳後切開による顕微鏡手術の適応となる．

以上のような TEES の適応を決定するためには詳細な術前画像診断が重要であり，これまでの側頭骨 CT 軸位断・冠状断に加え，TEES の視野に相当する矢状断画像の検討や non-EPI DWI MRI による軟部組織陰影の質的評価が必要である．

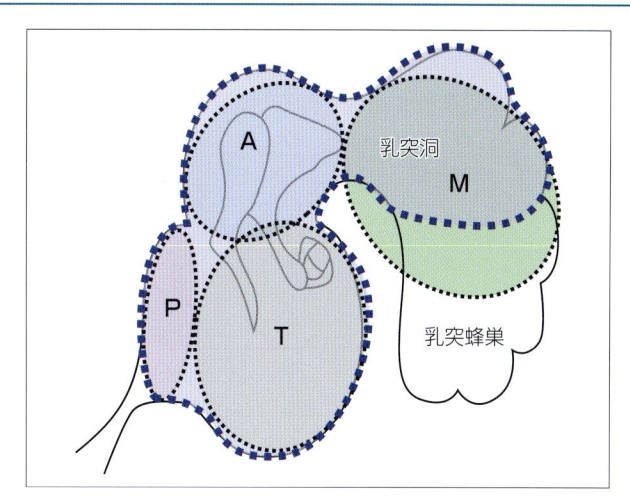

真珠腫に対する powered TEES の適応
乳突洞までの進展→ powered TEES
乳突蜂巣まで進展→ dual approach
- PTA 領域は広角な視野を生かした TEES
- M 領域は顕微鏡下 CWU（canal wall up）mastoidectomy（外耳道後壁保存型乳突削開術）

Stage III 症例（AO，LD を除く）
- 顕微鏡下 CWD（canal wall down）mastoidectomy（外耳道後壁削除型乳突削開術）

P：前鼓室，T：中・後鼓室，A：上鼓室，M：乳様洞・乳突蜂巣．
（日本耳科学会．中耳真珠腫進展度分類 2015 改定案 中耳腔の解剖学的区分〈PTAM system〉より改変）

適応検討に必要な画像診断

中耳真珠腫に対する TEES の適応を検討する際に，以下の画像診断を行っている．
①側頭骨 CT（コーンビーム CT）
②画像解析ソフト ImageJ による矢状断 CT 画像の骨部外耳道径測定（長軸径，短軸径）
③CMFI（DWI）：non-EPI DWI の信号強度をカラー化し，MR cisternography の位置情報を重ね合わせた MRI 画像．

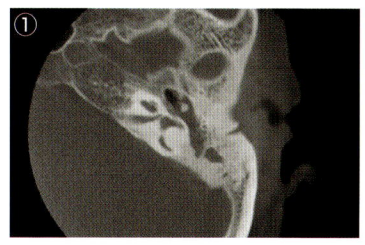

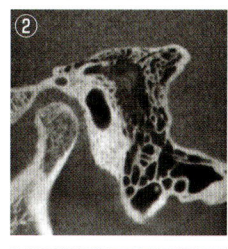
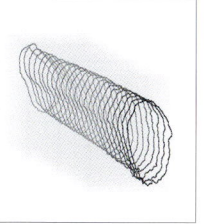

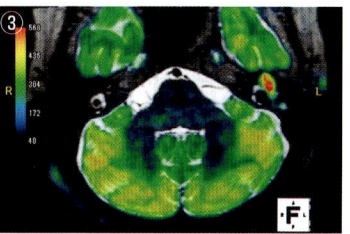

①側頭骨 CT（コーンビーム CT）

耳科手術に側頭骨 CT は必須の検査であるが，当科では短時間・低被曝線量で高分解能画像を撮影できる利点から，コーンビーム CT を積極的に利用している．

通常は電子カルテに転送された DICOM データの 0.48 mm スライスの軸位断・冠状断・矢状断画像を用いて術前評価を行っているが，症例によってはコーンビーム CT の生データを用いて画像解析ソフト i-VIEW による 0.08 mm ボクセルの画像再構成を行い，さらに詳細な評価を行うことも可能である．

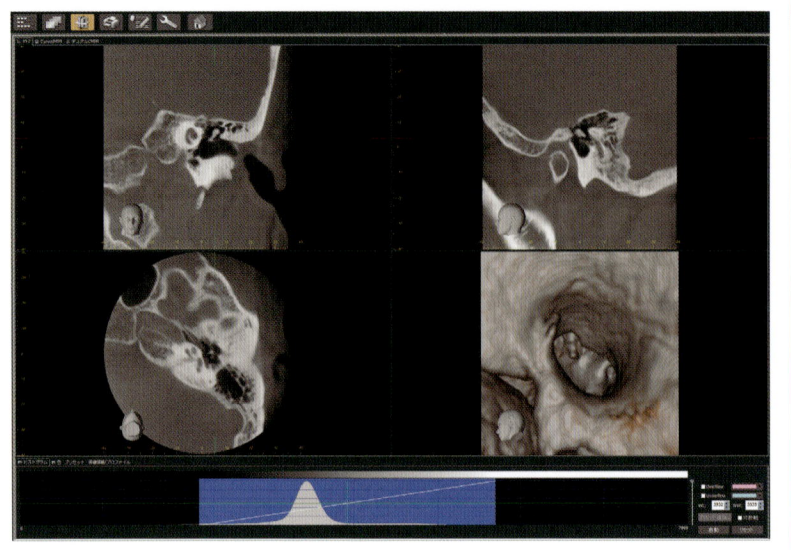

画像解析ソフト i -VIEW の 3D ビュー

②画像解析ソフトを用いた骨部外耳道径測定

TEES は 2.7 mm もしくは 3 mm 内視鏡を用いて行われることが多いが（海外では 4 mm も用いられる），TEES は keyhole surgery であるため，外耳道径が小さい場合には内視鏡の正確な挿入や手術器具操作の難易度が上がる．

筆者らは画像解析ソフト ImageJ を用いた客観的な外耳道径測定法を開発し，術前診断に用いることによって手術の難易度評価や外耳道骨削開（canal plasty）の必要性について術前に検討している．

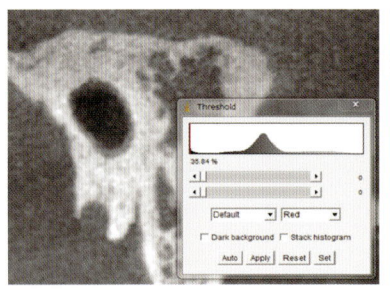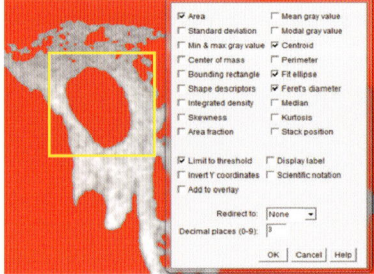

骨部外耳道径測定
画像解析ソフト ImageJ にコーンビーム CT の矢状断全スライス画像を取り込み，骨領域とそれ以外の領域を指定し，解析領域を設定して測定．

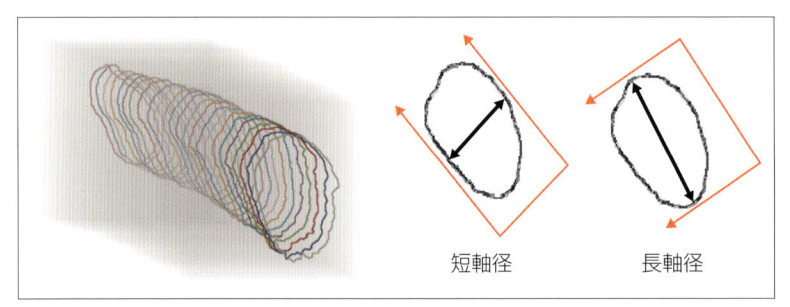

短軸径　　長軸径

長軸径（maximum feret 径），短軸径（minimum feret 径）の測定

③ CMFI（DWI）

近年，MRI 拡散強調画像（DWI MRI）を用いた真珠腫再発の評価が行われているが，当科では質的診断に加え，部位診断もできる CMFI（DWI）を開発し，臨床応用している．

① non-EPI DWI MRI

真珠腫のケラチン debris の描出が可能だが，解剖学的な位置情報に乏しい．

② MR cisternography

内耳道のみならず，蝸牛や半規管の構造を同定可能．

③ CMFI（DWI）

non-EPI DWI の信号強度をカラー化し，MR cisternography を重ね合わせることにより，真珠腫の進展範囲を評価することによって powered TEES の適応を決定することができる．①と②は同じ MRI のシークエンスであり，CMFI（DWI）の画像作成は容易で，実地臨床でルーチンに利用可能である．

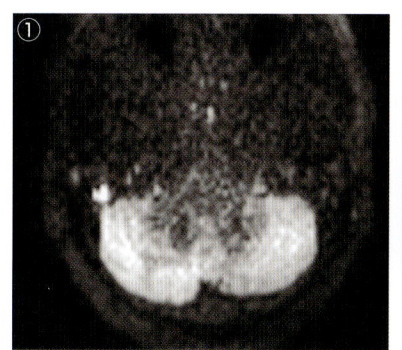 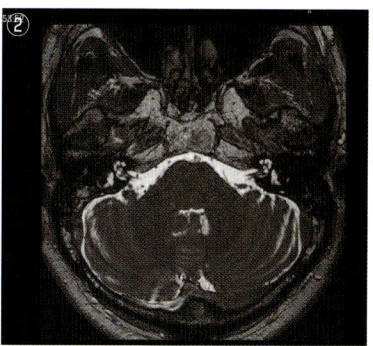

1 mm slice non-EPI DWI　　　1 mm slice MR cisternography

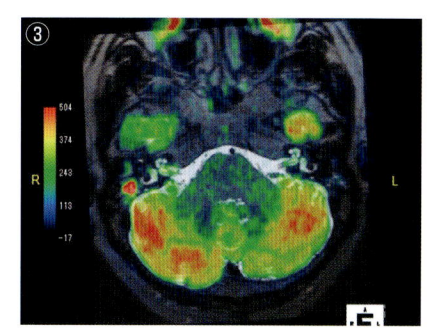

CMFI（DWI）

(Watanabe T, et al. Otol Neurotol 2015 ; 36 : 763-8[1]より)

CMFI（DWI）と側頭骨 CT の比較検討

powered TEES の適応

乳突洞進展までの真珠腫と考えており，解剖学的な目安として，外側半規管の後縁および下縁をその適応限界としている．

側頭骨 CT で乳突蜂巣まで広がる軟部組織陰影を認めた場合，CT では真珠腫病変を肉芽や貯留液から区別することは困難であり，実際の真珠腫進展範囲は不明である．しかしながら，CT と CMFI（DWI）を比較して評価することにより，真珠腫の進展範囲を推定できる．

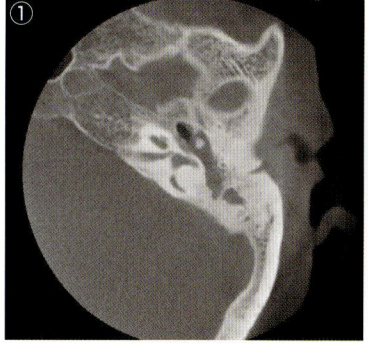 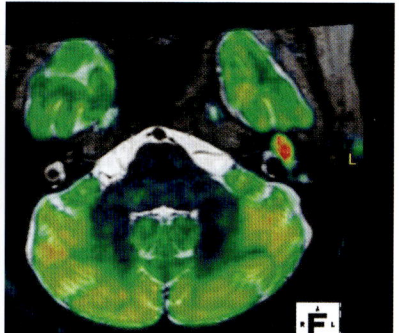

症例 1 の CMFI（DWI）と側頭骨 CT

①症例 1

CT で乳突部までの軟部陰影を認めるが CMFI（DWI）の高信号領域は外側半規管後縁を越えず，powered TEES の適応と考える．

②症例 2

CT の外側半規管後縁を越えた軟部陰影が CMFI（DWI）で高信号を示し，dual approach の適応である．

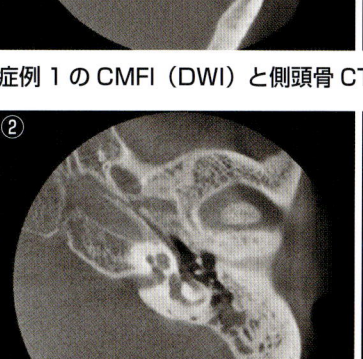

症例 2 の CMFI（DWI）と側頭骨 CT

non-EPI DWI と CT 画像の fusion

color-mapped diffusion-weighted images combined with CT (CMDWI-CT)

color mapping した non-EPI DWI と CT 画像を fusion することにより，より詳細な真珠腫の位置情報を描出する方法を開発した．

本画像診断は TEES の適応を決定するうえで非常に有用な方法であるが，MRI と CT の fusion 画像を作成するためには放射線診断医の協力が必要である．

この CMDWI-CT は，通常の CMFI（DWI）画像では TEES の適応判定が困難な場合に，追加の精密画像検査として行っている．

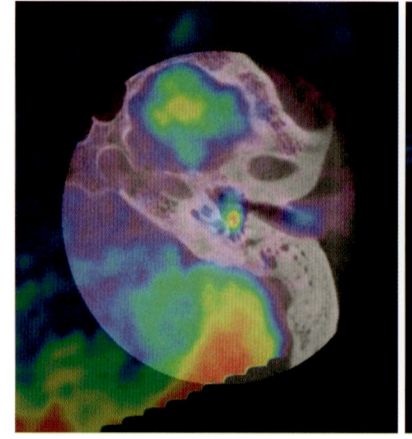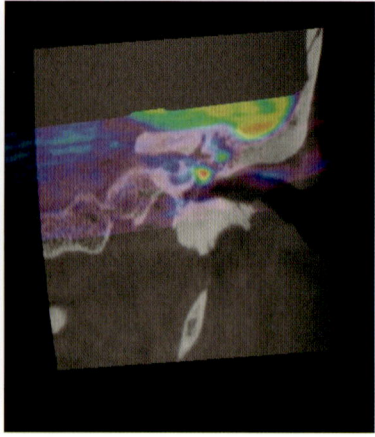

CMDWI-CT

(Watanabe T, et al. Otol Neurotol 2015 ; 36 : 1663-8[2]より)

●文献

1) Watanabe T, et al. The efficacy of color mapped fusion images in the diagnosis and treatment of cholesteatoma using transcanal endoscopic ear surgery. Otol Neurotol 2015 ; 36 : 763-8.
2) Watanabe T, et al. The Efficacy of Color-Mapped Diffusion-Weighted Images Combined With CT in the Diagnosis and Treatment of Cholesteatoma Using Transcanal Endoscopic Ear Surgery. Otol Neurotol 2015 ; 36 : 1663-8.

第 3 章

アプローチと処置の
基本手技

内視鏡と器械の使い方
How to Use Endoscope and Instruments

欠畑誠治

内視鏡の選択

①有効長の長い内視鏡を選択

内視鏡と器械との外耳道内外での干渉を避けるため，当科では外径2.7 mm，有効長18 cmの小児副鼻腔手術用の硬性鏡（KARL STORZ）を用いている．

②外耳道外の working space

TEES では2 cm ほどある骨部外耳道をアクセスルートとして使用するため，内視鏡と手術器械が平行に近い side-by-side の挿入となる．そのため外耳道外での十分な working space が重要である．

③外耳道内の working space

狭い外耳道内で内視鏡と器械との干渉を避けるため，細径の内視鏡，細径の手術器械の使用が必要となる．

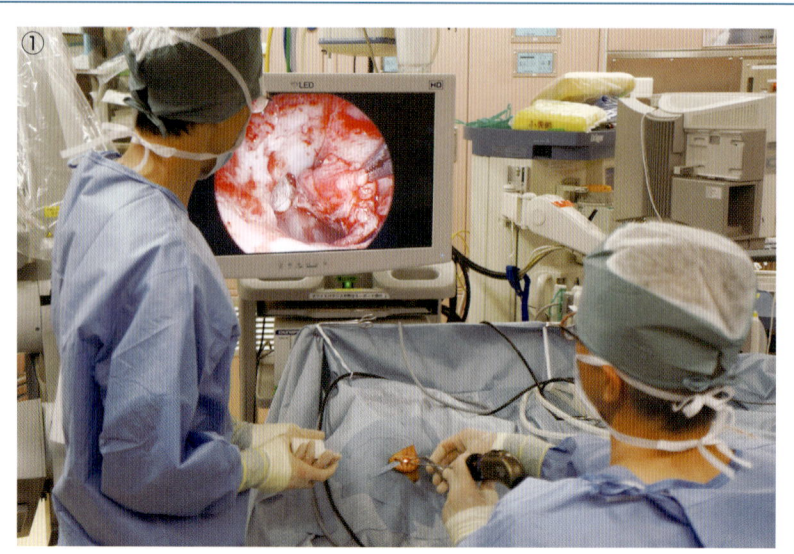

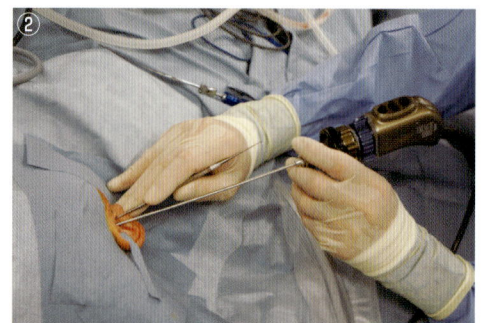

内視鏡と器械の挿入位置

①内視鏡の位置

右耳であれば9時付近，左耳であれば3時付近の外耳道後方の位置から内視鏡を挿入し，軟骨部外耳道に支点をとる．全体像を得たいときは内視鏡を外側におき，拡大したいときは内側に挿入し，接近により拡大視を得る．

②手術器械の挿入

右利きの術者の場合，剝離子や鉗子，吸引などの手術器械は基本的に内視鏡の右側のスペースから挿入する．

Tips & Tricks

内視鏡を外耳道後方において手術を行うのが TEES での基本となる．軟骨部外耳道に支点をおくことで手ぶれのない安定した術野を得ることができる．

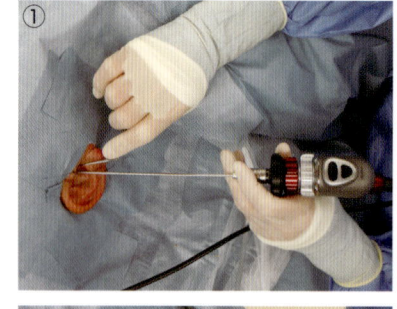

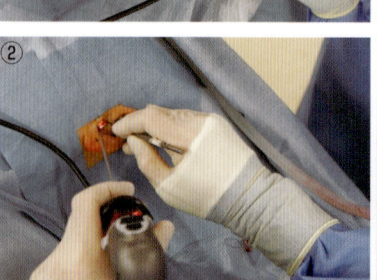

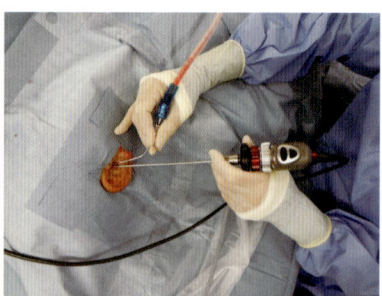

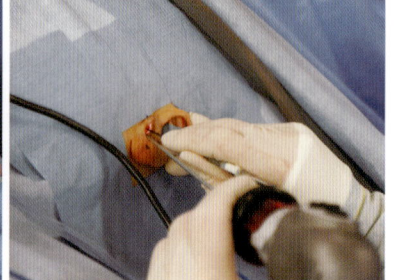

内視鏡の挿入方向

①後鼓室の観察処置

　鼓膜輪や後鼓室の観察など後方の視野を得たい場合には外耳道前方に支点をとり，器械は内視鏡の後方右側のスペース（右耳の場合6時から9時）を利用する．または30°の斜視鏡で後方に支点をとり，浮かせた内視鏡先端の後方右側のスペースを利用する．

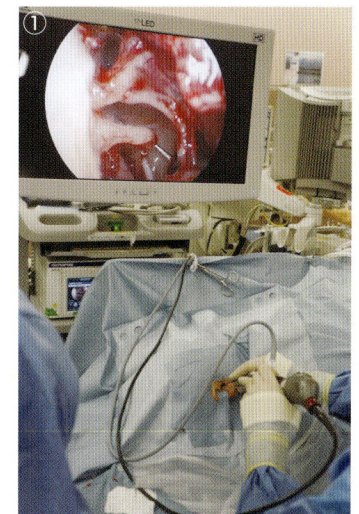
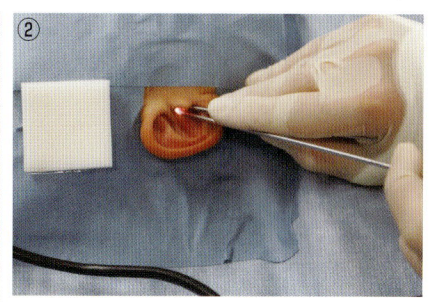

②上鼓室の観察処置

　上鼓室方向が見たい場合は，6時方向に支点をとり，下方から見上げる形にする．

内視鏡と器械の外耳道外での working space

① powered TEES

　powered instruments のハンドピースと内視鏡との干渉を避けるため，外耳道外で十分な working space が必要となる．また，外耳道内での powered instruments との接触を避けるため，内視鏡は外側に引く．

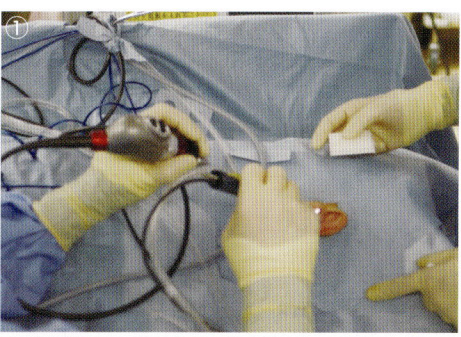

②ノミ，ツチ

　後述するようにノミ，ツチを使用する場合にも，外耳道外で十分な working space が必要となる．

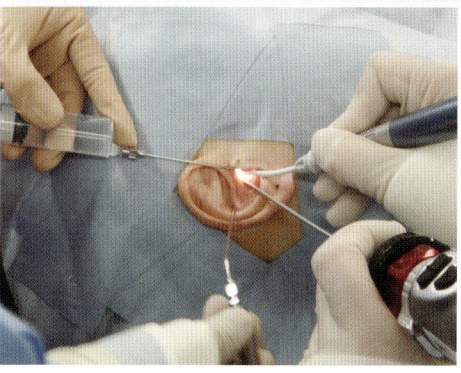

ノミ，ツチの使い方
How to Use Chisel and Hammer

金子昌行

ノミ，ツチについて

外耳道をアプローチルートとして利用するTEESでは，骨削開に骨ノミが有用である．術者がノミを把持し助手がツチでたたく．powered instruments を利用しないでも上鼓室開放が可能となる．

①骨ノミ

骨ノミは板状と溝状のものがあるが，外耳道形態に合わせて2〜3 mmの溝状ノミを使うことが多い．

②ツチ

ツチ（ハンマー）は板状であり側面で打つことも可能である．

③反りノミ（山形大式，First）

経外耳道で直状のノミで削開部に届かない場合や，内視鏡との干渉で打ちたいところに打点がおけない場合は，反りノミを使用する．

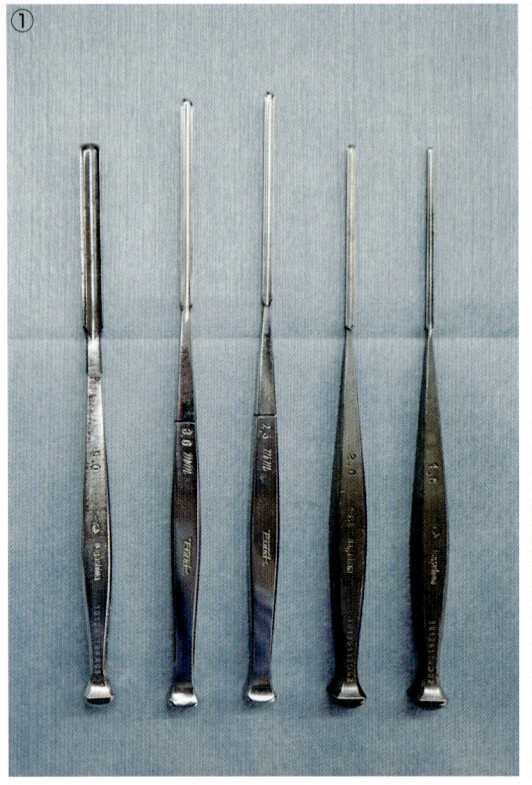
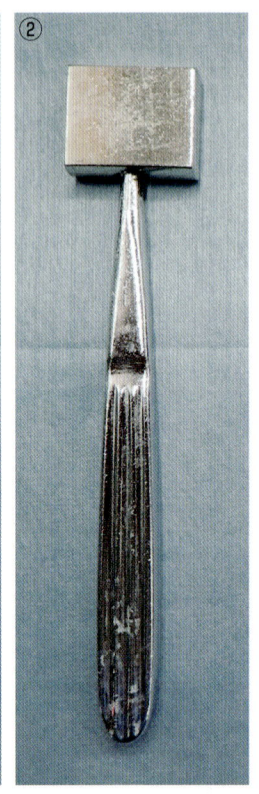
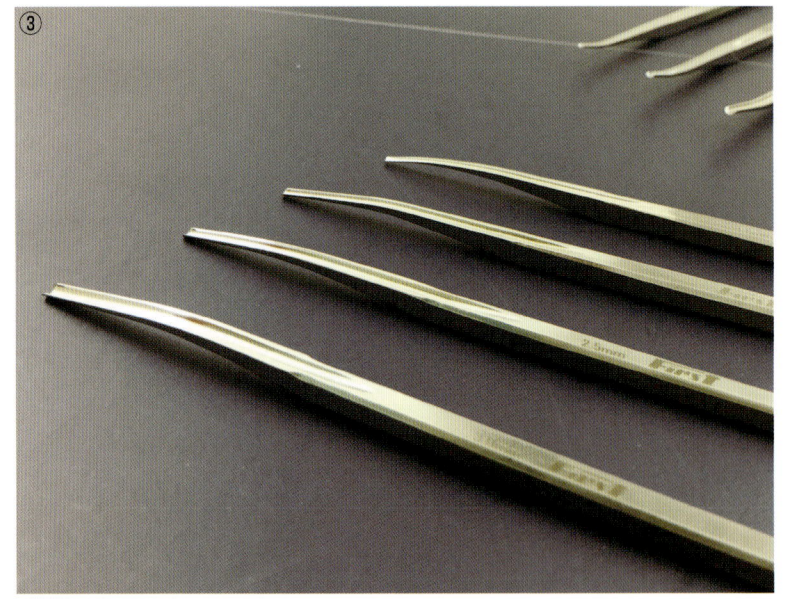

ツチの打ち方

①打ち方

術者がノミの位置を決めた後，ツチでノミの後端を打つ．

②注意点

助手は術者とともに画面で確認しながら，ノミが骨へ過度に突き刺さったり，骨表面を滑ったりしないようにする．骨膜一枚残すように，たたきすぎに注意する．

ノミを打つ際には特に内視鏡と干渉しないよう留意する．

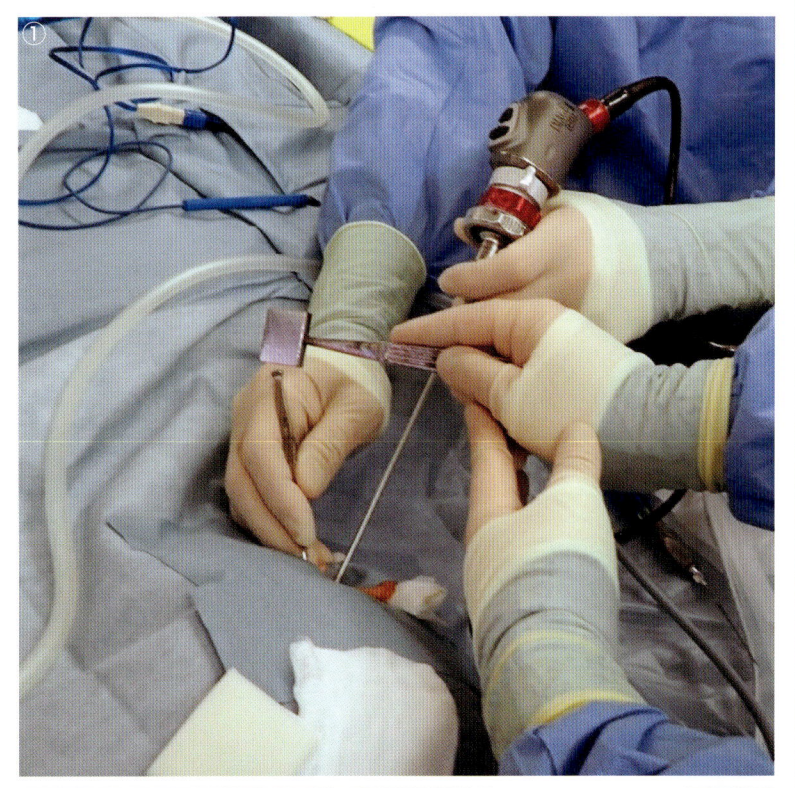

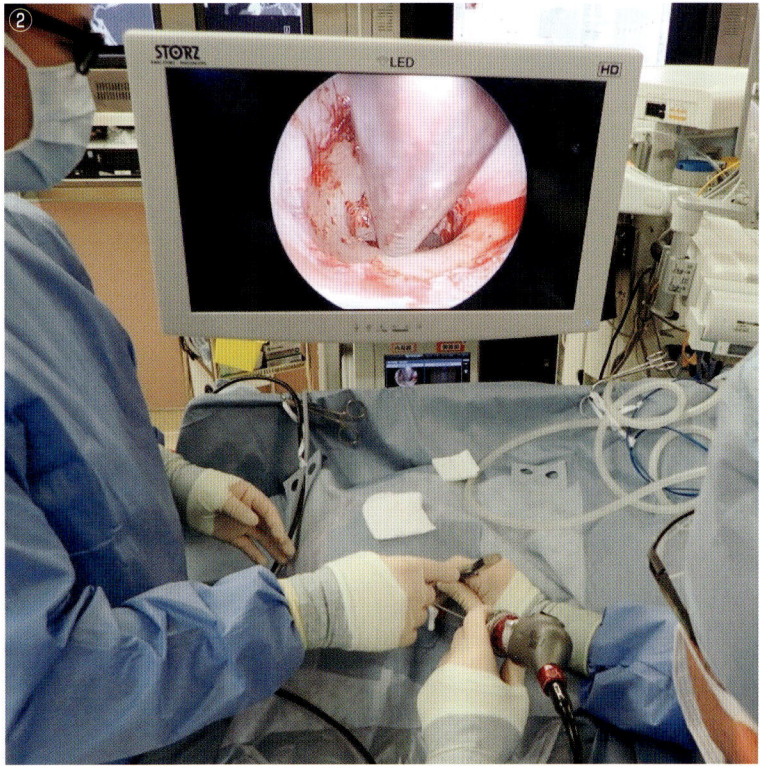

Tips & Tricks

1. 内視鏡と干渉しないようにするためツチの側面を適宜使用するとよい（①）．
2. ノミが骨に刺さるまでは小刻みに打ち，刺さってから大きくたたくとノミの先端がずれにくく素早くできる．
3. 骨を越えるとツチの音が鈍く変わる．
4. 腕を固定しスナップを使うとツチの打点のズレが少なくなる．

Tympanomeatal Flapの挙上方法

How to Elevate a Tympanomeatal Flap

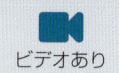
ビデオあり

欠畑誠治

局所麻酔

①外耳道局所麻酔

1 mL のシリンジに0.5% キシロカイン®（30万倍希釈エピネフリン含有）を0.5 mL ほど入れ，軟骨部外耳道から25G の針を針先のベベル側を骨に当たる方向で刺入し骨部外耳道に当てる．ゆっくりと抵抗を感じながら注入する．左耳であれば3時と12時の2か所から刺入する．

②麻酔液の注入

エピネフリンを含有しているので，麻酔液が注入された部位が白色になる．皮膚の盛り上がりを見て，注入速度や圧力を調整する．

Tips & Tricks

1. 骨部外耳道皮膚は非常に薄いので直接刺入すると容易に破ける．軟骨部から刺入し骨部外耳道皮膚を液性剥離することが重要．急速に注入するとブラを形成したり破けたりするため，十分な液性剥離ができなくなる．
2. tympanomastoid suture（*）を越えて注入できないので，その両側に注入する必要がある．

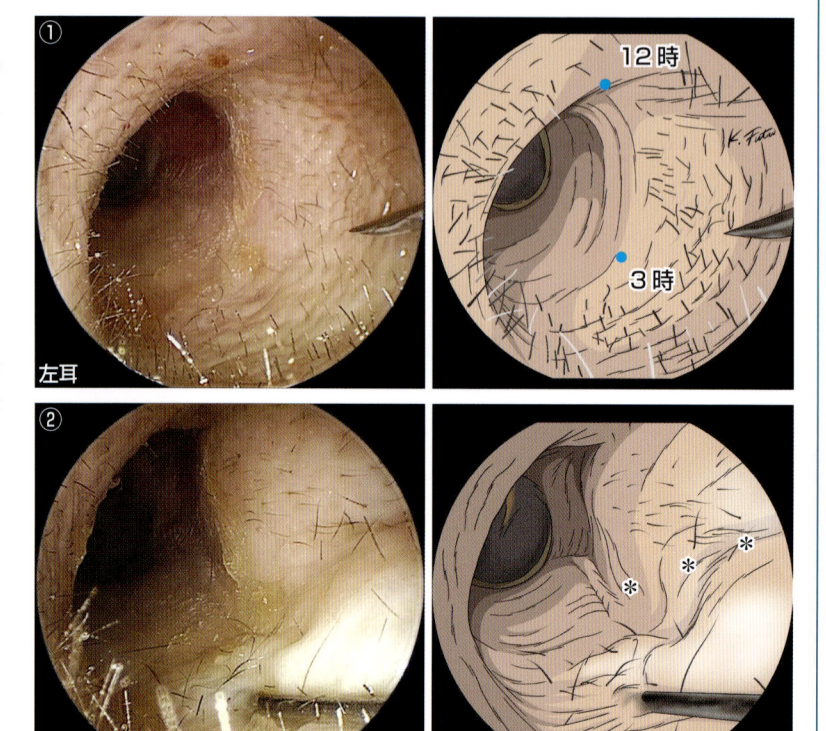

外耳道切開

③外耳道弧状切開

通常，骨部外耳道の中間の部位にラウンドナイフまたはテラメスなどで外耳道切開を行う．左耳であれば11時から6時までの半周以上にわたる弧状の切開を基本とする．

④放射状切開

弧状の切開の端で放射状の切開を加えるとtympanomeatal flap をよりきれいに挙上することができる．

Tips & Tricks

骨部外耳道皮膚は軟骨部外耳道皮膚と比べ非常に薄い．手術終了時に皮弁を戻すが，その際，外耳道骨露出部が生じないように仕上げるために，ここで骨までしっかりメスを当て，シャープに切開することが重要である．

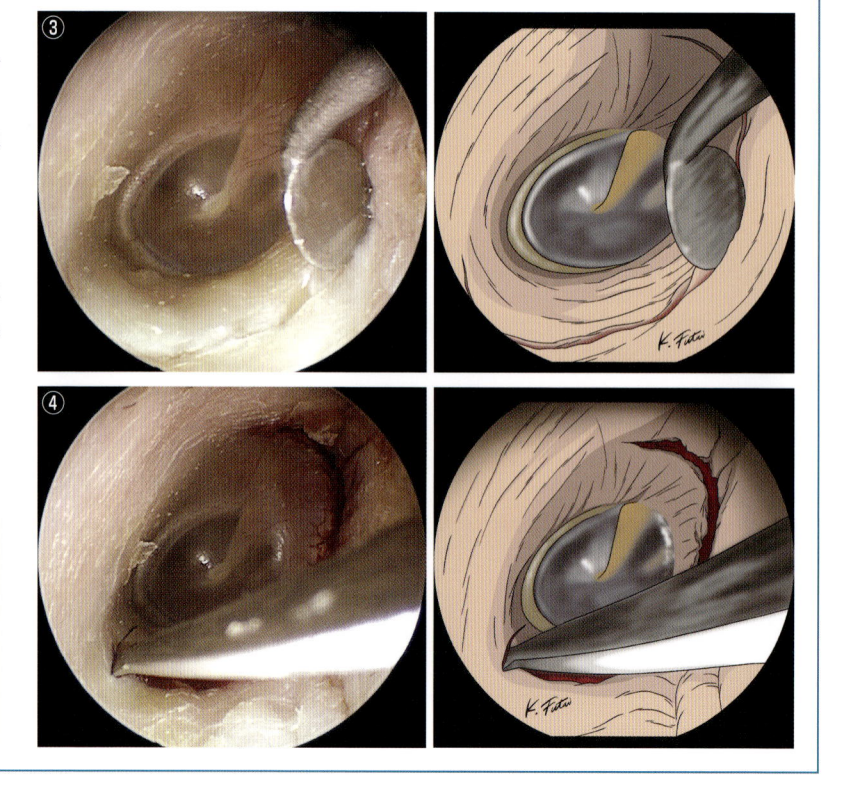

tympanomeatal flap の挙上 1

⑤線維性鼓膜輪の確認

外耳道皮膚を剥離していくと2時から6時（左耳）に線維性鼓膜輪（矢頭）を確認することができる。成人の線維性鼓膜輪は黄白色を呈するが，小児例ではピンク色〜白色を呈して軟かい。

a：綿球。

⑥鼓膜全層剥離

鼓膜輪（＊）と鼓膜溝とのあいだに剥離子や鈍針を当て，全層で挙上する。鼓膜輪の下に鼓室粘膜の裏面を確認したら，弱弯の鋭針などで中耳粘膜を切離し鼓室内に入る。いったん，鼓室内に入ったら鼓膜輪を持ち上げるように鋭針を12時方向と6時方向に走らせる。

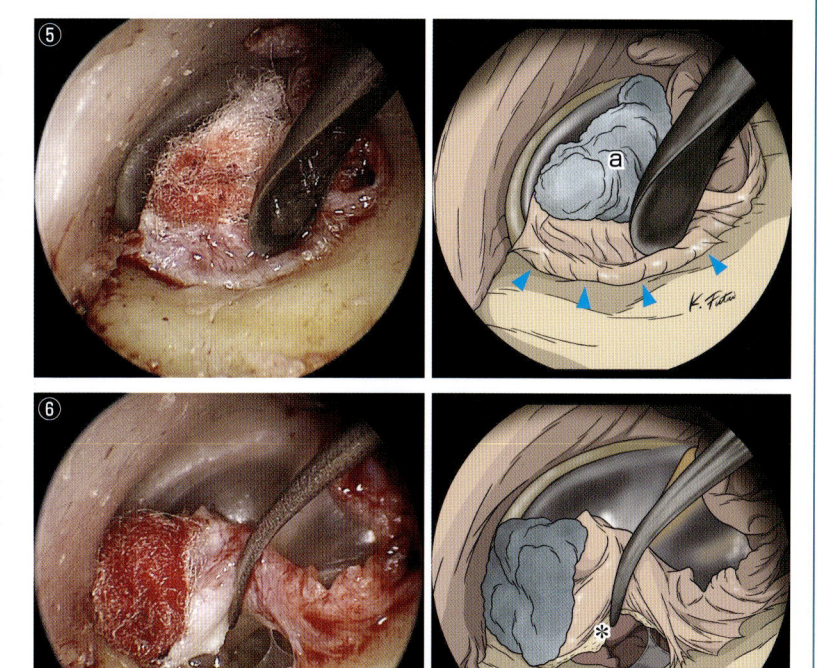

> **Tips & Tricks**
>
> 1. scutumplasty が必要な弛緩部型真珠腫では軟骨板をツチ骨前方の外耳道壁にしっかり当てるために，外耳道皮膚の剥離は前方10時まで必要となる。
> 2. 鼓索神経が2時から3時の位置に現れるが，鼓膜輪の外側から出ていることもあるので注意。

tympanomeatal flap の挙上 2

⑦鼓索神経の確認

鼓索神経（a）をツチ骨（b）に向かって分離していくと，後鼓室棘（posterior spine）から鼓索神経の外側を横切りツチ骨柄に付着する後ツチ骨ヒダ（c）が確認できる。

矢頭：鼓膜輪。

⑧後ツチ骨靭帯の切離

後ツチ骨靭帯を鋭的に切離する。

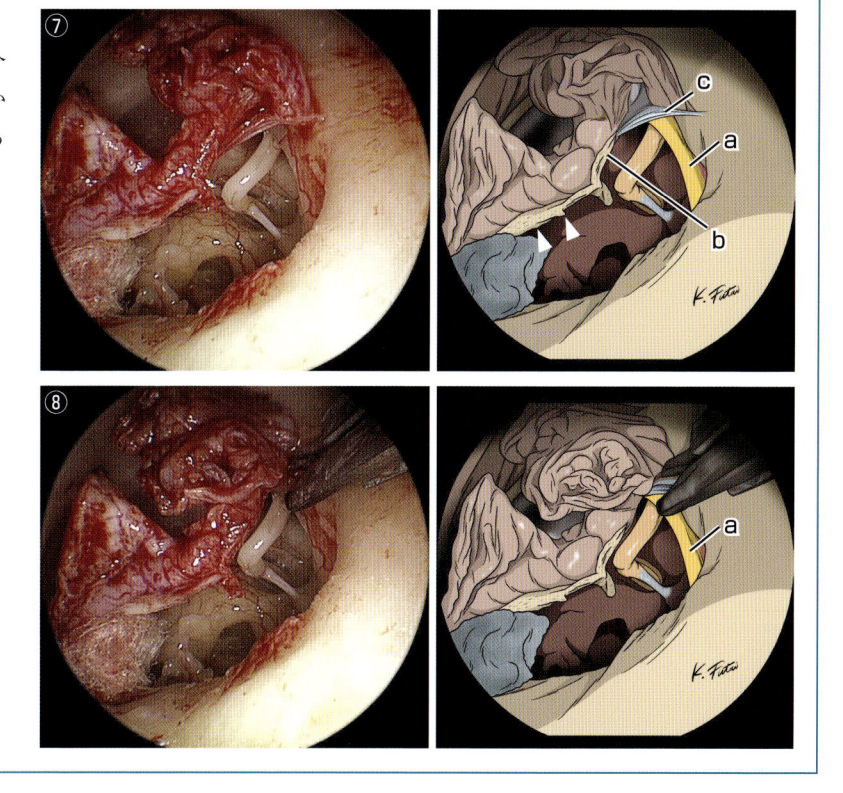

tympanomeatal flap の挙上 3

⑨ Prussac 腔の開放

鼓膜弛緩部を持ち上げ Prussac 腔（ⓐ）を開放する．弛緩部には鼓膜輪がないので Rivinus ノッチで粘膜を切開する．この段階で flap を前方の外耳道壁に押しつけることで広い術野を得る．

Tips & Tricks

顕微鏡下での flap の作成よりも大きな弧状切開をおくことと，切開部が骨部外耳道の中間より鼓膜によらないことが，よい術野を得るために重要である．

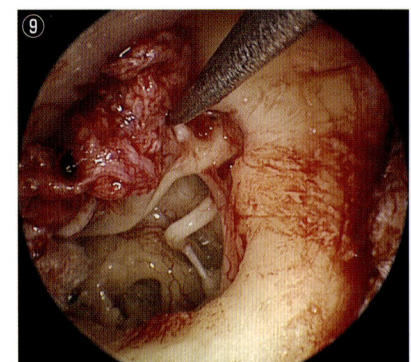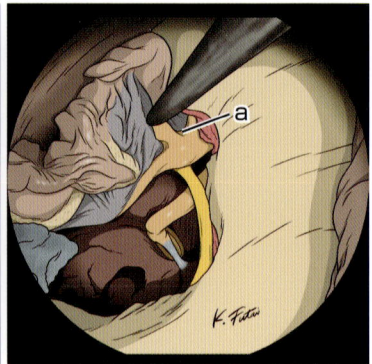

Break Time

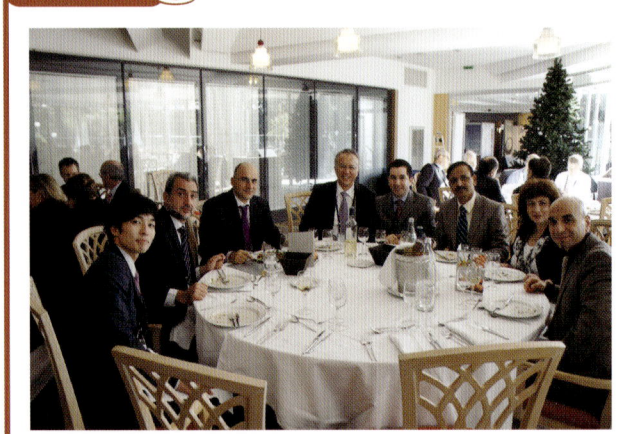

ENT Endoscopy 2011, Nice, France

IWGEES の結成

IWGEES（The International Working Group on Endoscopic Ear Surgery）はフランスの Stephane Ayache が，Tarabichi に結成を呼びかけたところから始まりました．2008 年の Antalya での Cholesteatoma & Ear Surgery 学会期間中に第 1 回の会合が開かれ，その後 IWGEES が結成され，その初期メンバーは，Stephane Ayache（former president）（France），Muaaz Tarabichi（UAE），Mohamed Badr-El-Dine（Egypt），David Pothier（Canada），Livio Presutti（Italy），Daniele Marchioni（Italy），Seiji Kakehata（Japan），Mohan Reddy（India）の 8 名でした．その後すぐに Lela Migirov（Israel）が，その 1 年後 Joao Flavio Nogueira（Brazil）が加わりました．Politzer Society 学会や Cholesteatoma & Ear Surgery 学会，IFOS など様々な国際学会で，IWGEES のボードメンバーを中心に EES のセッションが開かれてきました．また，2009 年より毎年 4 月にモデナで，2011 年より毎年 6 月に山形で EES のコースが開かれています．また，11 月のニースでこれまで 3 回 Endoscopy 学会が開かれています．2015 年よりアメリカ組がボードに加わり，真に International への道を歩んでいます．

（欠畑誠治）

軟骨・軟骨膜の採取の仕方
Harvest of Tragus Cartilage and Perichondrium

古川孝俊

耳珠軟骨の採取，皮膚切開

耳珠軟骨の採取

　外耳道再建，コルメラ，耳管内挿入などに使用する材料として軟骨を用いることが多いが，内視鏡下耳科手術（TEES）の術野からは，耳珠軟骨が最も採取しやすく，最も頻用される．軟骨膜も同時に採取できるので，鼓膜形成材料として用いることもできる．

①皮膚切開のデザイン

　耳珠前方の皮膚を前方へ牽引し，耳珠裏面が見えやすい術野を作成する（左）．耳珠の裏面，外耳道側に切開線をマーキングする（右）．

②皮下浸潤麻酔

　耳珠軟骨の両面へエピネフリン入りキシロカイン®が入るように，皮下浸潤麻酔を行う．この注射により，軟骨膜周囲の剥離が容易になり，また出血が少ない術野が得られる．

③皮膚切開

　軟骨膜手前まで皮膚切開を行う．

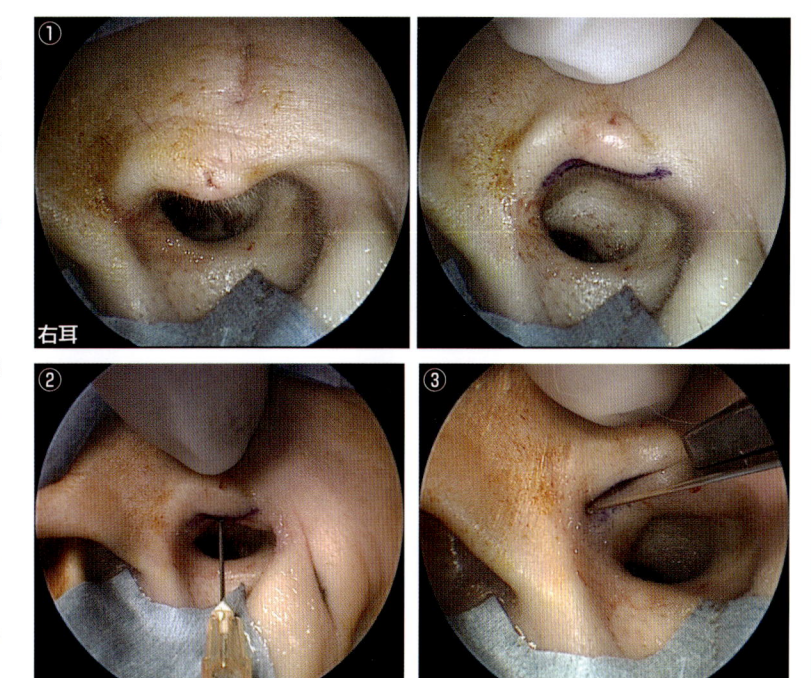
右耳

Tips & Tricks

1. 切開創を術後目立たなくできれば，患者の美容的な QOL を向上させることができる．
2. ③で，耳珠軟骨の外側をフレームワークとして残すように，後方の皮膚から前方の軟骨膜まで一気に切開する方法が，素早く簡便である．

軟骨膜周囲の剥離と軟骨摘出

④軟骨膜周囲の剥離

　耳珠軟骨後方の皮下組織の剥離を行い，耳珠軟骨を露出させる．

⑤軟骨摘出

　耳珠軟骨に切開をおき，耳珠軟骨前方の皮下組織の剥離も行い，耳珠軟骨前面も露出させる．露出した耳珠軟骨から，必要なサイズを切り出して切除する．

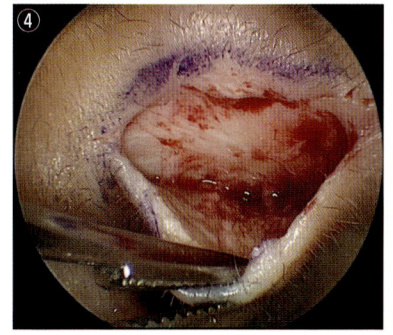
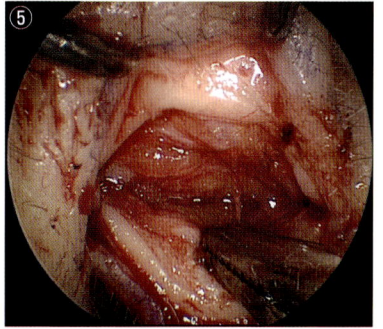

Tips & Tricks

1. 軟骨切開において，耳珠軟骨の外側を残しておくことで，耳珠や外耳孔の変形を予防できる．
2. 耳珠軟骨を鑷子で強くつまむと軟骨に亀裂が入ることがあるため，軟骨をつままないように注意する．

創部の縫合

⑥縫合 1

　軟骨採取後，術後の血腫を予防するために，デッドスペースをなくすべく耳珠の前方〜採取軟骨の底面にマットレス縫合で 1 針縫合する．この縫合は術後 2 日目に抜糸する．

⑦縫合 2

　皮膚切開部も表皮縫合で 3 針程度縫合する．この縫合は術後 5〜7 日目に抜糸する．

⑧術後

　真珠腫を TEES で摘出し，再建に耳珠軟骨を使用した患者の術後 2 日目の耳の外見．

　耳珠前方のマットレス縫合を抜糸した直後のため，同部位に陥凹を認めるが，術後 1 週間で陥凹は消失する．患者の術後の美容的な QOL が高い．

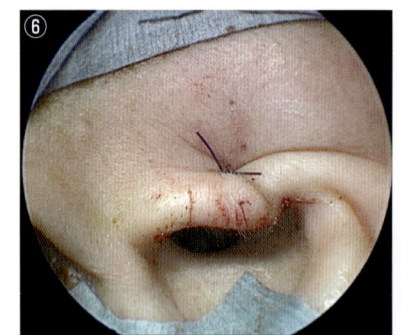
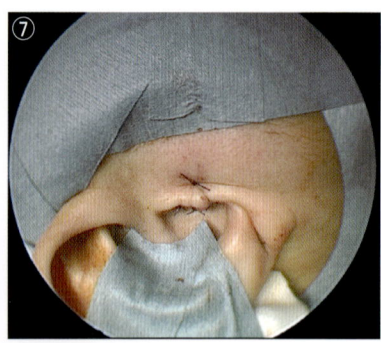
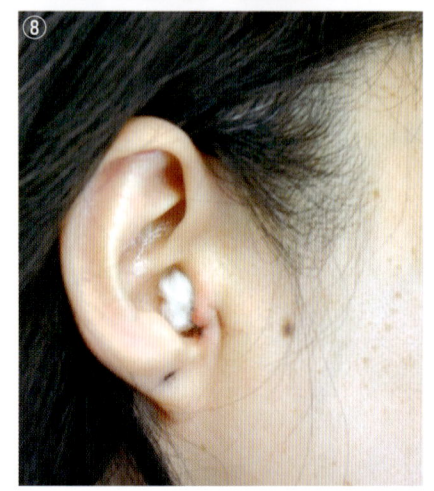

軟骨採取に便利な道具

　耳珠軟骨採取を容易にする道具として，軟骨鼓室形成術用軟骨採取セットが市販されている（テーエム松井）．

①先端が鋭角に彎曲した剪刀

　軟骨膜周囲の剥離や，切離する軟骨の側縁・底辺切開時に剪刀先端の視野が取りやすく，便利である．

②軟骨を把持する専用の鉗子

　軟骨を把持する面が広くなっているため，強く把持して軟骨が割れてしまうことを予防できる．さらに把持面に滑り止めの加工がしてあるため，軟骨のトリミングの際に軟骨を固定しておくのに便利である．

③使用の実際

　②の鉗子で耳珠軟骨を把持しながら，①の剪刀で軟骨を切断している．

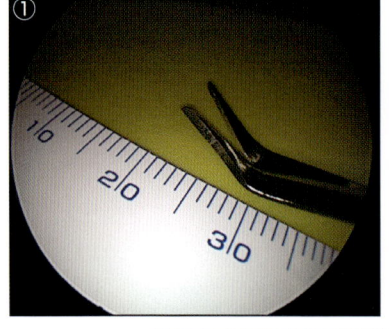
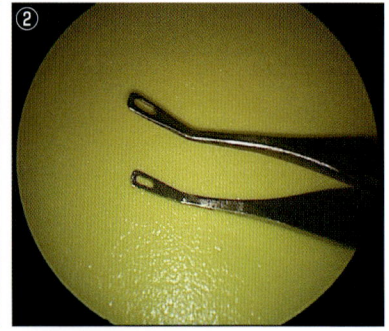
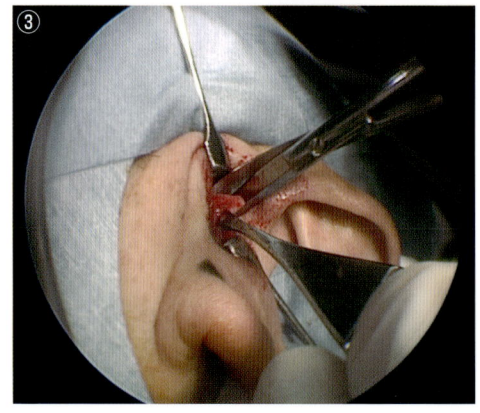

耳小骨連鎖・外耳道側壁再建法
Reconstruction of the Ossicular Chain and the Bony Canal Wall

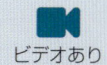
ビデオあり

窪田俊憲

耳小骨連鎖再建─鼓室形成術 IIIc 1

①軟骨コルメラ作成1

2×4mm の長方形軟骨を作成，片面には軟骨膜を残す．吸引管先端などを活用し，円形の窪みを作成する．

②軟骨コルメラ作成2

軟骨中央部に割を入れ，軟骨膜面で折り畳み，フィブリン糊にて固定する．

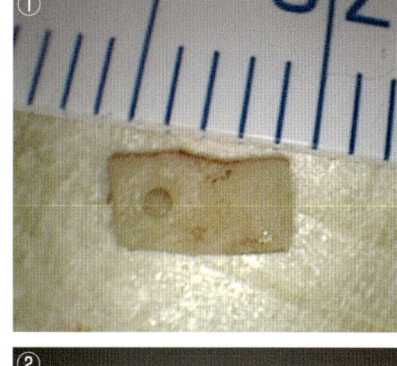
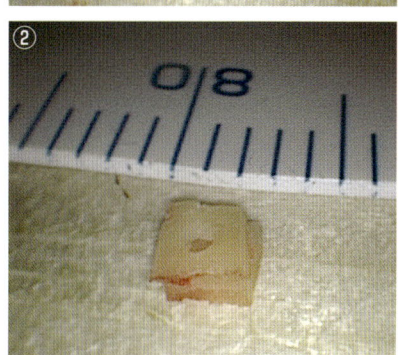
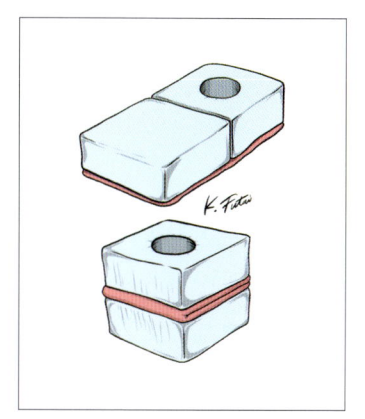

Tips & Tricks

外耳道後壁保存乳突削開術（canal wall up mastoidectomy：CWU）である TEES では，IIIc 伝音再建時では 2 段軟骨コルメラが適しているが，軟骨が薄い症例では 3 段にすることで，調整可能である．

耳小骨連鎖再建─鼓室形成術 IIIc 2

③連鎖再建（IIIc）

アブミ骨頭（a）に軟骨コルメラの窪みがはまるようにおく．

④連鎖の確認

コルメラ（b）を立てた後でも，上鼓室開放されていれば上方より内視鏡で観察することで，アブミ骨と軟骨コルメラの位置関係を確認できる（矢印）．

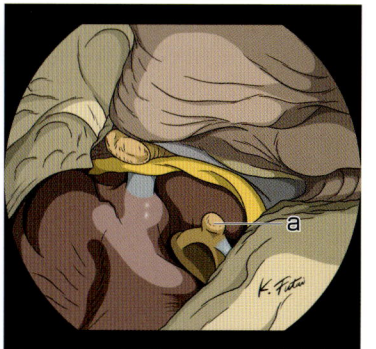
右耳
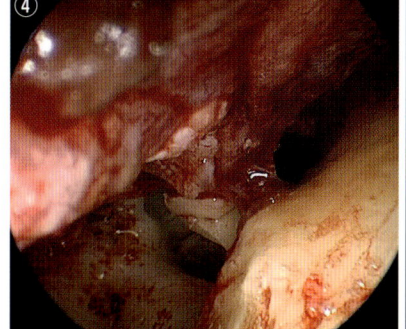
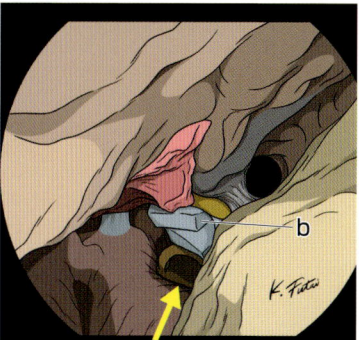

Tips & Tricks

1. 耳小骨連鎖再建の状態を確認できるのも TEES のメリットである．
2. 視診に加え，顔面神経刺激を行い，アブミ骨と軟骨コルメラが連動して可動することを確認する．

耳小骨連鎖再建─鼓室形成術 Ⅳi-Ⅰ 1

症例：左耳

①アブミ骨先天奇形（30°斜視鏡）

アブミ骨上部構造（a）は一塊となっており，アブミ骨底板（b）とは完全に離断している（矢印）．奇形アブミ骨は除去，ツチ骨・キヌタ骨の可動は良好にてⅣi-Ⅰとする．

②軟骨コルメラ作成

キヌタ骨長脚に挟まるように，楔形の軟骨コルメラを作成する．アブミ骨底板側の幅は2 mm，長さは3.5 mm程度．一度挿入してみてから長さを調整する．

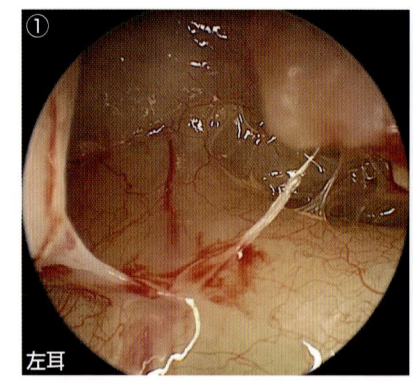
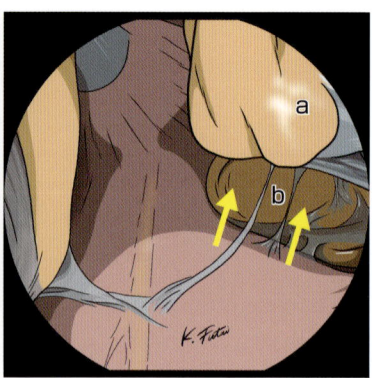
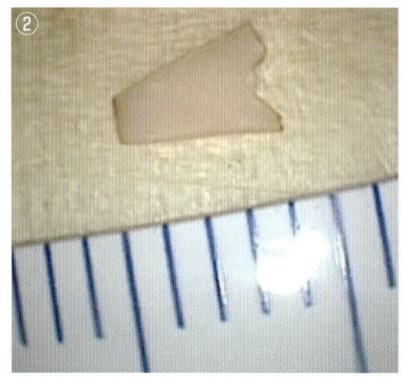

耳小骨連鎖再建─鼓室形成術 Ⅳi-Ⅰ 2

③鼓室形成術Ⅳi-Ⅰ

アブミ骨底板とキヌタ骨（a）のあいだに軟骨コルメラ（b）を立てる．コルメラを底板におき，上鼓室側から起こしてキヌタ骨にはめるように立てる．

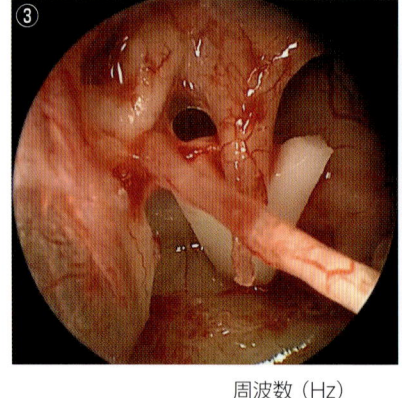
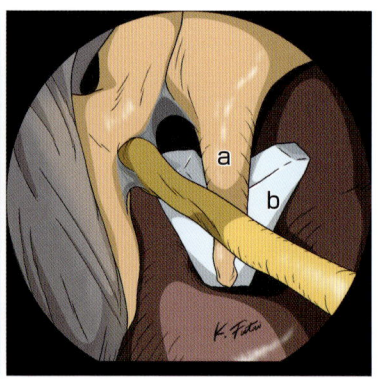

Tips & Tricks

1. 30°斜視鏡を用いることで，アブミ骨底板にコルメラが立っている状態が良好に確認できる．
2. コルメラが長すぎるとアブミ骨底板の脱臼を生じる危険があるので注意する．

聴力検査
── ：術後気導閾値
---- ：術前気導閾値

側壁再建 1

症例：右耳

①上鼓室開放

上鼓室を開放し（矢頭），真珠腫病変摘出後，同部位の側壁再建を施行する．
a：顔面神経，b：鼓膜張筋腱，c：ツチ骨．

②側壁再建部の大きさ計測

先端の直径が3mmのラウンドナイフ（d）等を用いて，側壁再建部の大きさを計測する．

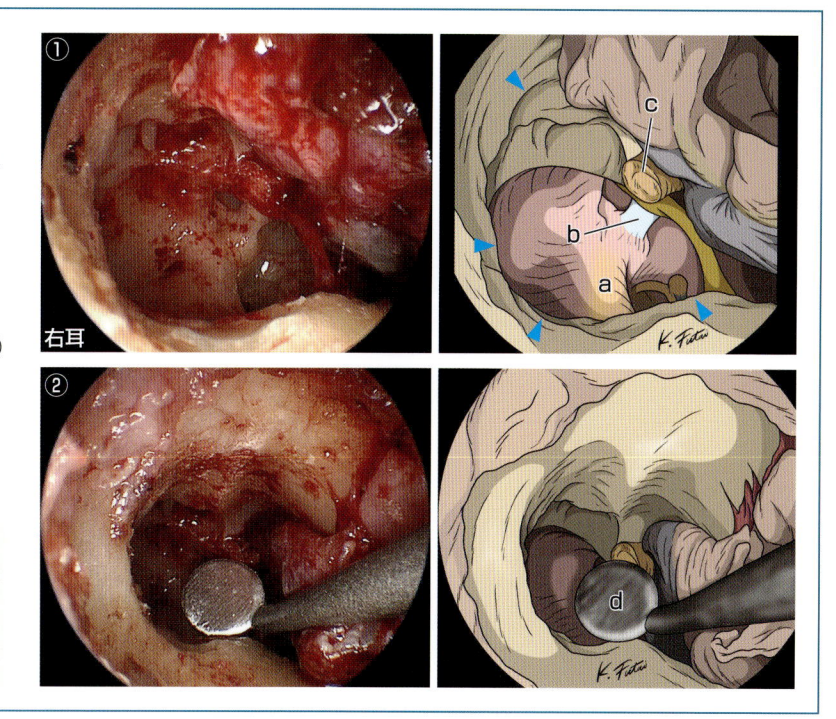

Tips & Tricks

側壁再建部は奥行きもあり立体的なため，厳密な計測は難しい．ここではおおよその大きさを計測する．

側壁再建 2

③型紙作成

計測した大きさをもとに，型紙を作成する．

④型紙の大きさ確認

型紙を側壁再建部に当て，大きさを確認する．外耳道の弯曲も考慮して型紙の大きさを微調整し，側壁再建に必要な軟骨の大きさを決定する．

⑤軟骨の準備

型紙より大きく軟骨を採取する．片面に軟骨膜を残し，軟骨カッターにて500μmに薄切する．

⑥側壁再建軟骨作成

型紙よりはみ出した部分の軟骨を除去し，軟骨膜は糊代として残す．

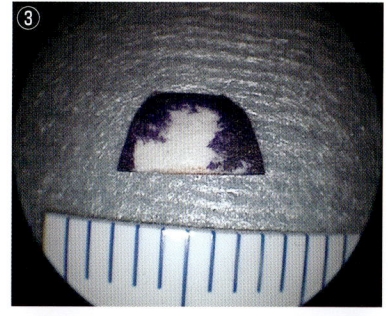
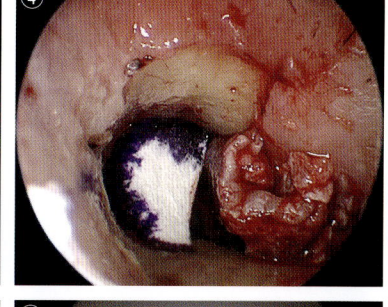
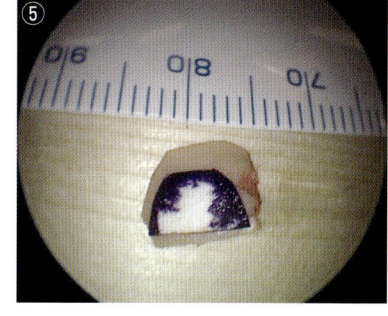
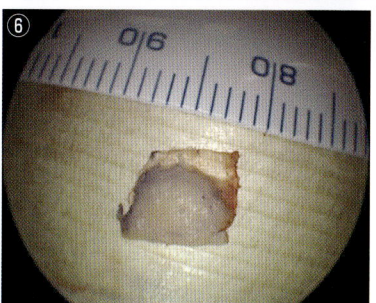

Tips & Tricks

軟骨の形成は，剥離子などを用いて鈍的に施行すると，軟骨膜を損傷しない．

側壁再建 3

⑦側壁再建，前方の接着

　鼓膜穿孔部は軟骨膜（a）で閉鎖．側壁再建軟骨（b）前端が，前ツチ骨靱帯上に乗るようにし，まずは前方の接着をしっかり行う（矢印）．糊代とした軟骨膜は，外耳道壁に接着する．

⑧側壁再建，後方の再建

　後方の再建軟骨が足りない場合は，軟骨薄切時に残った軟骨を用いて再建する（c）．

Tips & Tricks

上鼓室開放前方部の再建をツチ骨頸部との隙間がないようにしっかり行わないと，鼓膜の再陥凹を生じるため，前方の側壁再建は重要である．

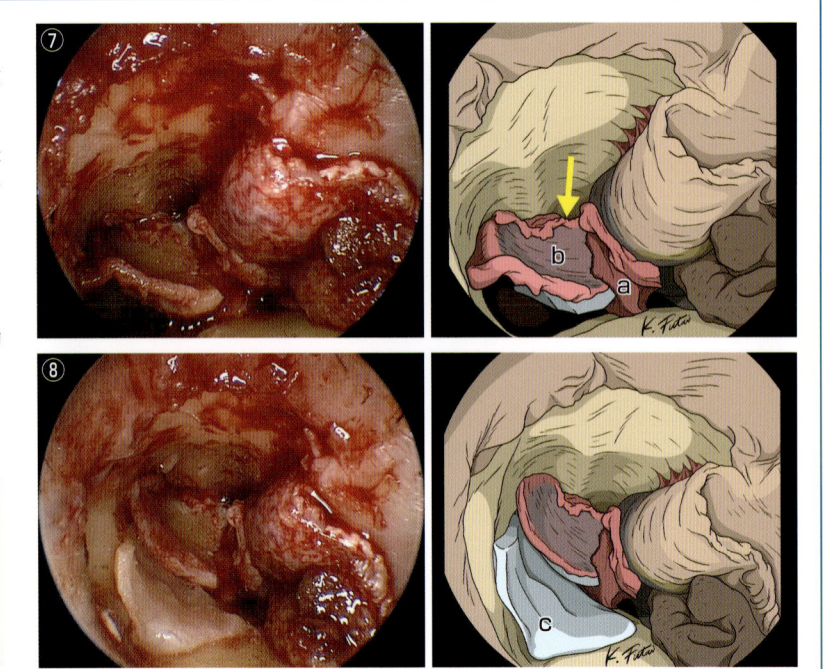

Break Time ☕

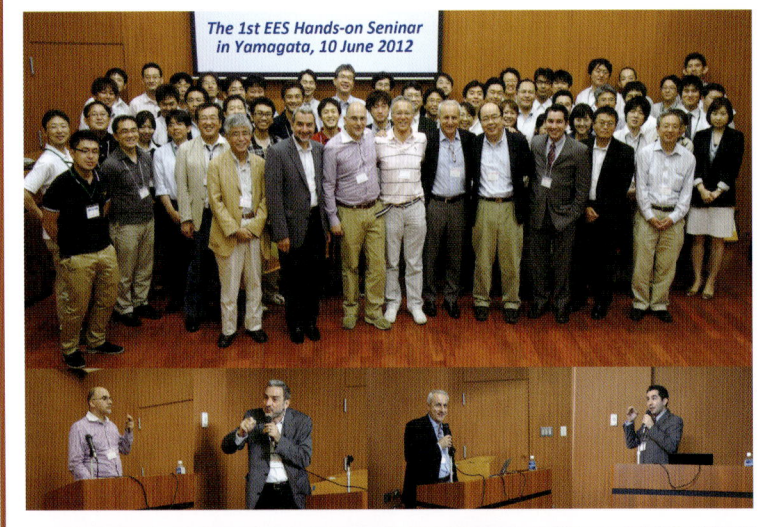

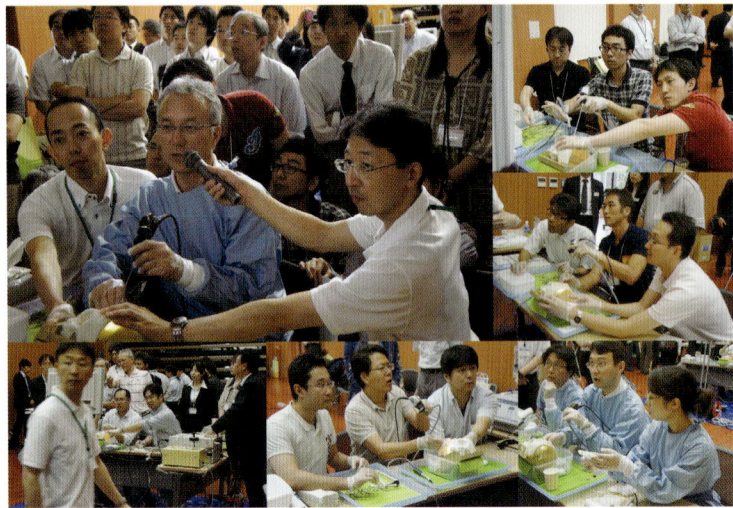

山形ハンズオンセミナー

　2011 年より毎年6月に EES Hands-on Seminar in Yamagata を開催しております．初日午前に6〜8名の海外スピーカーを中心にレクチャーを行い，午後に3Dモデルを使ったハンズオンを行っています．2日目は内視鏡による真珠腫や非真珠腫に対する鼓室形成術の見学会を行っています．

　このセミナーの目的は，私たちの行っている TEES のコンセプトを正しく理解していただき，そのコンセプトを実現するための実際の手術を見て，そしてその手術手技をハンズオンで実践していただくことです．参加者も年々増え，国内のみならず広く東アジアから参加をいただいています．公用語は英語で行っています．

（欠畑誠治）

Endoscopic Retrograde Mastoidectomy on Demand

ビデオあり

欠畑誠治

endoscopic retrograde mastoidectomy on demand の利点

　内視鏡下に powered instruments を用いて，真珠腫の進展範囲に合わせて，経外耳道的に上鼓室開放（transcanal atticotomy：TCA）から乳突洞開放（transcanal atticoantrotomy：TCAA）を行い，真珠腫の全貌を明らかにする．

　内視鏡を用いることで，顕微鏡下でのretrograde mastoidectomy on demand に比べて必要最小限の骨削開で，真珠腫の上端，後端を明視下におくことができる．

　真珠腫が aditus ad antrum までの進展であれば，TCA で対応できる（**症例1**）．乳突洞まで進展していれば削開範囲を後方に広げTCAA を行う（**症例2**）．

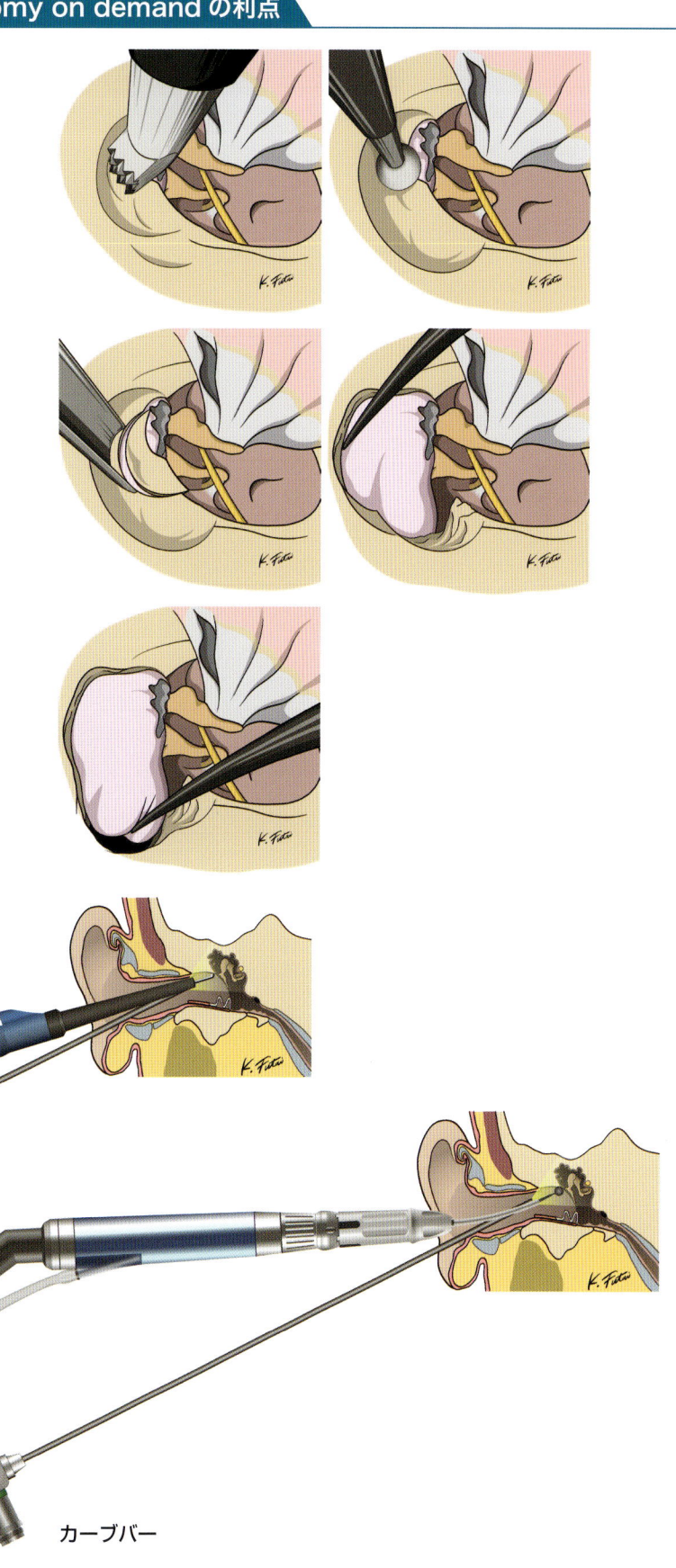

超音波キュレット

カーブバー

上鼓室開放 1

症例1：弛緩部型真珠腫（左耳）

① tympanomeatal flap の挙上

　削開する骨面を10時まできれいに出す．鼓膜として温存する部分と，真珠腫として母膜が嵌入している部分を切り分ける．

② TCA ステップ1：超音波キュレット

　超音波キュレットをカッティングバーの代わりとして外耳道の後壁の削開を始める．まず，2×2mm の先端の幅で削開する．シースの先端から出るミスト量と，先端の吸引の強さの調節がよい視野を得るために重要である．耳小骨などの重要な構造にバーが触れないように，側壁の内側に骨堤を残すようにする．

　flap 保護のため，紙（a）を当てるのもよい．

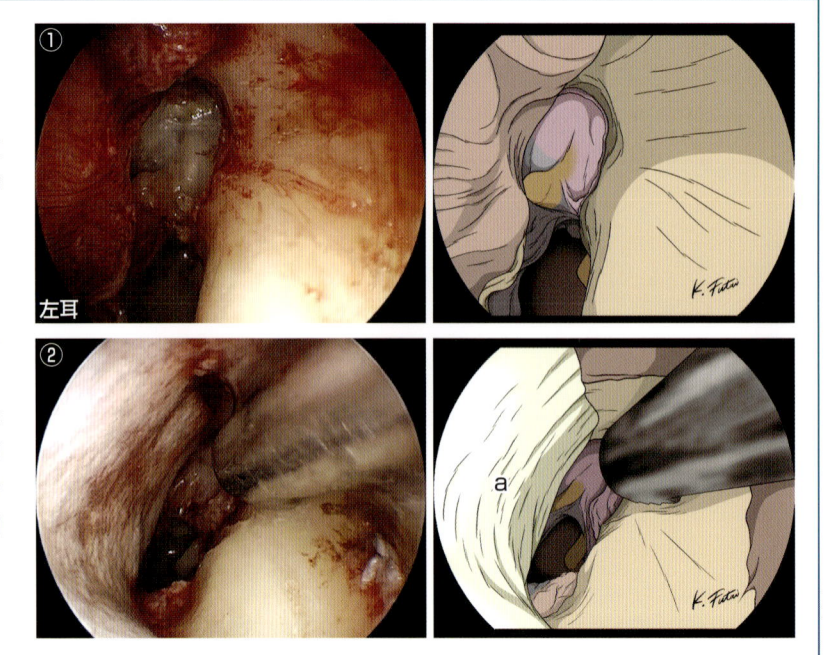

上鼓室開放 2

③超音波キュレットによる削開後

　約2mm の幅で外耳道側壁の削開が終わったところ．内側にはやや厚めの骨堤（＊）が残っている．

④ TCA ステップ2：カーブバー

　カーブバーのファインダイヤモンドバー（2mm）を用いて骨堤を薄くする．カーブバーは洗浄，吸引機能が付属していないため，削開と洗浄を繰り返しながら行う．

　助手が洗浄用のシリンジと吸引管を持って洗浄を行いながら削開を行うと，膀胱鏡の術野と同様に水中で比較的よい視野で削開施行可能である．また，内視鏡シースをつけ，シース先端から送水しながら行うこともできる．

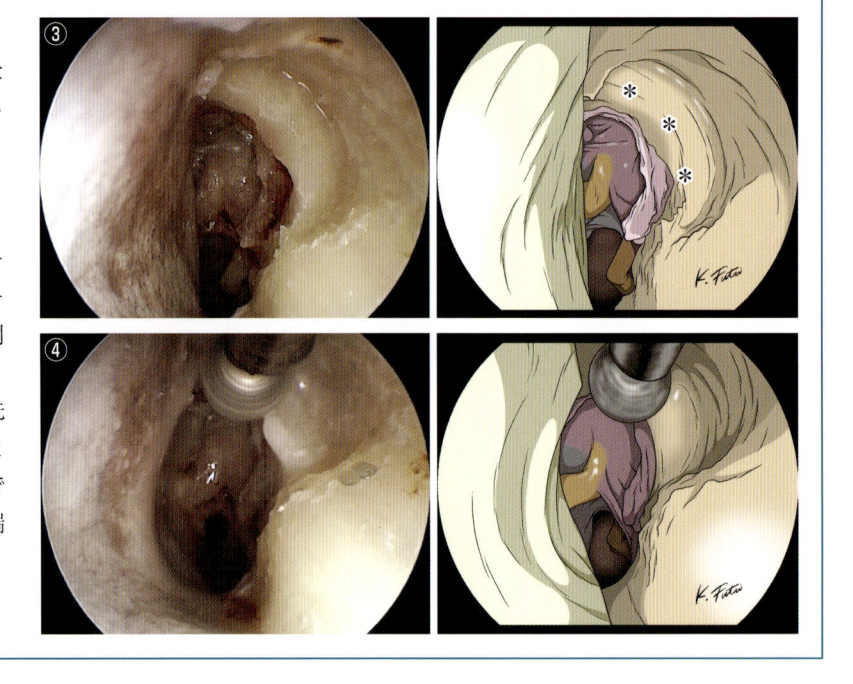

上鼓室開放 3

⑤ TCA ステップ 3：ノミ

薄く残した骨堤（**a**）を 2.5 mm の丸ノミにて削除する．ハンマーは助手が持ち，内視鏡画面を見ながらノミをたたく（第 3 章「ノミ，ツチの使い方」の項〈p. 30〉を参照）．

⑥ TCA ステップ 4：鋭匙

真珠腫の後端が確認できた（**b**）．この後，上方の骨堤をさらにノミや鋭匙にて落とし，上端を明視下におく．鋭匙にてエッジをスムーズにする．

Tips & Tricks

上鼓室再建のため，軟骨をおくための棚を少し残すとよい．

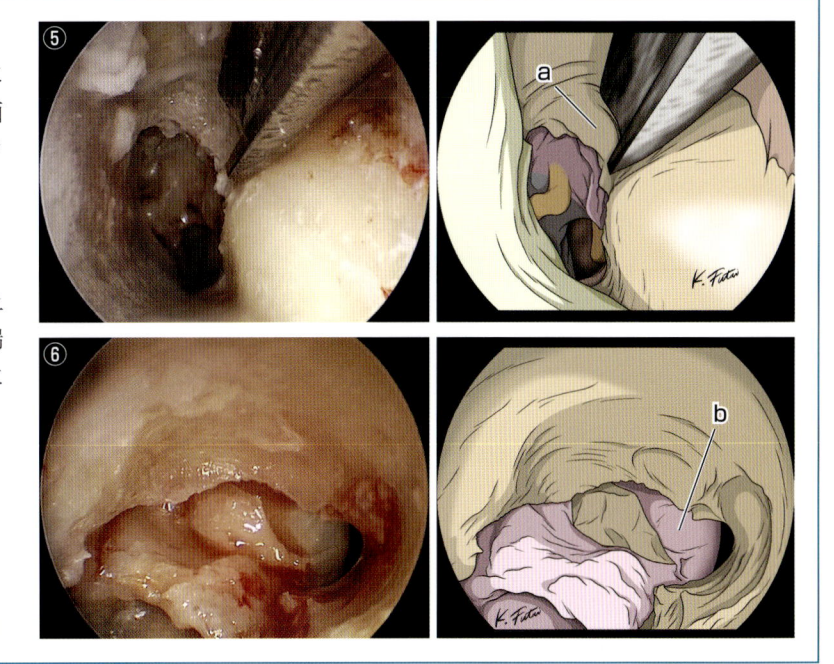

真珠腫の摘出

⑦真珠腫母膜の剝離

鈍針や曲がりの剝離子（シングルベンド，ダブルベンド）などを用いて粘膜を温存しながら真珠腫母膜を剝離し，真珠腫を摘出する．

⑧真珠腫摘出後の術野の確認

真珠腫摘出後の術野．母膜遺残のないことを確認する．乳突洞の蜂巣や粘膜が温存されていることに注意．
a：ツチ骨，**b**：キヌタ骨，**c**：鼓索神経．

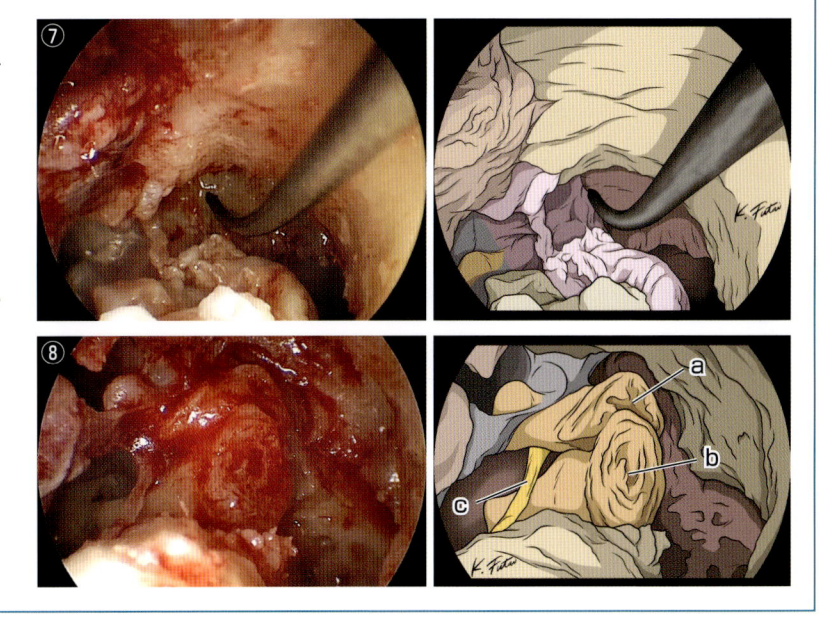

上鼓室側壁再建

⑨上鼓室側壁再建（scutumplasty）1
再建部の大きさを型紙（a）で測定する．

⑩上鼓室側壁再建（scutumplasty）2
型紙をもとに軟骨（b）を切り出す．軟骨膜（c）を大きめに残し，軟骨が削開部にきちんとはまり安定するようにすることが重要である．

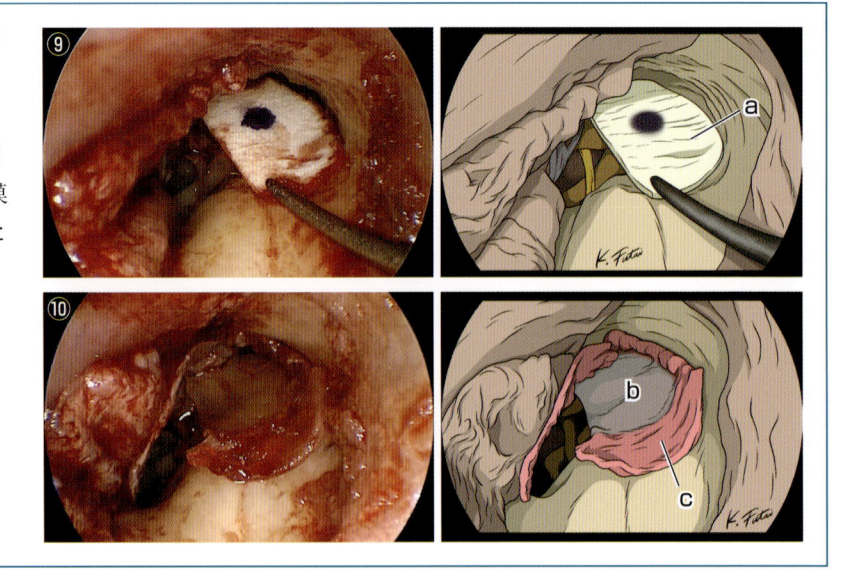

乳突洞開放

症例2：右耳

① TCAA ステップ1：inside-out technique
真珠腫が乳突洞にまで進展しているケースでは，sinodural angle（a）が明視下におけるまで削開を続ける．

② TCAA ステップ2
ダブルベンドの剥離子を用いて末梢から連続性に，粘膜を温存しながら真珠腫母膜（b）の剥離を進める．

③側壁と後壁の再建
上鼓室側壁から外耳道後壁の再建には，薄切した軟骨を複数枚使用する．

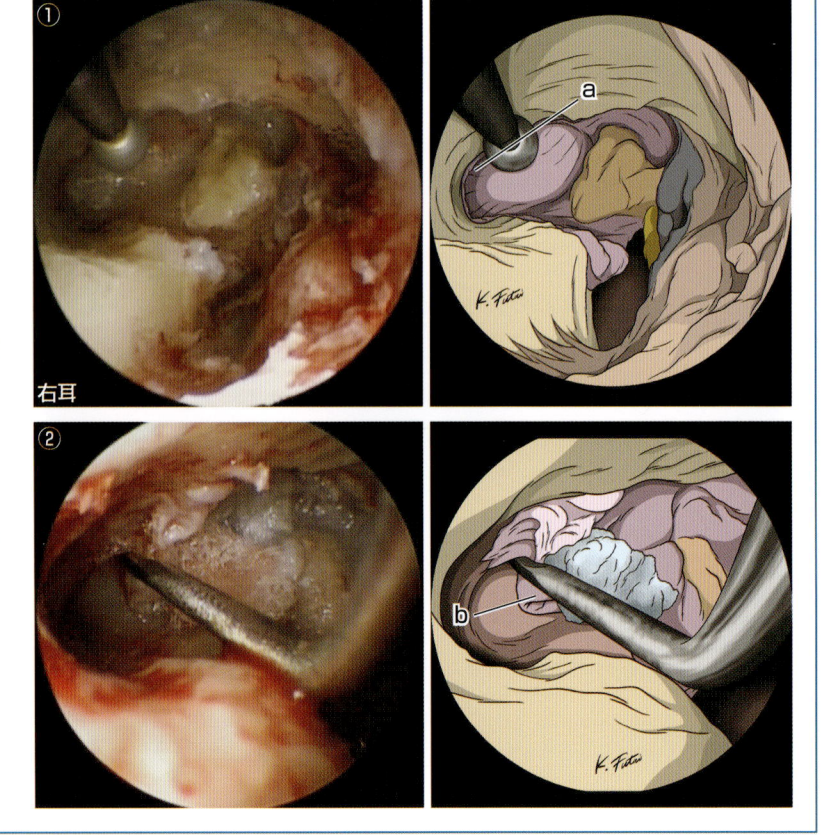

第4章

内視鏡下耳科手術の実際

滲出性中耳炎に対する鼓膜換気チューブ挿入術

Otitis Media with Effusion [Ventilation Tube Insertion]

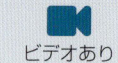
ビデオあり

金子昌行

鼓膜換気チューブ挿入術の適応と検査

適応

1. 発症，診断から3か月以上遷延した両側滲出性中耳炎症例で，中等度以上（40 dB 以上）の聴力障害を示す場合
→両側鼓膜換気チューブ挿入

2. 発症，診断から3か月以上遷延した片側もしくは両側小児滲出性中耳炎症例で，鼓膜の接着や癒着など病的変化が生じた場合
→患側鼓膜換気チューブ挿入

①鼓膜所見

症例：5歳男児．緊張部および弛緩部に陥凹を認める．両鼓膜とも hair line は認められないものの，褐色の中耳貯留液を示唆する所見である．

②検査所見

純音聴力検査：右20 dB，左43.8 dB，左耳で32 dB の A–B gap を認める．
ティンパノメトリー：両側 type B

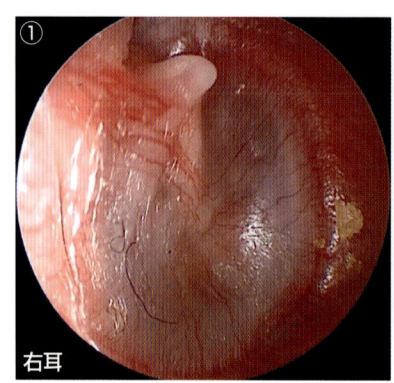
①
右耳

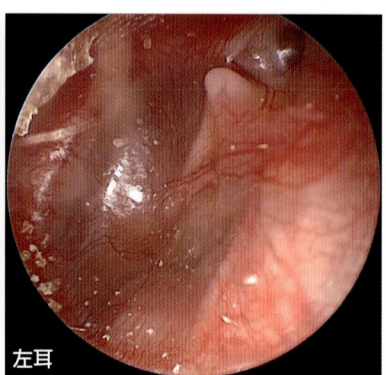
左耳

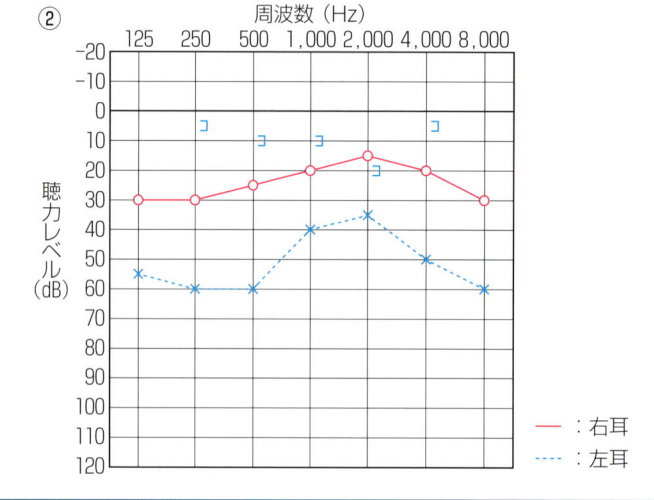
②
周波数（Hz）

聴力レベル（dB）

―：右耳
┈┈：左耳

鼓膜換気チューブ挿入術 1

　換気チューブ挿入術は TEES の第一歩となる術式である．ここで内視鏡の使い方，器具の使い方に慣れることが重要である．

①耳毛の切除・耳垢の除去

　内視鏡にて外耳道を観察する．視野の汚染の原因となるため，耳毛を眼科用剪刀やマイクロ剪刀で切除し，耳垢も鉗子を用いて除去する．

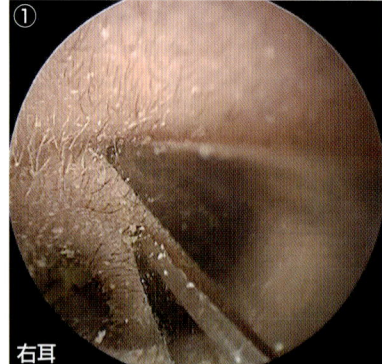
①
右耳

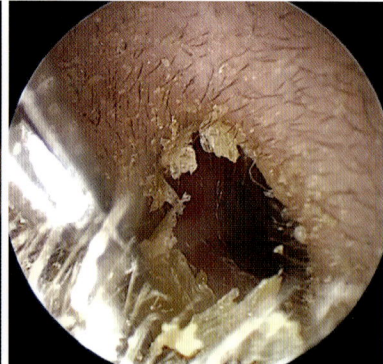

Tips & Tricks

1. 最初は適宜内視鏡を抜き，内視鏡と器械を一緒に，器械の先端を観察しながら挿入するとよい．
2. 内視鏡や器械の挿入の際に外耳道に接触しないように十分留意する．

鼓膜換気チューブ挿入術 2

②鼓膜切開

　内視鏡にて鼓膜を観察し，鼓膜切開刀を用いて鼓膜前上〜下象限に放射状切開をおく．その後フレイザー吸引管にて鼓室内貯留液を吸引する．

③チューブ挿入

　鉗子を用いて切開創にチューブ（鼓膜ドレイン B タイプ〈高研〉）の鍔を挿入する．ローゼン氏探針で鍔の根元を押すようにし，チューブを挿入する．

④挿入後の鼓膜

　前下象限にチューブを認める．鼓膜も浮き上がり，含気化されている．

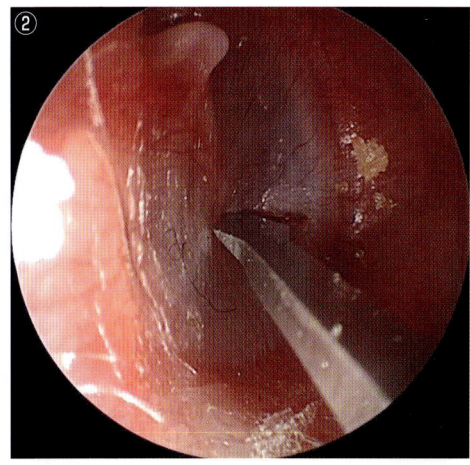

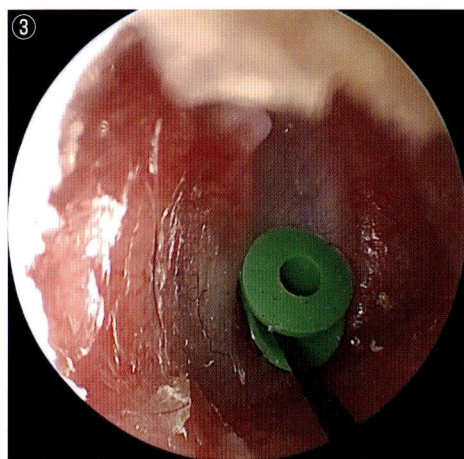

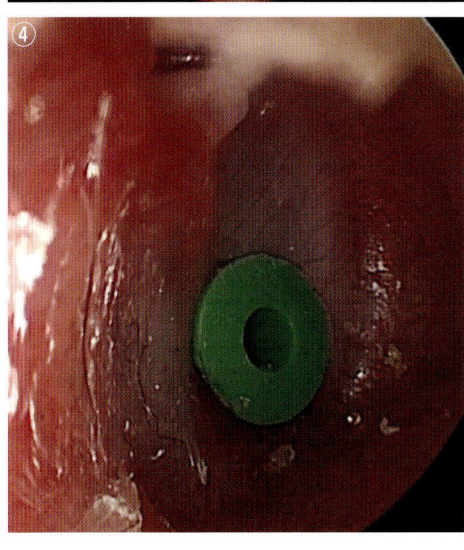

Tips & Tricks

1. 鉗子で切開創に挿入することができない場合は，創の近くまでチューブを持っていくだけでもよい．
2. チューブを押すときに鋭針だとチューブに刺さることがあるため，鈍針を用いるとよい．

慢性穿孔性中耳炎 ［接着法］

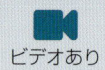
ビデオあり

Chronic Otitis Media [Endoscopic Simple Underlay Myringoplasty]

古川孝俊

顕微鏡と内視鏡の比較

①顕微鏡下経外耳道的アプローチ

顕微鏡下経外耳道的鼓膜形成術を施行するにあたり，外耳道が高度に弯曲しているため，穿孔縁全周が確認できない症例が時々ある．

②顕微鏡下耳介後方アプローチ

そのような場合には，耳後部切開と外耳道骨の削開が必要になる．

③内視鏡下アプローチ

一方，そのような場合にも，中耳内視鏡を用いた鼓膜形成術が有用であり，内視鏡を鼓膜に接近させることで穿孔縁全周を容易に確認できる．

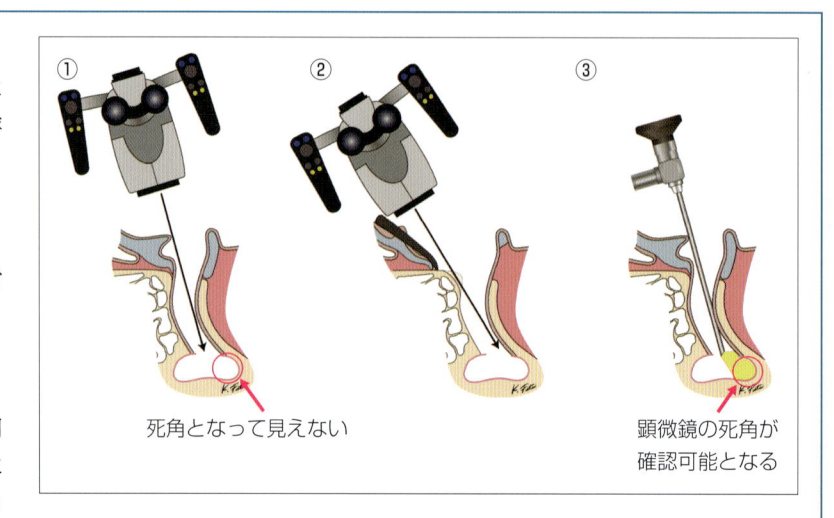

死角となって見えない

顕微鏡の死角が確認可能となる

内視鏡下鼓膜形成術（外耳道弯曲症例）

症例：左耳

①顕微鏡

顕微鏡下では外耳道前壁の突出（矢頭）によって穿孔縁前縁が確認できない．

②内視鏡の遠視像

内視鏡の遠視像でも穿孔縁前方が確認できない．

③内視鏡の接近像

内視鏡を接近させると穿孔縁全周を明視下における．

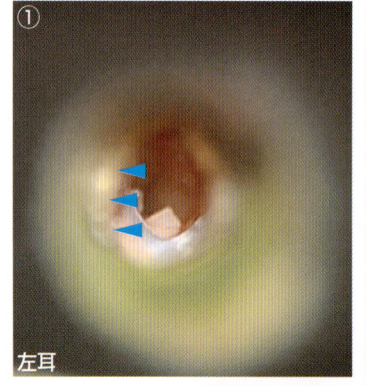
左耳

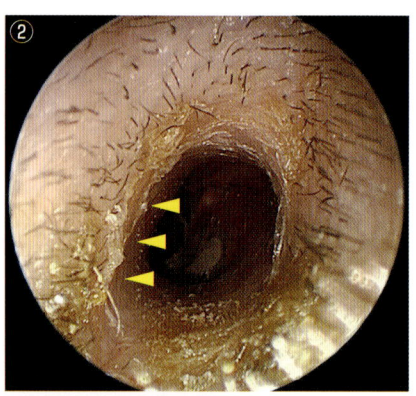

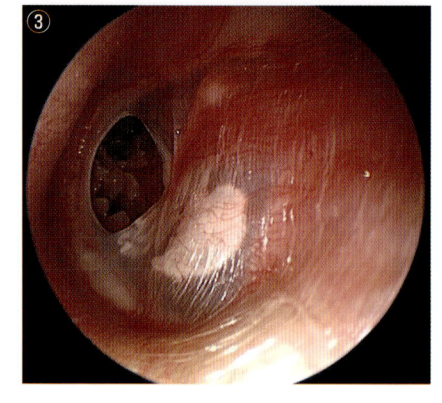

Memo

当科での検討では，16.0%（20耳/125耳）の症例で術前に顕微鏡下に鼓膜穿孔縁全周が確認できないことがわかった[1]．

鼓膜穿孔縁の新鮮化

①穿孔縁の切除

先端が鋭利で彎曲した micro pick を用いて穿孔縁を切除する．

Tips & Tricks

内視鏡や鉗子が外耳道前壁にぶつからないように留意する必要がある．同部位に皮下血腫が生じると操作の妨げとなることがある．

②接着面の準備

残存鼓膜の内側の粘膜層を掻爬し接着面の準備を行う．

Tips & Tricks

穿孔縁前方の粘膜層掻爬には，彎曲した鋭匙等の使用が便利である．

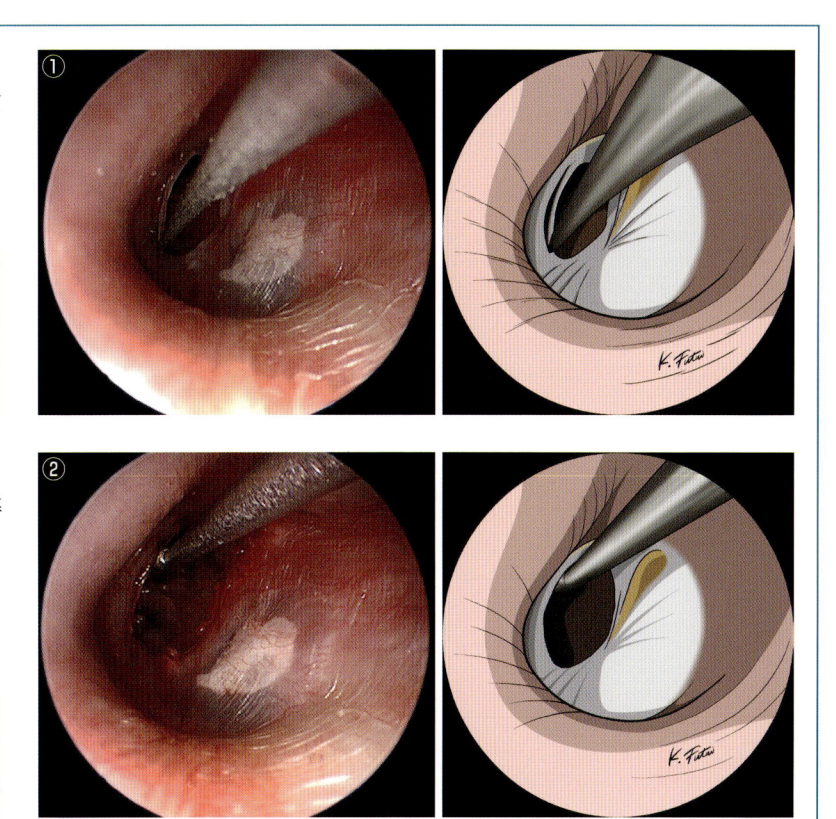

移植片の接着

③接着 1

移植片（皮下軟部結合組織）の中心部を鉗子で持ち上げ，穿孔縁全周にわたりきっちり接触するように当てる．

Tips & Tricks

糊代部分をドーム状に形成することを計算に入れ，移植片の大きさを決める．

④接着 2

1 mL のシリンジに入れたフィブリン糊を A 液 B 液おのおの一滴ずつ滴下し接着する．

Tips & Tricks

滴下針を少し曲げると内視鏡とシリンジ・滴下針とが干渉しにくくなる．

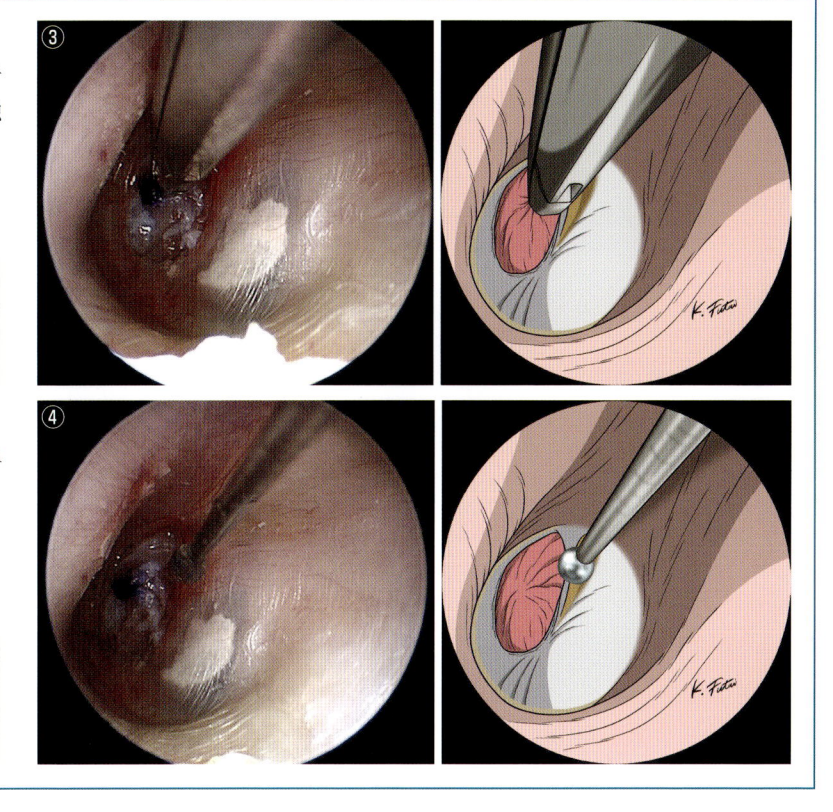

接着状況の確認

⑤確認

残存鼓膜を鈍針で軽く押して接着状況を確認し，手術を終了する．

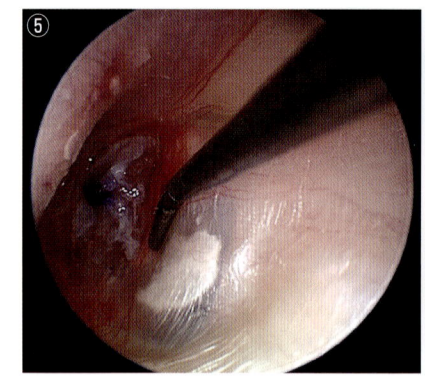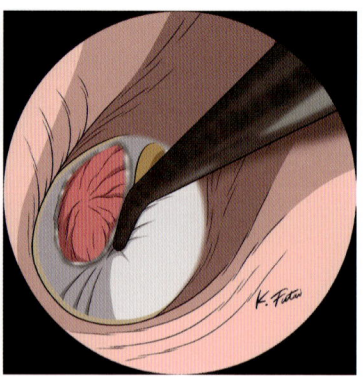

Tips & Tricks

中耳内視鏡を用いた鼓膜形成術では，2D 画像で深達度を確認しにくいため，移植片と残存鼓膜とのあいだに隙間がないか注意して観察する．

接着法においては，片手操作という点は顕微鏡下でも耳鏡を保持する必要があるため，中耳内視鏡を用いた鼓膜形成術と同じである．

●文献

1）Furukawa T, et al. Feasibility and advantages of transcanal endoscopic myringoplasty. Otol Neurotol 2014; 35 : e140-5.

Column

従来の鼓膜形成術

鼓膜穿孔の閉鎖のために，これまで手術用顕微鏡下に鼓膜形成術が行われてきた．従来鼓膜形成術では，①外耳道内からのアプローチ，②耳前部からのアプローチ，③耳後部からのアプローチが，鼓膜穿孔の広がりと存在部位に応じて選択されていた．いずれのアプローチ法でも鼓膜穿孔に到達するためには，外耳道皮膚・鼓膜の剝離翻転を行う必要があった．

接着法の開発

しかし 1987 年に接着法が開発されて以降，低侵襲手術として従来法に代わり接着法が国内で広く行われるようになった．接着法では，外耳道内からのアプローチで外耳道皮膚・鼓膜の剝離翻転を行わず，直接鼓膜穿孔縁を新鮮化する．再生の足場となる移植片として，耳後部から採取した皮下結合組織・筋膜を残存鼓膜に underlay で留置し，移植片を安定化させるために生体接着剤（フィブリン糊）を用いて接着する．低侵襲であり術後のパッキングの必要がないため，術直後より聴力の改善が確認できる．

接着法は術後の内耳障害のリスクが低く，両耳同時手術も可能である．しかし，顕微鏡下に行う接着法の欠点として，外耳道が狭窄していたり，弯曲している症例において鼓膜穿孔縁を確認できない場合があることが挙げられる．このようなケースには，耳後部アプローチが通常用いられ，骨削開が必要であり，美容的観点と術後疼痛が問題となる場合があった．

内視鏡下鼓膜形成術

一方われわれは 2011 年以降，この欠点を補うべく内視鏡下鼓膜形成術を行っている．内視鏡を用いると鼓膜穿孔縁を容易に確認できるだけでなく，鼓膜の内側への上皮の回り込みや，耳小骨の状態も確認できる．術後の鎮痛剤使用は，内視鏡下鼓膜形成術では必要ない症例がほとんどである．

顕微鏡下鼓膜形成術の利点は立体視できることであるが，視野確保のために顕微鏡を頻回に動かさなければならない．一方，内視鏡下鼓膜形成術では，2D 画像で深達度を確認しにくい欠点をもつが，高解像度（high definition：HD）CCD カメラシステムを用いて繊細な画像を得ることによって，立体視ができないという内視鏡のデメリットをカバーできるようになった．片手操作という点は顕微鏡下でも耳鏡を保持する必要があるため，内視鏡下鼓膜形成術と同じである．

術前検査は，全例に側頭骨 CT を施行し，鼓室・乳突蜂巣状態を評価している．また，術前にパッチテストを行い，聴力改善の程度も評価している．

顕微鏡下と内視鏡下の視野の比較

2011 年 9 月から 2012 年 11 月までに内視鏡下鼓膜形成術を 25 耳に対して行い，顕微鏡下と内視鏡下の視野を比較した[1]．外耳道の弯曲により，12% の症例が術前から穿孔縁全周を顕微鏡下に確認できなかった．さらに 8% の症例は，穿孔縁の新鮮化後に穿孔縁全周を顕微鏡下に確認できなくなった．しかしながら内視鏡下には全例，穿孔縁全周を鮮明に確認することができた．穿孔閉鎖率は 84.0% であり接着法の諸家の報告と同様であった．

鼓膜形成術は全例，経外耳道的内視鏡下手術で施行可能であると考えている．

（古川孝俊）

慢性中耳炎 ［鼓室形成術Ⅰ型］
Chronic Otitis Media ［Tympanoplasty Type I］

ビデオあり

窪田俊憲

鼓室形成術Ⅰ型の適応

適応
①大穿孔症例
②穿孔縁周囲の石灰化病変を除去すると大穿孔
　となる症例
③移植片の接着面が確保できない（矢頭）症例
④パッチテストにて，気骨導差が残存する症例

移植片が脱落しないための工夫
・移植片と鼓膜との接着面積を大きくするため
　に，極力鼓膜上皮層を残す.
・前上象限，ツチ骨柄前方の移植片接着を確実
　に施行する.

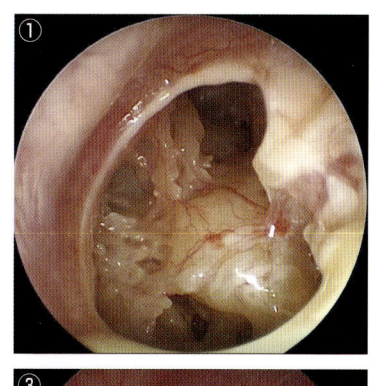
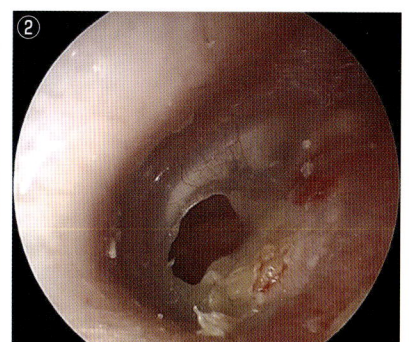
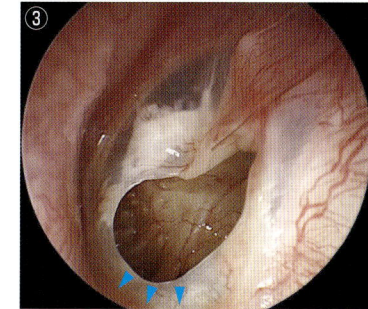
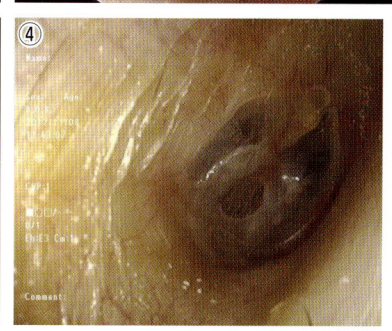

術前鼓膜所見と聴力検査

症例：左耳

①鼓膜所見
　緊張部に穿孔を認め，穿孔前上縁と後上縁は
硬化性病変と接している（矢印）. 硬化性病変
（＊）とともに鼓膜上皮を切除すると total
perforation になる.

②聴力検査
　左低音から中音部に気骨導差を伴う. パッチ
テストにて気骨導差が消失しない.

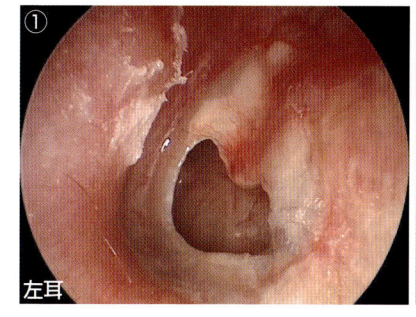
左耳

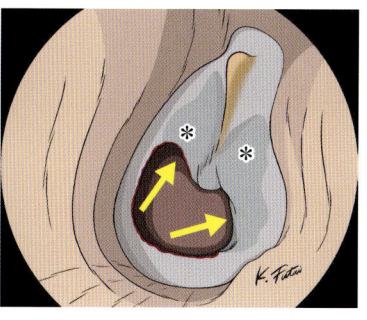

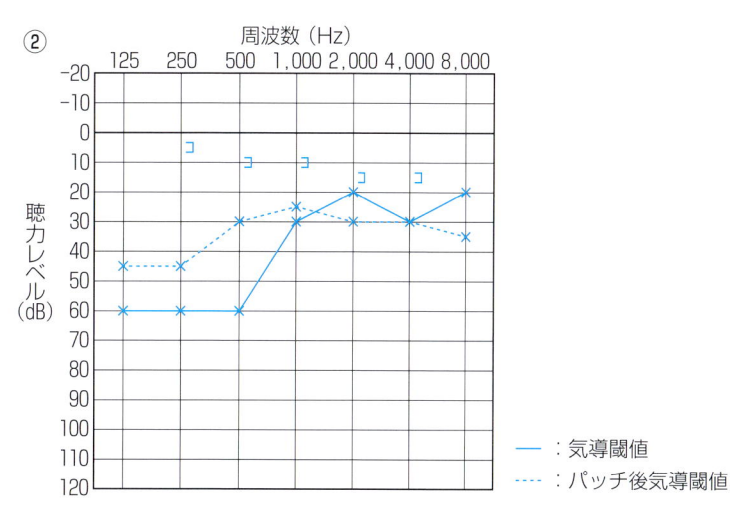

── : 気導閾値
┈┈ : パッチ後気導閾値

術前 CT 所見

①軸位断

前上，後上象限硬化性病変による鼓膜肥厚を認める（矢印）．上鼓室耳小骨周囲，アブミ骨周囲に硬化性病変を認めない．

②冠状断

耳小骨周囲に，耳小骨可動制限の原因となる明らかな硬化性病変を認めない．

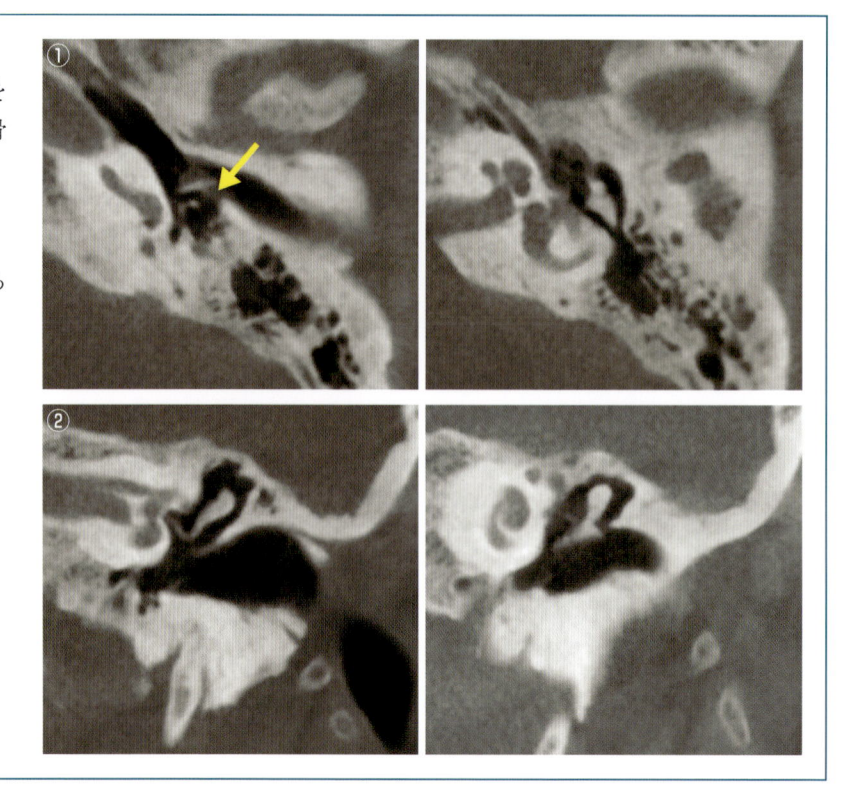

穿孔縁トリミング，外耳道切開

①穿孔縁トリミング

穿孔前縁から下縁にかけて，硬化性病変（a）が接していない穿孔縁を新鮮化する（赤線〈矢頭〉）．硬化性病変の処置は鼓膜挙上後に施行する．

②外耳道切開

10 時から 6 時の外耳道弧状切開と，その両端に縦切開を加え，tympanomeatal flap を挙上する．ツチ骨前方の処置のため，弧状切開は前方までしっかり行う．

Tips & Tricks

外耳道弧状切開が大きすぎて困ることや，術後創傷治癒に影響することはない．思い切って前方に大きく切開を加え，ツチ骨柄前方の処置をしっかり行えるようにする．広い術野を得ることが，その後の操作を確実により容易に行うことを可能とする．

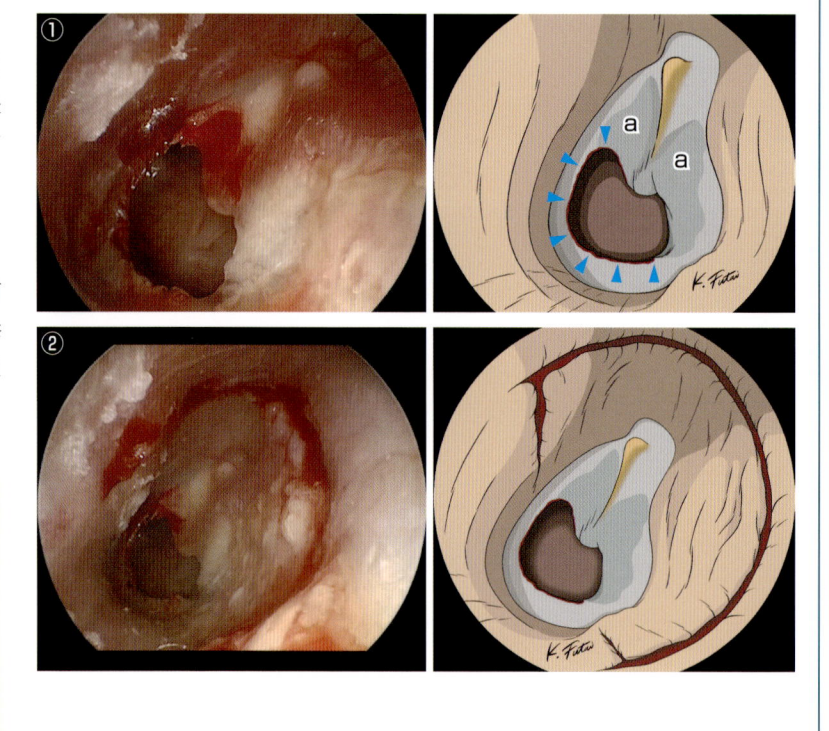

鼓膜後上象限の硬化性病変の処置

③鼓膜硬化巣の除去

　鼓膜後上象限の鼓膜上皮を温存する．固有層に認められる硬化性病変（a）を，鼓膜上皮層より，鋭針を用いて剥離し摘出する．本操作にて，穿孔縁後上方が新鮮化される．

Tips & Tricks

硬化性病変を剥離する上下の tympanomeatal flap を綿花（b）やベンシーツ（c）等にて固定することで，片手でも硬化性病変の剥離操作が可能である．助手に内視鏡を保持してもらい，術者が両手操作を行うことも可能である．

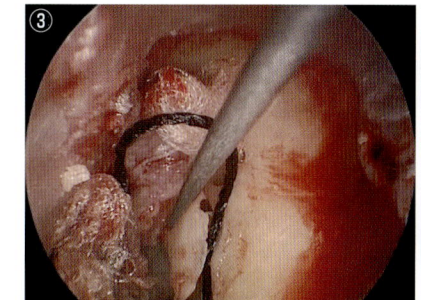
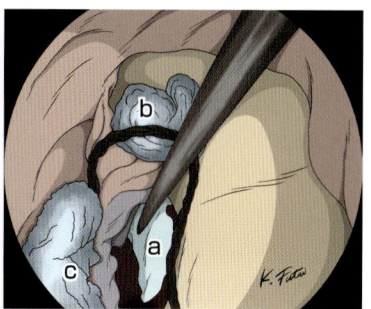

鼓膜前上象限の処置

④ツチ骨柄前方の術野確保

　ツチ骨外側突起（a）より鼓膜を下方に剥離（矢印），また，前方の線維性鼓膜輪（矢頭）とともに鼓膜を下方に剥離することで，ツチ骨前方の術野を確保できる．

⑤前上象限硬化性病変の処理

　鼓膜前上象限にある硬化性病変（b）を適宜鋭針等で周囲組織より剥離し摘出する．本操作にて，穿孔縁前上方が新鮮化される．

Tips & Tricks

前方の線維性鼓膜輪の剥離は結合が強いため難しいので，無理をしない．

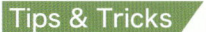
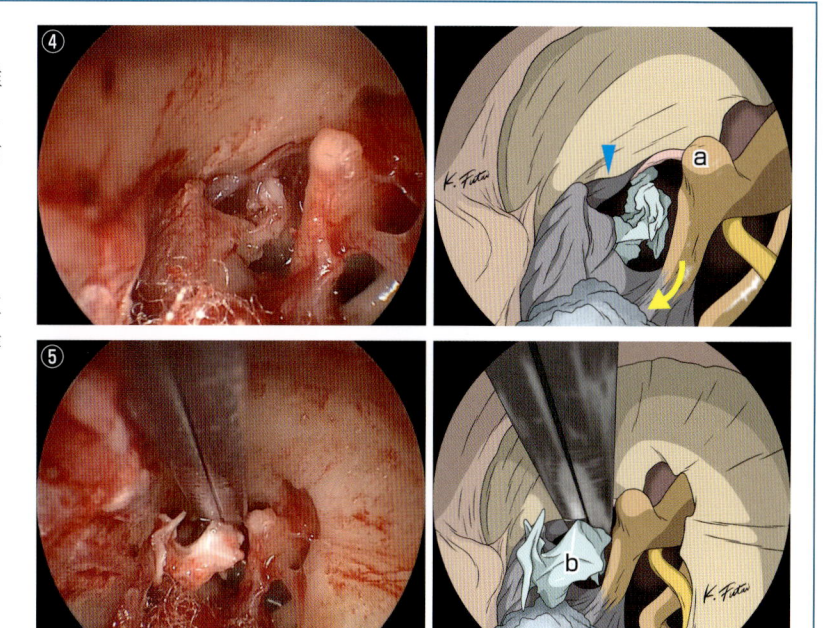

硬化性病変除去後

⑥鼓膜穿孔縁の全周性新鮮化

鼓膜穿孔縁が全周性に新鮮化されている．最小限の鼓膜上皮欠損で前上・後上象限硬化性病変を摘出可能である．このことで，移植片の接着面積を大きく確保することができる．

⑦前上方の術野の確保

ツチ骨柄前方がきれいに清掃されている（矢印）．前上象限の移植片を確実に接着するためには，本術野を確保するのが望ましい．

Tips & Tricks

移植片の脱落防止のために⑦の操作が重要である．

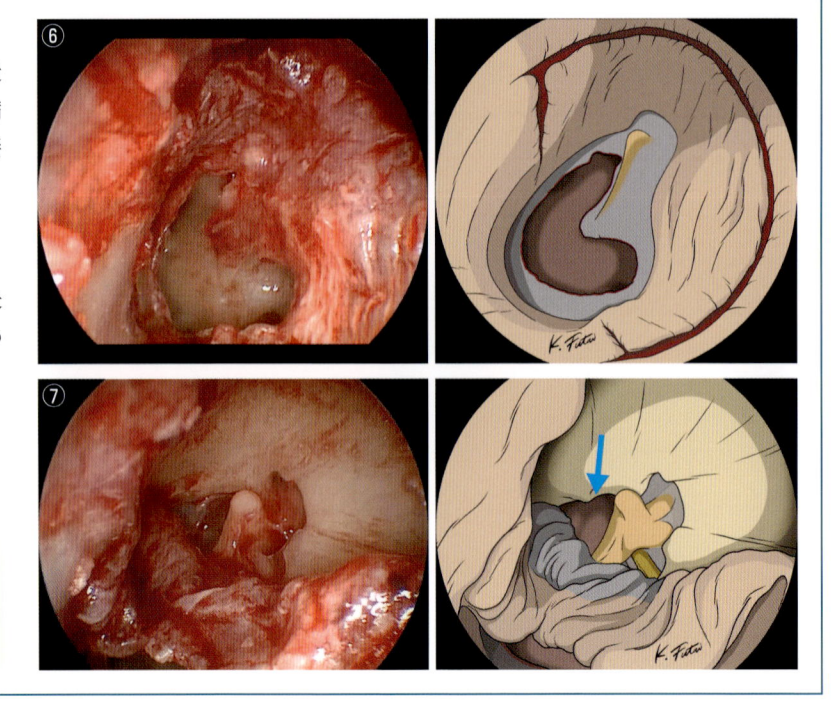

移植片2枚法1

⑧前上象限の接着

鼓膜半分ほどの移植片上縁（a）をツチ骨前方より引き出す（矢印）．移植片を鼓膜前上部裏面（b）にしっかり接着した後に，外耳道前壁骨（c）と挟まるようにする．

⑨前～下象限の接着

移植片（d）を underlay にてしっかり接着する．移植片2枚法では，移植片裏面より鈍針等にて確実に接着できる．

Tips & Tricks

1. 外耳道前壁骨へ overlay することが移植片の安定に重要である．
2. 移植片をツチ骨柄にも underlay にて接着する．

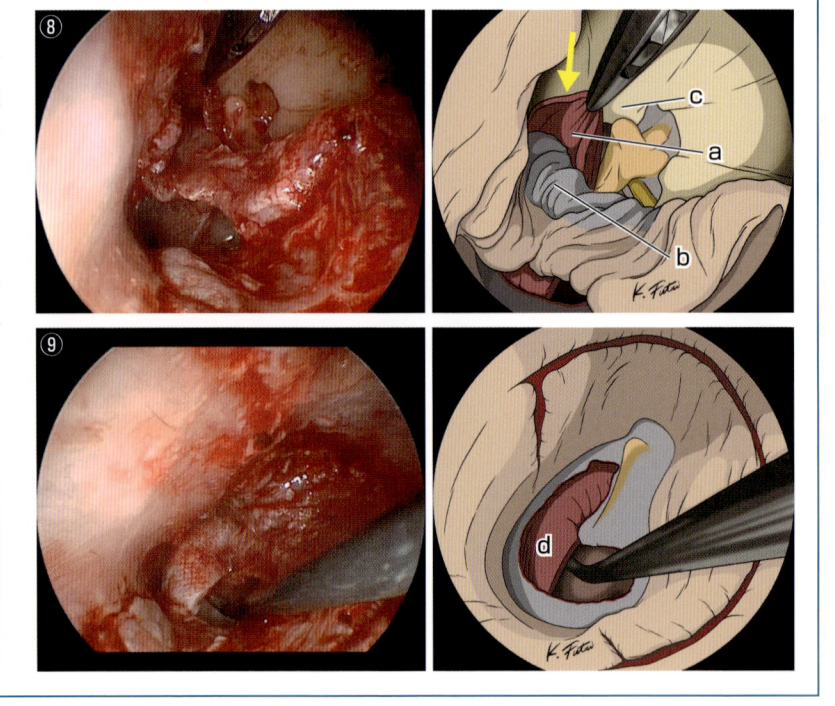

移植片2枚法2

⑩2枚目移植片接着

残存している穿孔部を，tympanomeatal flap（**a**）裏面より十分な大きさの移植片（**b**）で明視下に接着，閉鎖する．

Tips & Tricks

2枚目移植片を外耳道後壁（＊）へoverlayすることが，移植片の安定に重要．

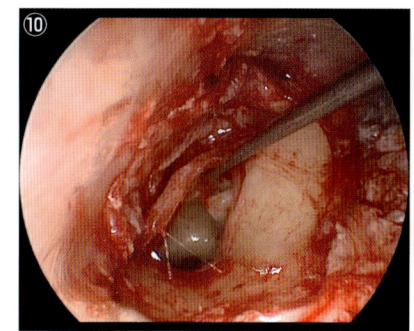
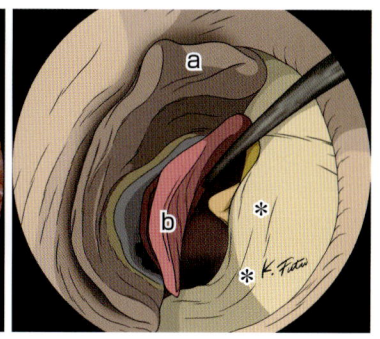

手術終了時耳内所見

⑪穿孔が確実に閉鎖されていることを確認

鼓膜穿孔が閉鎖されていることを，針などで鼓膜を軽く触れて接着を確認する．

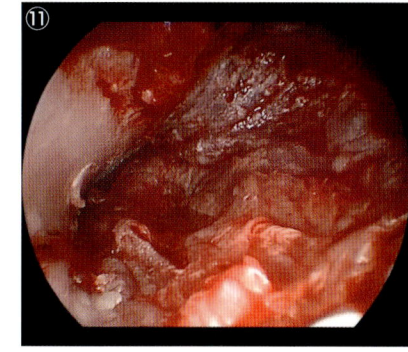
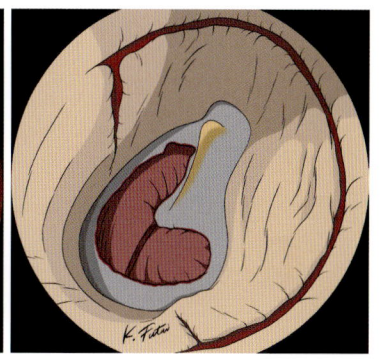

術後1年の所見

①鼓膜所見

再穿孔を認めず，良好な鼓膜が再生されている．

②聴力検査

術前パッチテストでは得られなかった気骨導差の消失が得られている．

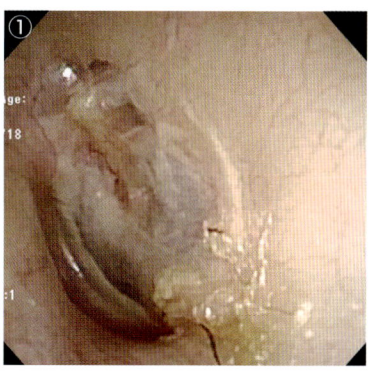

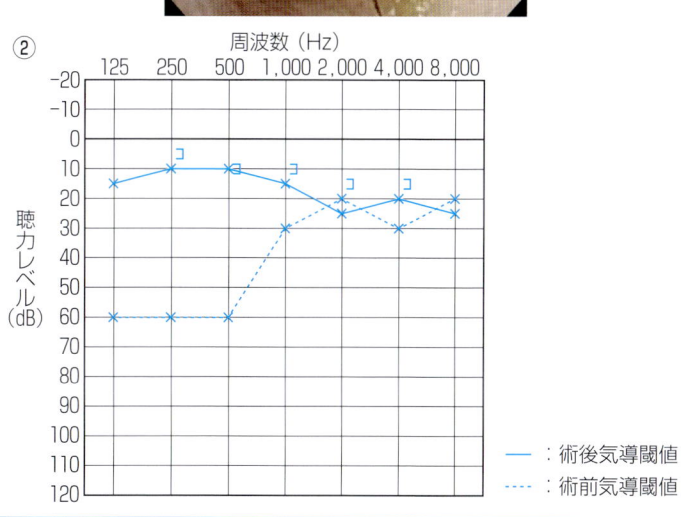

鼓室硬化症［鼓室形成術Ⅲ型］
Tympanosclerosis［Tympanoplasty Type Ⅲ］

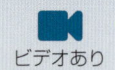
ビデオあり

伊藤　吏

鼓室硬化症とは

①鼓室硬化症（tympanosclerosis）

慢性中耳炎や滲出性中耳炎の後遺症として，中耳腔に肉芽形成や線維性瘢痕を生じ，耳小骨連鎖の可動性が障害されて，伝音難聴を呈する．

②選択術式

tympanomeatal flap を挙上し，耳小骨連鎖の清掃と可動性の確認を行う．

上鼓室における固着が多く（矢印），上鼓室開放（transcanal atticotomy：TCA）を行い，硬化層の清掃を行う．

清掃後に耳小骨の十分な可動性を回復できた場合には鼓室形成術Ⅰ型とするが，耳小骨内側の病変が固着の原因となっている場合には，キヌタ骨を摘出して清掃を行い，Ⅲc 型（b）もしくはⅢi 型（c）で伝音再建を行う．

術中にアブミ骨固着の合併を認めた場合の対応も術前に検討する必要がある．

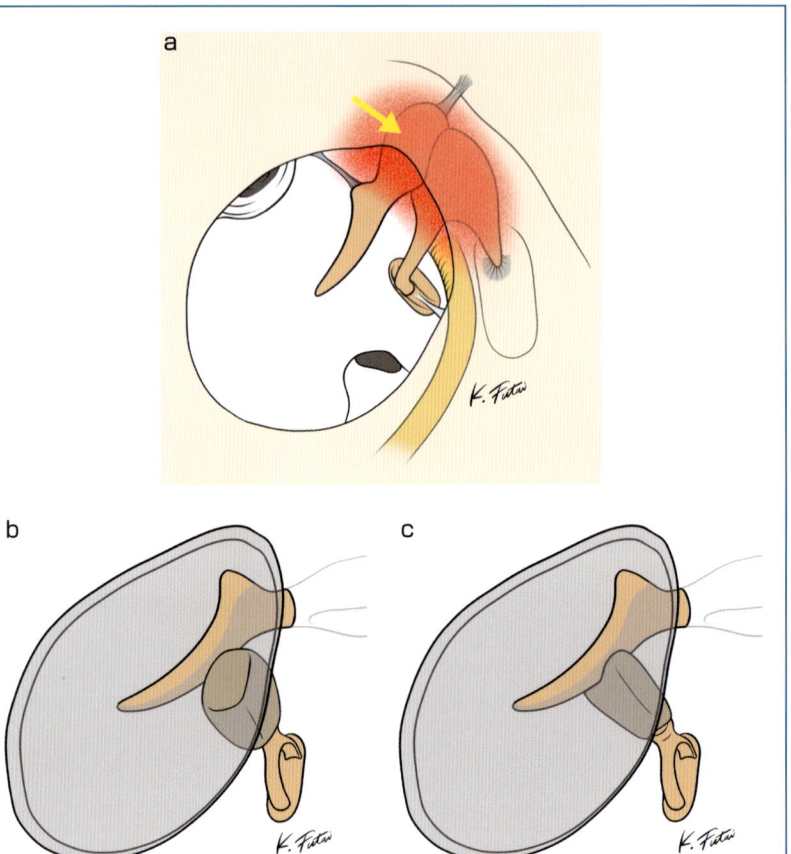
Ⅲc 型　　　　　Ⅲi-M 型

tympanomeatal flap の挙上

症例：右耳

①鼓索神経の分離と前鼓室棘の確認

弱弯鋭針で鼓索神経（a）を分離しながらツチ骨の外側突起（b）を露出させ，tympanomeatal flap を 2 時まで剝離する．

ツチ骨の前方には前鼓室棘と前ツチ骨靱帯を確認することができる．

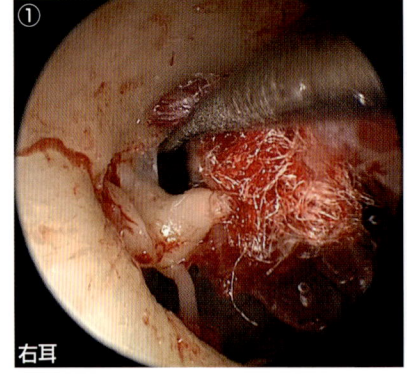
①
右耳

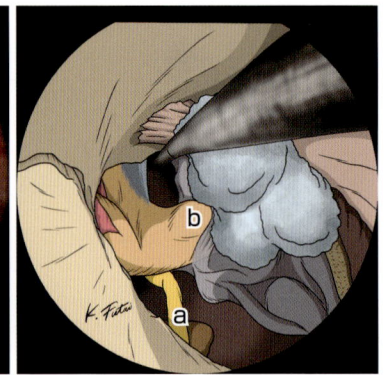

耳小骨連鎖の確認

②外耳道後壁の削開

　耳小骨連鎖の全体像を確認するためにノミや鋭匙を用いて外耳道後壁を削開する．広角な視野をもつ内視鏡を用いることで，わずかな骨削開だけでアブミ骨まで確認できる視野を得ることができる．

③キヌタ・アブミ（I-S）関節の確認

　鋭針などでツチ骨（a），キヌタ骨（b），アブミ骨（c）の可動性を確認する．鼓索神経（d）の分岐部を顔面神経刺激装置で刺激することによりアブミ骨筋収縮を誘発させると，アブミ骨の動きやI-S関節を確認することができる．

Tips & Tricks

後壁骨を鋭匙で削開する際には，鼓索神経の基部ギリギリに鋭匙を当て，鼓索神経から遠ざかる方向に鋭匙を回しながら削開すると，鼓索神経のダメージを防ぐことができる．

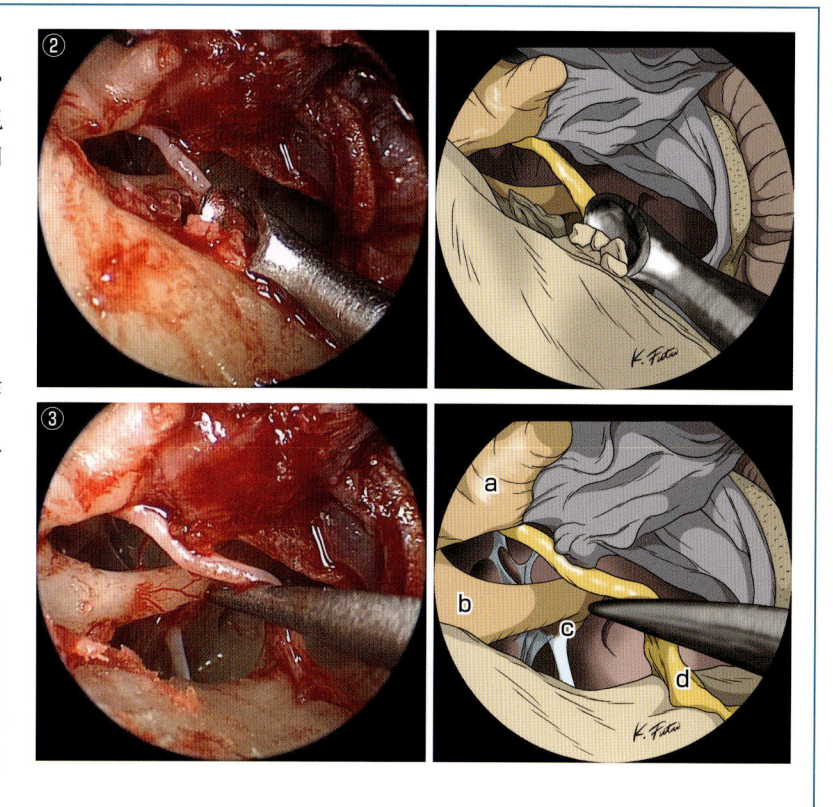

前ツチ骨靭帯の確認

④前鼓室棘の削開

　ツチ骨の固着がある場合，前ツチ骨靭帯の硬化病変の有無を確認する必要がある．前ツチ骨靭帯周囲を確認するためには1.5 mmのノミで前鼓室棘（a）を落とすと，その奥に靭帯（b）を確認することができる．

⑤清掃後，ツチ骨の可動性を確認

　周囲の清掃を行ったうえで，ツチ骨の可動性を再確認し，固着が改善しない場合には，上鼓室の確認・清掃に移る．

Tips & Tricks

1. 術前CTで上鼓室の陰影がごく軽度な場合には，この操作だけで耳小骨連鎖の良好な可動性を回復できる場合がある．
2. 術前CTでは，前ツチ骨靭帯周囲の石灰化についても正確に評価する必要がある．

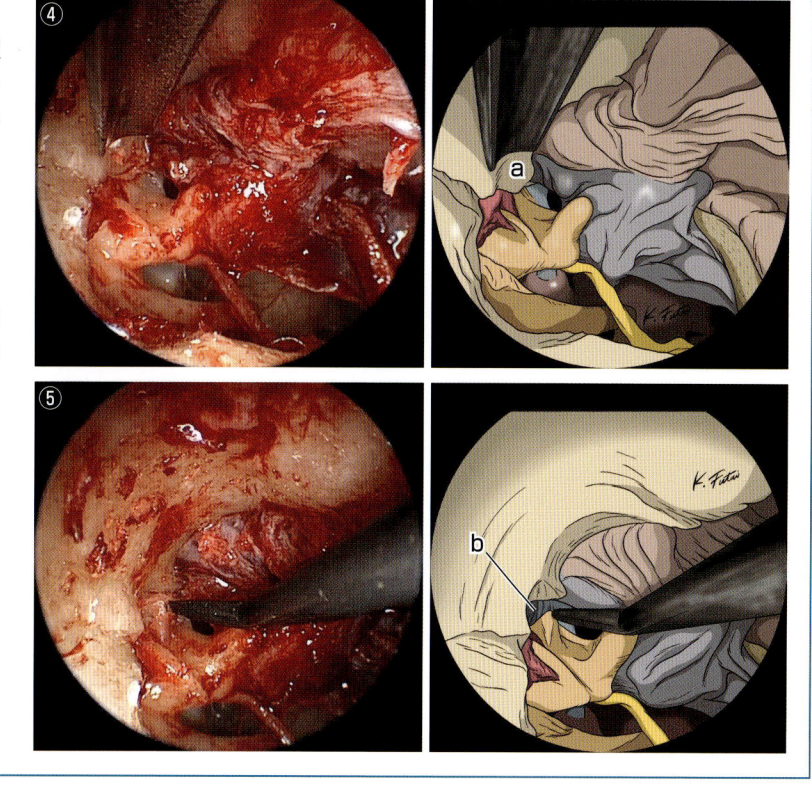

上鼓室開放

⑥上鼓室側壁の骨削開

2.5 mm のノミや鋭匙を用いて骨削開を行う. 骨削開の目安はキヌタ・ツチ（I-M）（a）関節が確認できる程度の小さな TCA で十分である.

⑦上鼓室病変の清掃

I-M 関節外側の肉芽等（b）の病変を 90°のフックなどを用いて清掃する. 耳小骨連鎖外側の清掃で十分な可動性が得られない場合には, キヌタ骨を外し, 伝音再建Ⅲ型とする.

> **Tips & Tricks**
>
> scutum と耳小骨連鎖のあいだの清掃には 90°のフックや Thomassin dissector のシングルベントが有用である.

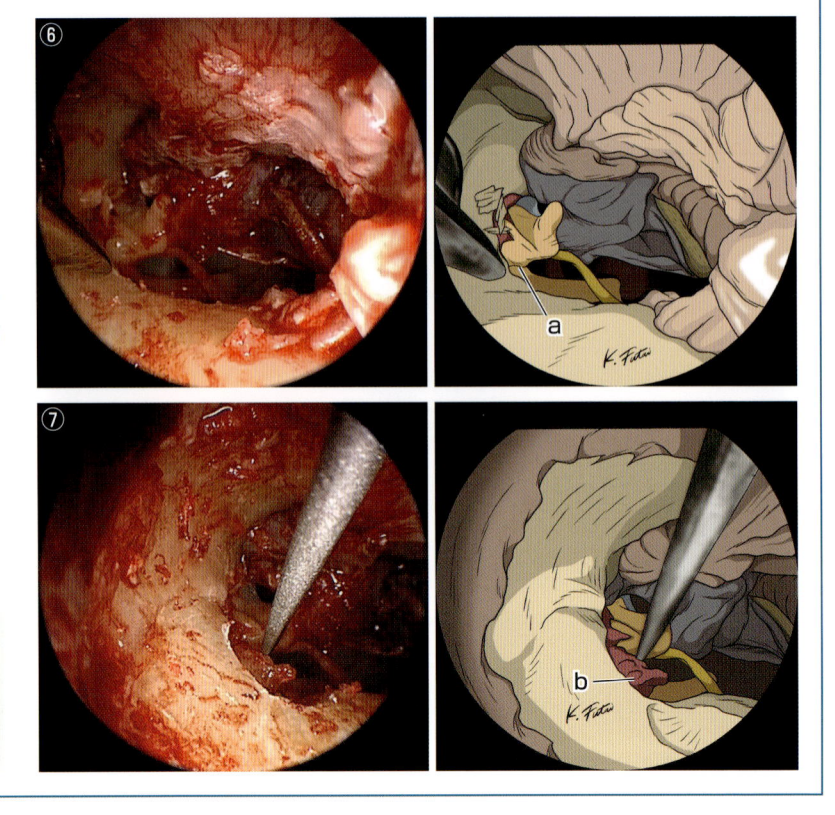

キヌタ骨の摘出 1

⑧I-S 関節の離断

弱弯鋭針やジョイントナイフを用いて I-S 関節（a）を離断する. その際, 関節内に入れた器具をアブミ骨筋腱（b）と反対方向に向けてゆっくりと動かしながら関節を外す.

⑨I-M 関節の離断

TCA を行った部位で I-M 関節（c）を弱弯鋭針や 45°鋭針で外す. この際, 関節に入れた鋭針をねじるようにすると容易に関節が外れる.

d：ツチ骨頭, e：キヌタ骨体.

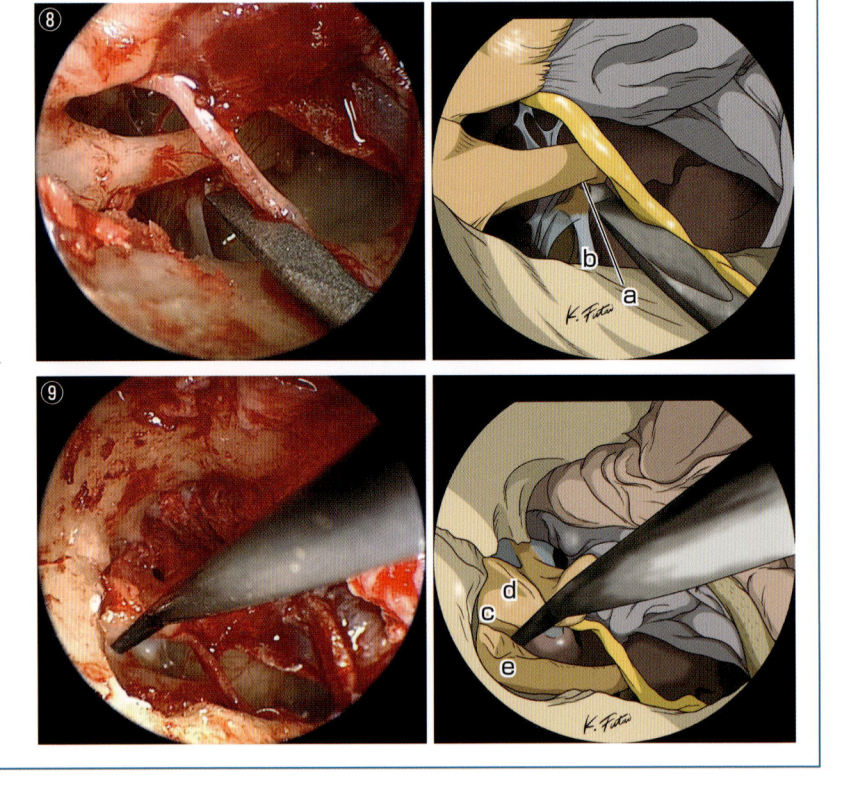

キヌタ骨の摘出 2

⑩キヌタ骨の摘出

　キヌタ骨長脚（a）にフックをかけ，長脚を手前に引いてキヌタ骨を回転させて完全にI-M関節を離断する．その後，手前に来た長脚を鉗子でつかんでキヌタ骨を摘出する．

Tips & Tricks

キヌタ骨長脚を手前に回転させる際には，温存した鼓索神経（b）をくぐらせるようにして，鼓索神経の損傷を避ける．

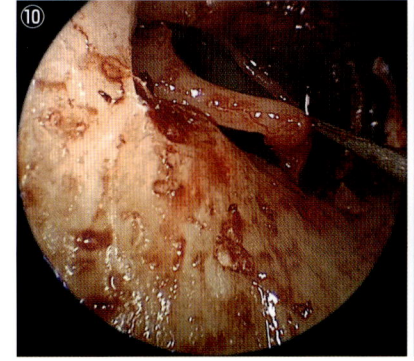
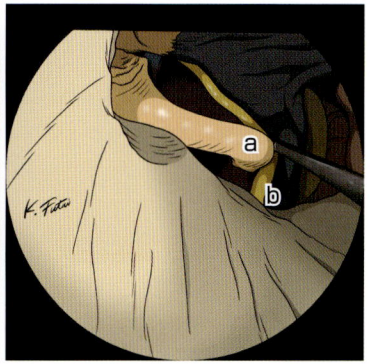

ツチ骨頭の摘出と前方ルートの確認

⑪ツチ骨頭の離断

　マレウスニッパーをツチ骨頸部（a）にかけて，ツチ骨頭を離断，摘出する．この際，ニッパーを鼓索神経（b）の走行と平行にかけることで，ツチ骨頸部内側を走行する鼓索神経の切断を避けることができる．

⑫前方ルートの確認

　ツチ骨頭の摘出後に耳管上陥凹や鼓膜張筋腱（c）前方の鼓膜張筋ヒダ（d）を確認し，曲がりの吸引や直角の針・剥離子などを使用してヒダを開放する．この際，30°斜視鏡を用いると，観察が容易となる．

Tips & Tricks

1. 上鼓室の換気改善と伝音系の軽量化を目的として，ツチ骨頭は切断，摘出する．
2. TCAが小さく，マレウスニッパーが入らない場合には，TCAの骨削開を追加する．しかしながら，ツチ骨頭の摘出は必須ではなく，TCAを拡大させてまでツチ骨頭を摘出するメリットの有無について，症例ごとに判断する．

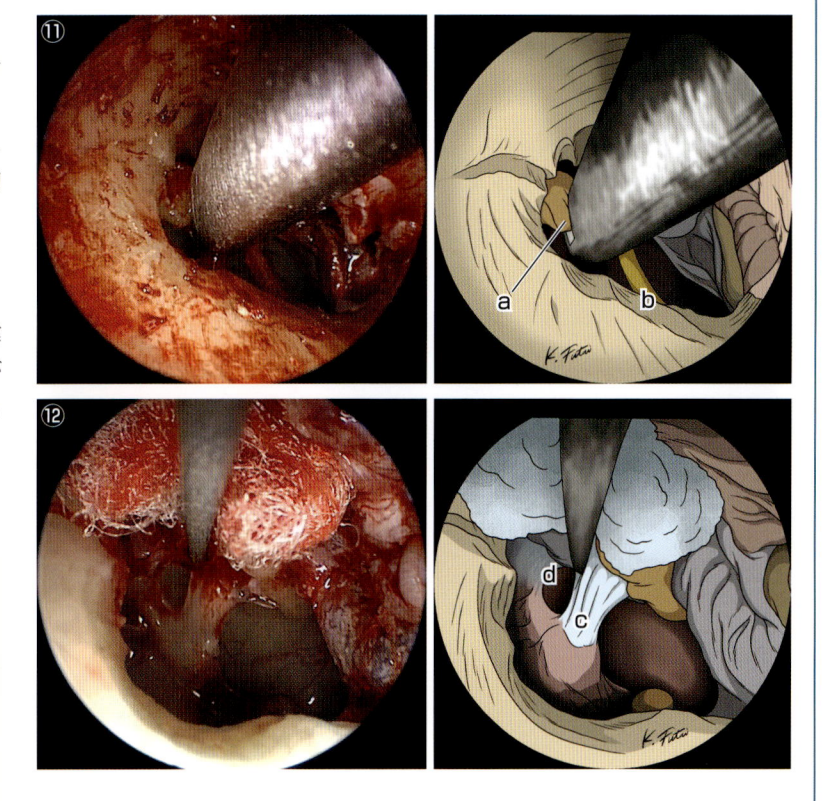

IIIc 型伝音再建

⑬伝音再建

摘出したツチ骨頭もしくはキヌタ骨を用いてコルメラを形成する．コルメラ（**a**）は周囲との接触を避けるため，なるべく細みのものを作製し，アブミ骨頭が入る直径 1 mm 程度の凹みをつける．

b：鼓索神経．

⑭ tympanomeatal flap の復位

tympanomeatal flap（**c**）を戻し，外耳道後壁に接着させる．この際，flap がカールしないように注意する．

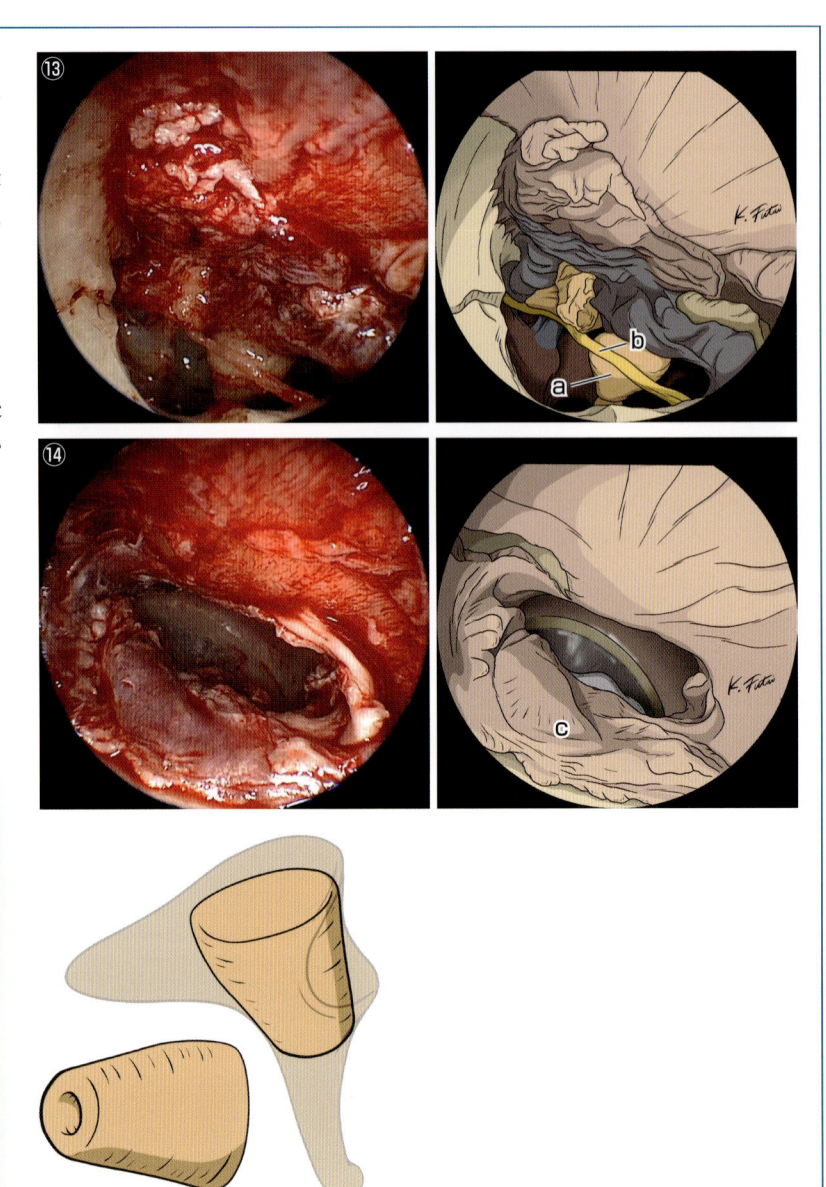

Tips & Tricks

1. 本術式における TCA の骨欠損は 2 mm 程度であり，術前に鼓膜陥凹のない症例では scutum plasty は不要である．

2. コルメラを立てた後，顔面神経刺激装置を用いてアブミ骨筋反射を誘発し，コルメラから鼓膜までの連動性を確認する．

3. tympanomeatal flap を戻す際，flap を伸ばすために引っ張りすぎると，立てたコルメラが後方に倒れる危険性があるので，flap はゆとりをもたせて外耳道に戻す．外耳道骨が露出した場合には，人工真皮（テルダーミス®）などで被覆してもよい．

中耳奇形（キヌタ・アブミ関節離断）
Congenital Middle Ear Malformations（Ossicular Malformation）

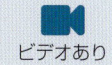
ビデオあり

齊藤彰子

中耳奇形の分類

　本邦では発生学的知見に基づいた舩坂の分類[1,2]を用いることが多い．しかし実際には図のような3種に分類できない症例も報告されている．

　諸家の報告によると，単独奇形はキヌタ・アブミ関節離断が，複合奇形はキヌタ・アブミ関節離断とアブミ骨固着の合併が最も多くみられる．

　本項と次項で，上記2パターンの手術方法について記載する．

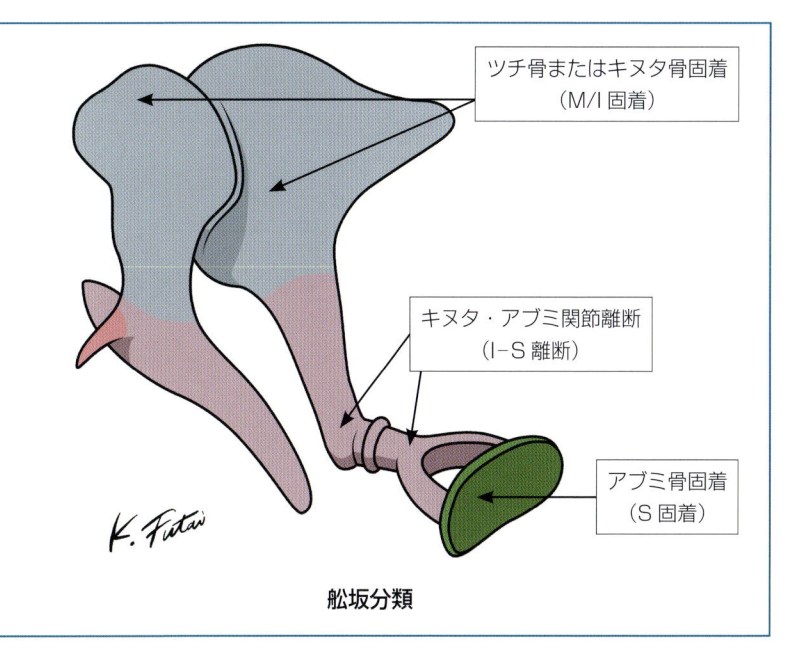

ツチ骨またはキヌタ骨固着
（M/I 固着）

キヌタ・アブミ関節離断
（I-S 離断）

アブミ骨固着
（S 固着）

舩坂分類

キヌタ・アブミ関節離断症例

　キヌタ・アブミ関節離断（I-S 離断）は第二鰓弓由来の異常であり，キヌタ骨長脚の状態やアブミ骨上部構造の状態によって細分化される．

　原則的に伝音再建 III 型の場合はキヌタ骨コルメラ，IV 型の場合は軟骨コルメラを用いる．これはアブミ骨底板にかかる負荷をできる限り減らすためである．

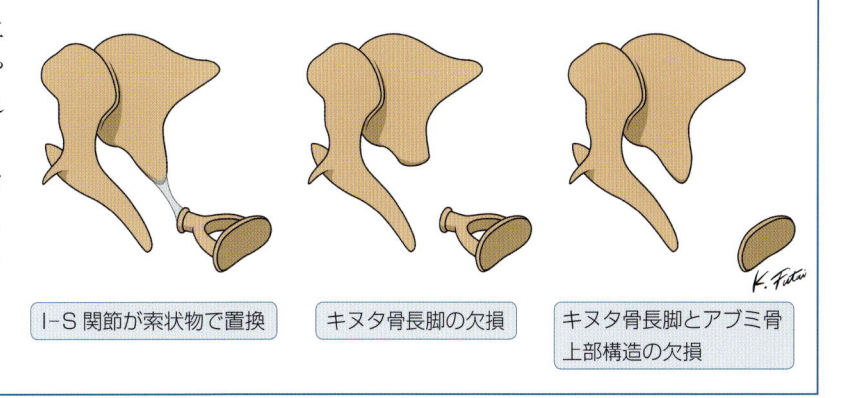

I-S 関節が索状物で置換

キヌタ骨長脚の欠損

キヌタ骨長脚とアブミ骨上部構造の欠損

61

鼓室内の観察 1

症例：右耳

①フラップの挙上と側壁削除

　フラップを挙上し，続いて外耳道側壁（矢頭）を削除する．

②鼓室内の観察

　鼓室内を観察し，奇形の状態を把握する．この症例ではキヌタ骨長脚（a）とアブミ骨頭（b）の欠損があり，舩坂分類では I-S 離断型となる．

Tips & Tricks

I-S 関節やアブミ骨周囲の操作を容易に行うためには，側壁を削開する必要がある．ノミ・ツチや bone curet などを用いる．

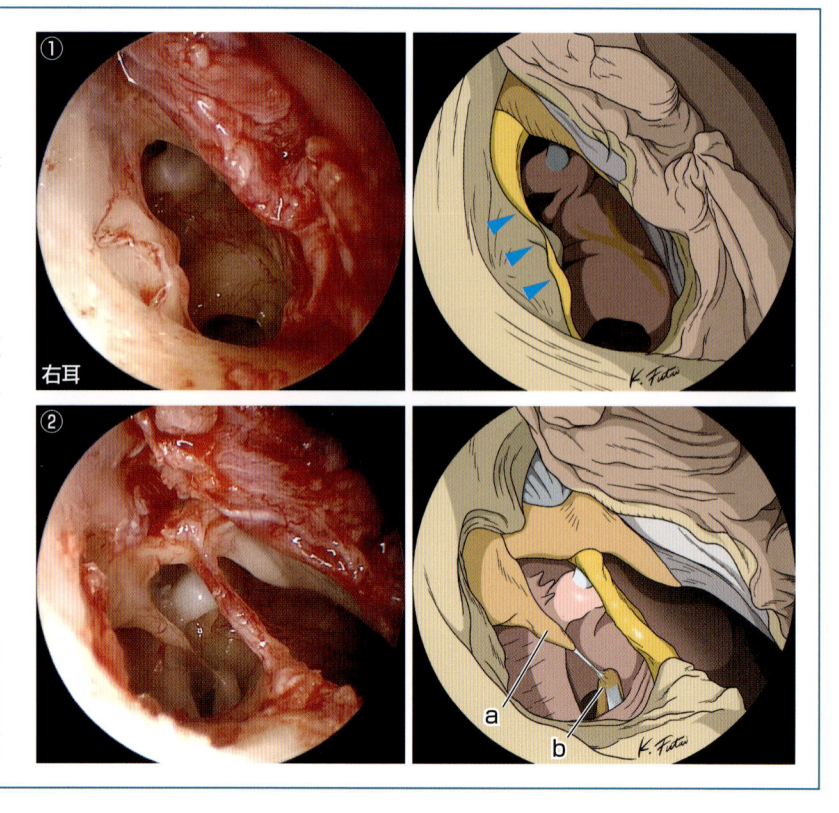

鼓室内の観察 2

③アブミ骨の可動性確認

　神経刺激装置（c）を用いて顔面神経を刺激し，アブミ骨の可動性を確認する．この症例ではアブミ骨筋腱の収縮が観察される．

④キヌタ骨の摘出

　上鼓室方向の骨削開を追加し，キヌタ骨を摘出する．

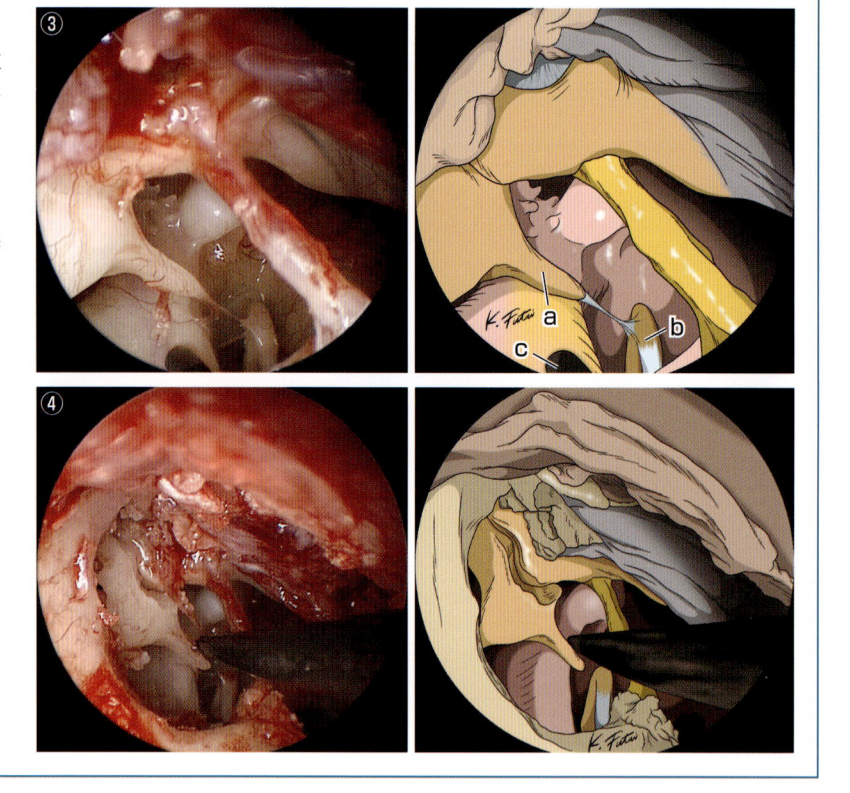

伝音再建

⑤コルメラの作成

摘出したキヌタ骨をダイヤモンドバー等で成形し，コルメラを作成する．

⑥コルメラを立てる

作成したキヌタ骨コルメラ（a）をアブミ骨上部構造（b）に立て，フィブリン糊で固定する．IIIc もしくは IIIi の伝音再建とする．

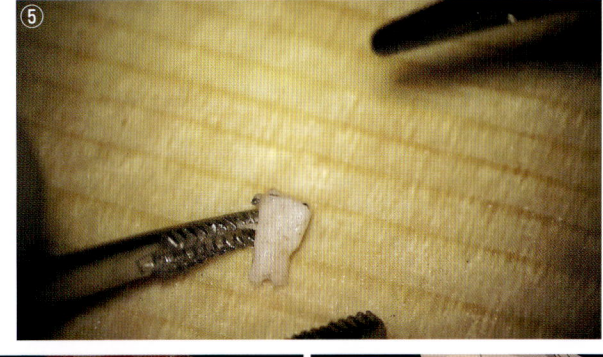

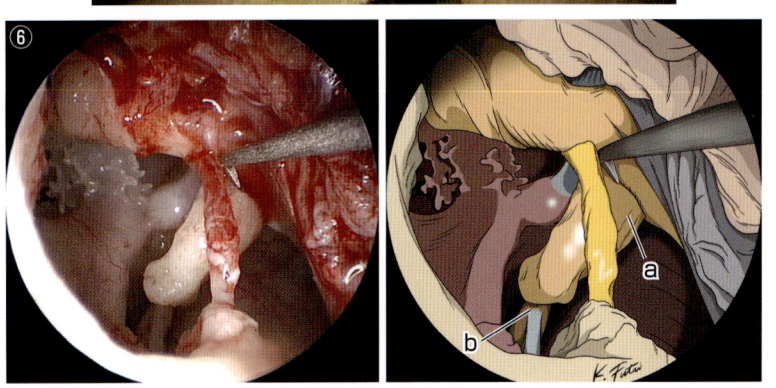

Tips & Tricks

1. 本症例のようにアブミ骨頭が欠損している場合は，コルメラに窪みを彫ることでアブミ骨とのはまりがよくなる．
2. アブミ骨底板上に伝音再建を行う場合は，アブミ骨底板への負荷を考慮し，軟骨コルメラを使用する．

閉創

⑦外耳道フラップを戻す

挙上したフラップを元に戻しながら，コルメラと鼓膜の接地面をフィブリン糊で固定する．

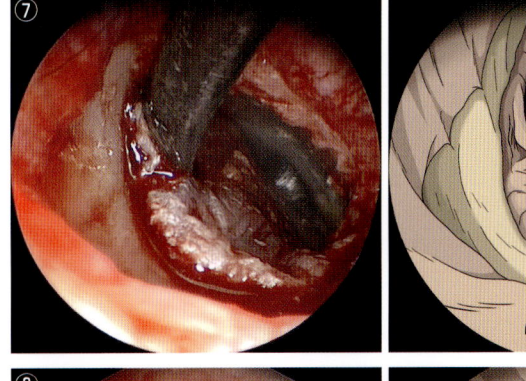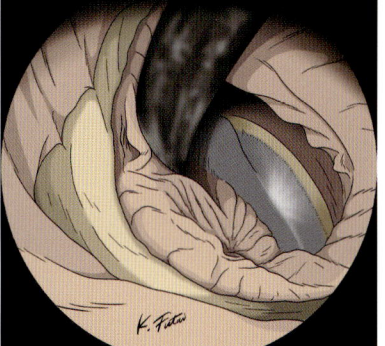

⑧パッキング

ベスキチン®W，ゼルフォーム®，メロセル®にてパッキングを行い，耳入口部に綿球を留置して手術を終了する．

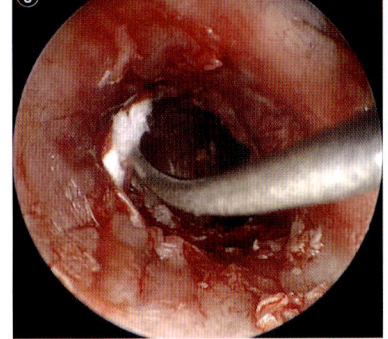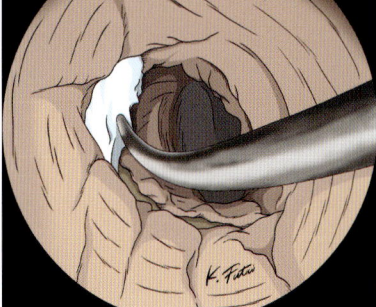

Tips & Tricks

1. 挙上したフラップが収縮し，戻したときに外耳道骨が露出する場合がある．範囲が広い場合は，テルダーミス®などの人工真皮を用いる．
2. 綿球を置くと創部の乾燥を防ぐことができる．

●文献
1) 舩坂宗太郎ほか．先天性ツチ・アブミ関節離断症―発生学的ならびに臨床的考察による新名称の提唱．日耳鼻 1979；82：476-81.
2) 舩坂宗太郎ほか．外耳奇形を伴わない先天性耳小骨固着―その分類に関する提案．日耳鼻 1979；82：793-8.

中耳奇形
（キヌタ・アブミ関節離断とアブミ骨固着の合併）
Congenital Middle Ear Malformations
(Ossicular Malformation and Stapes Fixation)

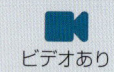
ビデオあり

齊藤彰子，欠畑誠治

キヌタ・アブミ関節離断とアブミ骨固着合併症例

- アブミ骨底板の固着は迷路骨包由来の異常である．
- アブミ骨固着はキヌタ・アブミ関節離断との複合奇形として存在することが多い．
- 基本的には他のアブミ骨手術と同様の手技である．
- 対象が若年者（中学生以下）の場合は原則としてアブミ骨手術は行わず，時期をみて再手術を検討することが望ましい．そのため，術中にアブミ骨底板の固着が確認された場合は，試験的鼓室開放術にとどめる．

鼓室内の観察

症例：左耳

①耳小骨連鎖の確認

　フラップの挙上と側壁削開後，キヌタ骨（a）アブミ骨（b）関節の脱臼を認め，神経刺激装置による顔面神経刺激では，上部構造は可動であったが底板（c）の動きが確認されなかった．

②アブミ骨の観察

　アブミ骨前脚の離断（d）があり，後脚（e）は底板とは膜性に連続しているのみであった．底板は固着していた．

Tips & Tricks

アブミ骨下面は MES では死角となる．斜視鏡でアブミ骨の脚と底板を明視下におけるのが TEES の大きなメリットである．

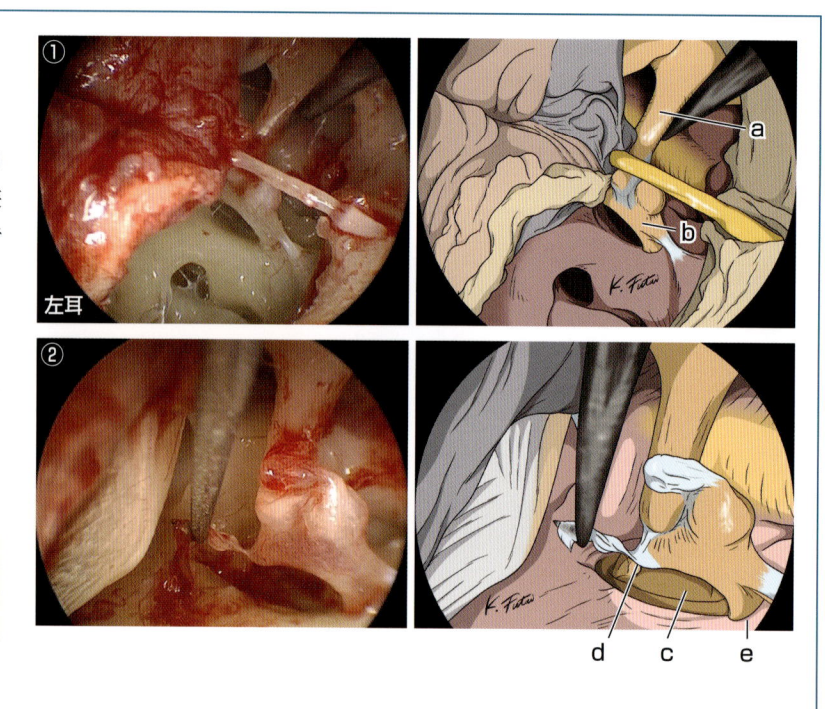

① 左耳

②

a b

d c e

アブミ骨摘出

③アブミ骨の摘出

キヌタ・アブミ（I-S）関節を外し，アブミ骨筋腱を切断後，アブミ骨を摘出する．

④アブミ骨底板からの距離の計測

デプスゲージ（a）を用いてアブミ骨底板（b）からキヌタ骨長脚下面までの高さを計測し，使用するテフロンピストンの長さを決める．

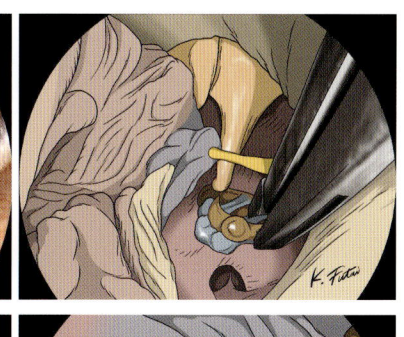
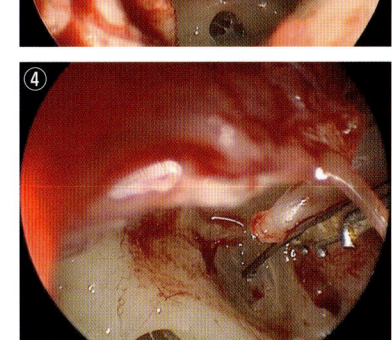
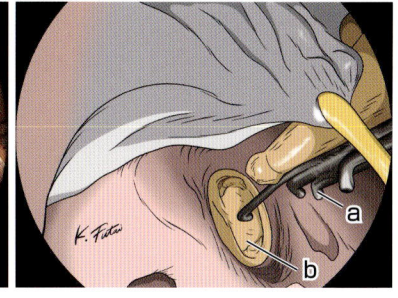

Tips & Tricks

アブミ骨上部構造の異常はI-S関節離断に分類される．本症例はI-S関節離断とアブミ骨固着合併症例と考えられた．

伝音再建 1

⑤シリコンブロックの利用

アブミ骨手術を行うにあたり，キヌタ骨長脚（a）とツチ骨柄（b）のあいだに1×1×2mmのシリコンブロック（c）をおく．

⑥ stapedotomy

0.3mmのキリ（d）でアブミ骨底板（e）を開窓し，ガッシャーのないことを確認後，0.6mm径のキリで開窓を行う．

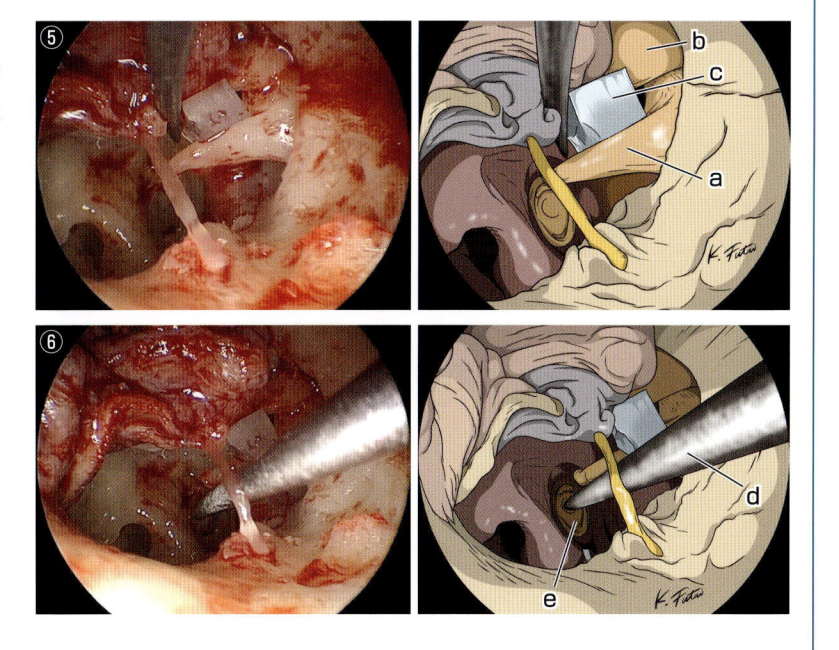

Tips & Tricks

1. all Teflon piston（テフロンピストン）挿入時のキヌタ骨変位（キヌタ・ツチ関節の脱臼）の予防のため，シリコンブロックをおく．
2. 1×1×2mmと直方体にしたのはシリコンブロックの中耳内への落下を防止するためである．

伝音再建 2

⑦ピストンの挿入

テフロンピストン（a）のリング部の一部をカットする．ピストンを開窓部へ挿入後，リング部をキヌタ骨に後方からはめ込む．シリコンブロックを除去し，ツチ骨への振動がアブミ骨底板まで伝わることを確認する．

⑧開窓部のシール

開窓部周囲をゼルフォーム®（b）で覆いフィブリン糊でシールする．フラップを元に戻し，閉創する．

Tips & Tricks

1. アブミ骨底板の固着は迷路骨包由来の異常である．
2. I–S 関節離断との複合奇形として存在することが多い．
3. 対象が若年者（中学生以下）の場合は原則としてアブミ骨手術は行わず，時期をみて再手術を検討することが望ましい．

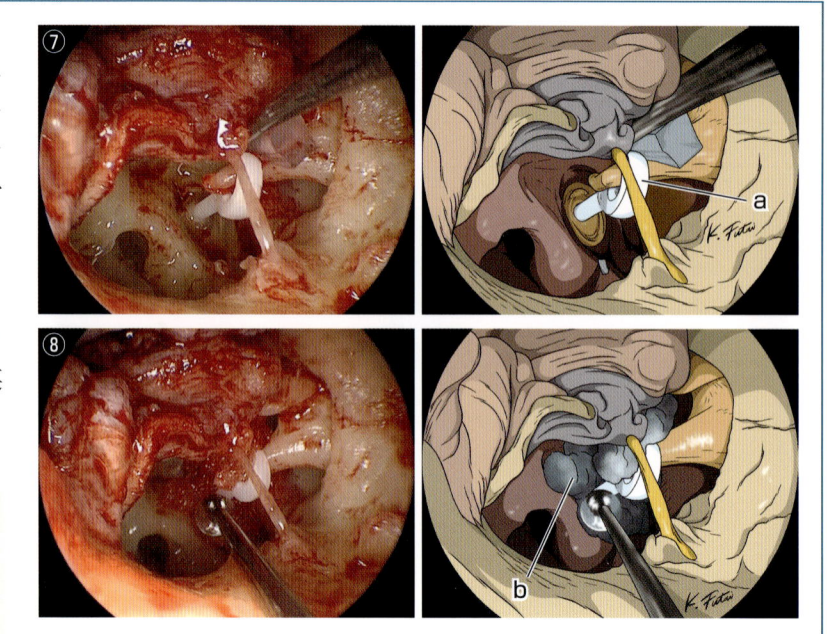

Break Time

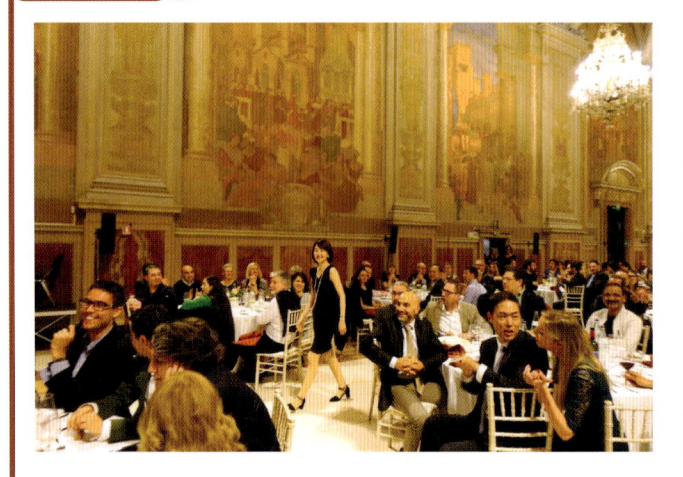

Young doctor's competition (Tomoo Watanabe Award)

この写真は，2017 年 4 月にボローニャで開催された 2nd World Congress on Endoscopic Ear Surgery の Gala dinner の様子です．第 2 回でありながら，世界 55 か国から 400 人を超える参加者を集める規模となり，内視鏡下耳科手術に対する注目度の高さを伺い知ることができました．Young doctor's competition（Tomoo Watanabe Award）も同様であり，第 1 回目は 15 題ほどであった演題数が，今回は 31 題と倍になるほどの盛況ぶりでした．幸運なことに「The efficacy of transcanal endoscopic ear surgery for congenital middle ear anomalies」という演題で賞をいただきましたが，各国の若手医師の発表はとても良い刺激となりました．これまで大変お世話になった故渡邊知緒先生の名前のついた Award を手に入れることができ，良い恩返しができたと思っています．

（齊藤彰子）

前ツチ骨靭帯硬化症
Fixation of the Anterior Mallear Ligament

ビデオあり

杉山元康

術前検査

症例：右耳

①鼓膜所見

　右慢性穿孔性中耳炎の一例．右前上象限〜前下象限にまたがる中穿孔を認める．耳管が確認できる．

②聴力検査

　パッチテストにて，右耳の気骨導差は消失しない．

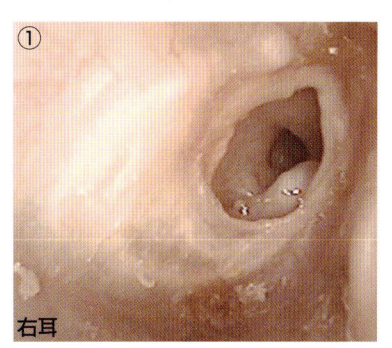

右耳

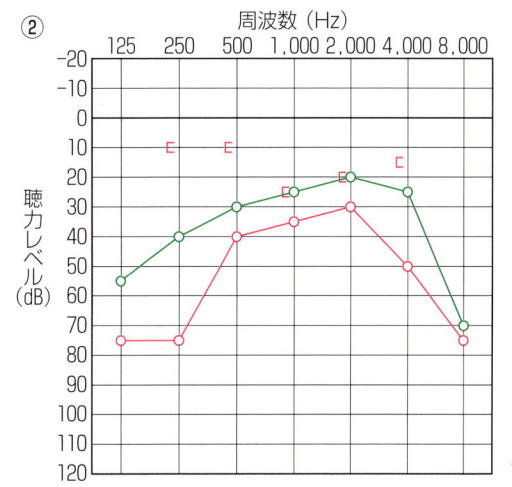

○：パッチテスト

術前CT所見

　中耳に軟部陰影なし．耳小骨連鎖に明らかな異常はなし．

①軸位断

a：前ツチ骨靭帯の硬化が疑われる．
b：キヌタ骨と鼓室側壁の固着は認めない．

②冠状断・③矢状断

　ツチ骨頭と天蓋との固着は認めない．

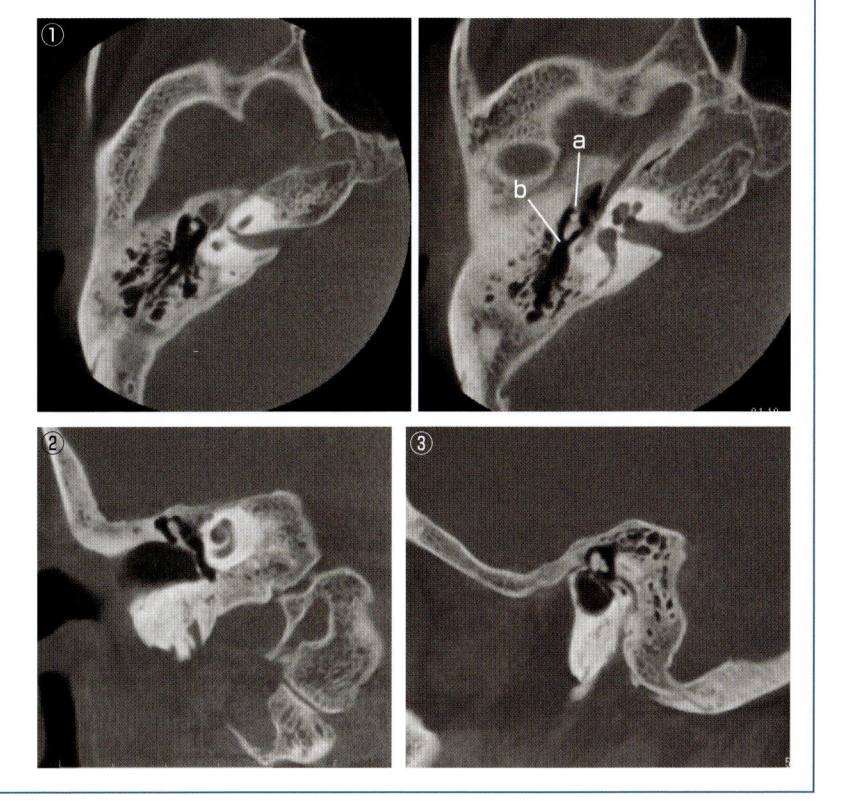

穿孔縁トリミング，外耳道切開

①穿孔縁の新鮮化，外耳道内切開

「慢性中耳炎［鼓室形成術Ⅰ型］」の項〈p.51〉の要領で，穿孔縁を全周性に新鮮化する．6時から2時まで達する耳内切開をおき，tympanomeatal flap を挙上し，ツチ骨前方まで確認できるようにする．

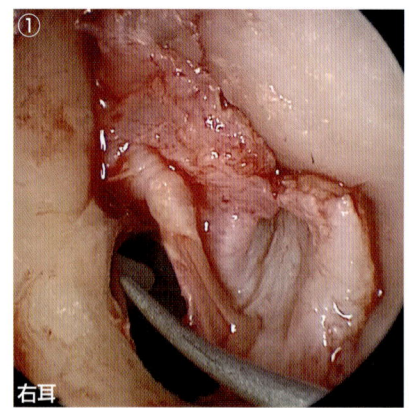
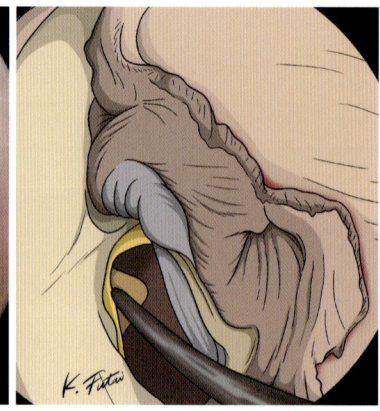

上鼓室開放（atticotomy）

②耳小骨の可動性の確認

最小限の上鼓室開放（atticotomy）（＊）後，耳小骨に鋭針で触れることで可動性を確認する．ツチ骨柄に触れ，キヌタ骨・アブミ骨に動きが伝わりにくい状態であることを確認する．前ツチ骨靱帯周囲に硬化組織があり，ツチ骨の可動性を制限している様子が確認できる．

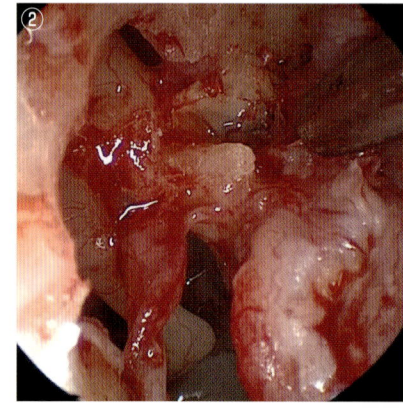
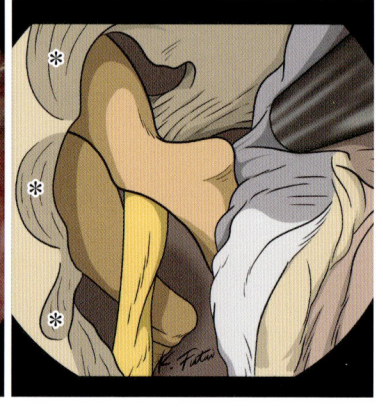

外耳道上壁骨の削除

③ anterior spine の削除

1.5 mm のノミを用いて，anterior spine（a）を削除する．

④骨の剥離

削除した骨（b）を，鋭匙鉗子などを用いて耳小骨に触らないように慎重に剥離する．奥に前ツチ骨靱帯（c）が見える．

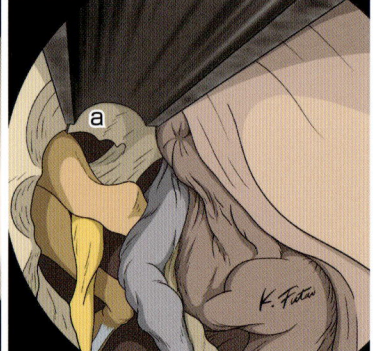

Tips & Tricks

1. ③の操作の際，anterior spine ごとしっかりと落とさないと，術後再固着をきたす可能性がある．
2. スペースが狭いため，ノミは 1.5 mm など小さいものの使用が望ましい．

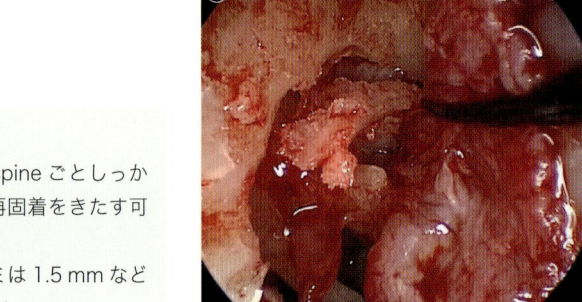
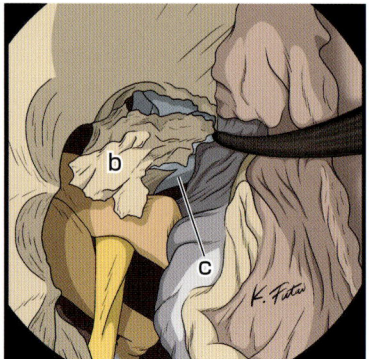

前ツチ骨靱帯周囲の剝離

⑤骨の除去

削除した骨を，鉗子を用いて慎重に摘出する．

⑥硬化組織の摘出

前ツチ骨靱帯（ⓐ）周囲の硬化組織も剝離，摘出する．

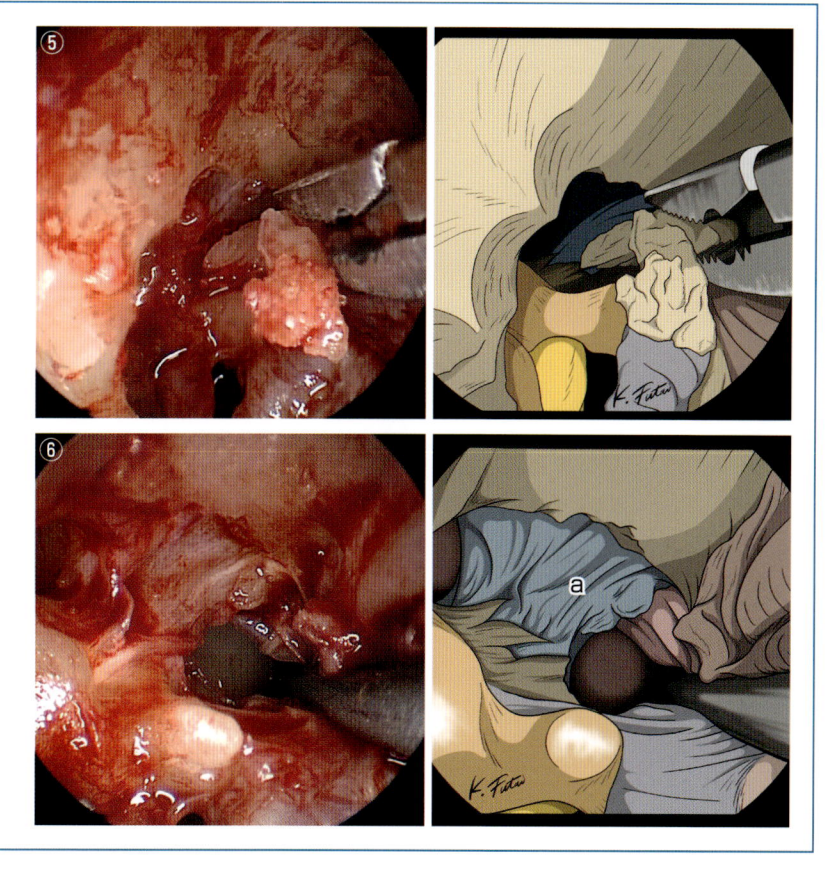

硬化性病変除去後

⑦可動性の確認

ツチ骨柄（ⓐ）に鋭針（ⓑ）で触れることで，耳小骨の可動性が改善したことを確認する．

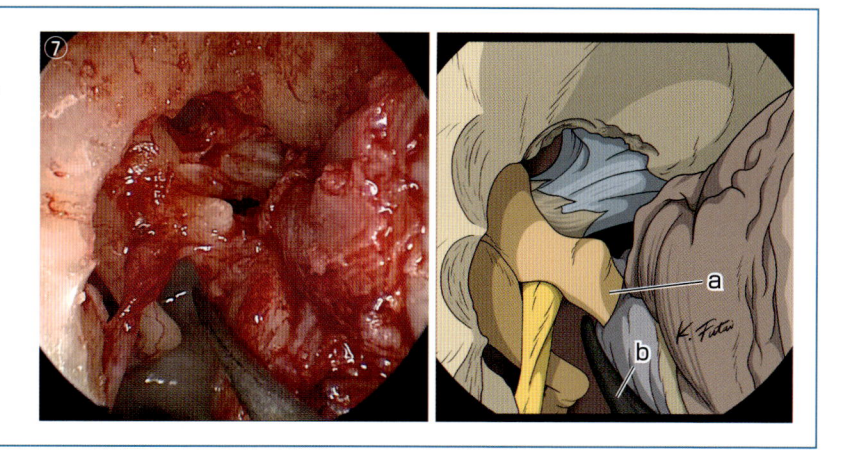

手術終了時

⑧鼓膜形成，閉創

underlay 法で鼓膜形成を施行し，flap を戻して，フィブリン糊で固定して手術終了とする．

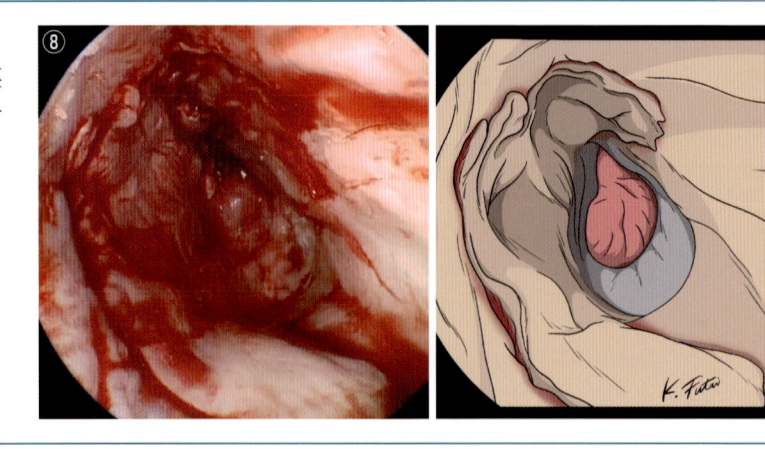

術後聴力検査

術後，右気骨導差は改善した．

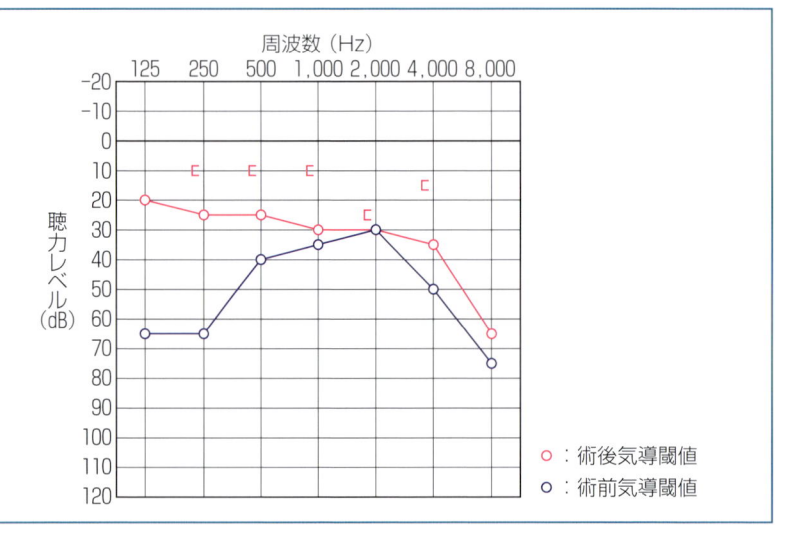

○：術後気導閾値
●：術前気導閾値

外傷性外リンパ瘻
Traumatic Perilymphatic Fistula

ビデオあり

窪田俊憲

外リンパ瘻

外リンパ瘻診断基準（案）（厚生労働省難治性聴覚障害に関する調査研究班，2016年改訂）

1. 確実例：下記項目のうちいずれかを満たすもの
   (1) 顕微鏡，内視鏡などにより中耳と内耳のあいだに瘻孔を確認できたもの．瘻孔は蝸牛窓，前庭窓，骨折部，microfissure，奇形，炎症などによる骨迷路破壊部などに生じる．
   (2) 中耳から cochlin-tomoprotein（CTP）が検出できたもの．
2. 疑い例：外リンパ瘻の原因，誘因（下記）があり，耳閉塞感，難聴，耳鳴，めまい，平衡障害などが生じた例
   (1) 外傷，中耳・内耳疾患（真珠腫，腫瘍，奇形，半規管裂隙症候群など），中耳・内耳手術など．
   (2) 外因性の圧外傷（爆風，ダイビング，飛行機搭乗など）
   (3) 内因性の圧外傷（鼻かみ，くしゃみ，重量物運搬，力みなど）
3. 参考
   (1) 明らかな原因，誘因がない例（idiopathic）がある．
   (2) 下記の症候・検査所見が認められる場合がある．
       ① 「水の流れるような耳鳴」または「水の流れる感じ」がある．
       ② 発症時にパチッなどという膜が破れるような音（pop音）を伴う．
       ③ 外耳，中耳の加圧・減圧などでめまいを訴える．または眼振を認める．
       ④ 画像上，迷路気腫，骨迷路瘻孔など外リンパ瘻を示唆する所見を認める．
       ⑤ 難聴の経過が急性，進行性，変動性，再発性などである．
       ⑥ めまい，平衡機能障害が主訴で聴覚異常を訴えない．

外傷性外リンパ瘻　症例1：術前検査

症例：左耳掃除中に孫がぶつかり受傷．

①鼓膜所見

鼓膜後下象限に穿孔を認める．

②純音聴力検査

左混合性難聴．左骨導閾値上昇も伴う．

③CT軸位断・④CT冠状断

アブミ骨周囲に陰影（矢印）を認めるも，明らかな鼓室内貯留液や迷路気腫を認めず．

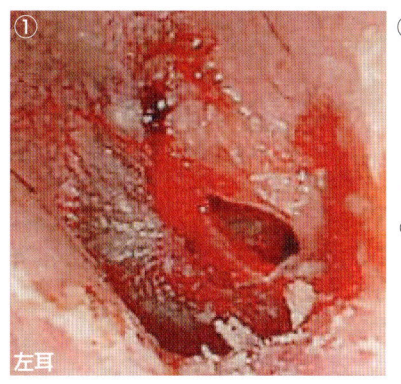

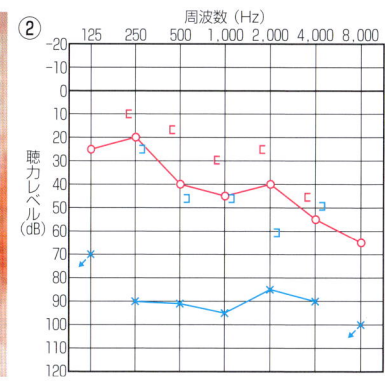

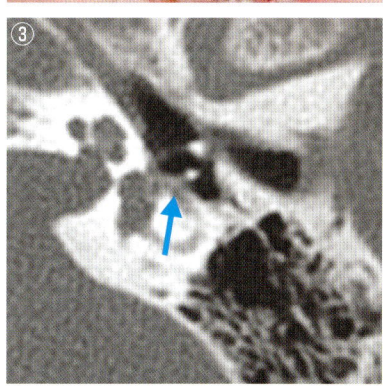

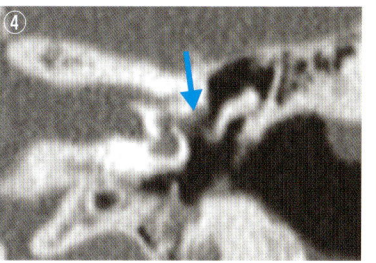

症例1：鼓室内観察

①鼓室内観察

　キヌタ・アブミ（I–S）関節が離断（矢印），アブミ骨上部構造（**a**）が上方に変位している．アブミ骨周囲には炎症性結合組織を認める（矢頭）．

b：キヌタ骨長脚．

②キヌタ骨摘出後

　head down で気道内圧を上げてリンパ漏が認められるか十分観察する．前庭窓・蝸牛窓から明らかな外リンパ漏出を認めなかった．

Tips & Tricks

鼓室内に入ったらまず CTP 検査用の鼓室内洗浄液を採取する．明らかな外リンパ瘻を認めなくても，術中の確定診断は不可能なため，内耳窓閉鎖術は施行する．

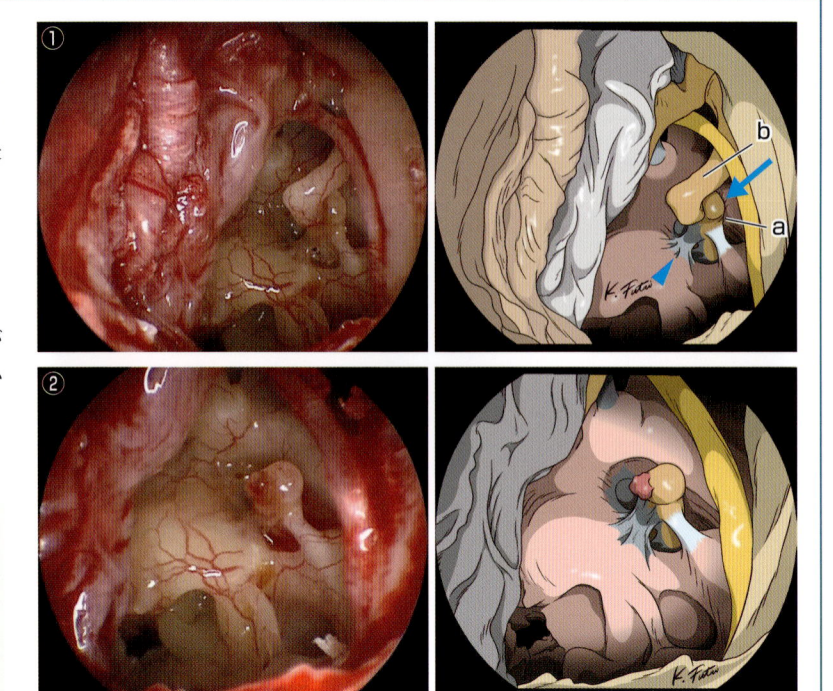

症例1：粘膜掻把

③卵円窓周囲粘膜掻把

　卵円窓を結合組織にて被覆する前に接着を確実にするため，前庭窓周囲粘膜を掻把する（矢印）．

　本症例では，キヌタ骨を摘出しているため，卵円窓全周の粘膜掻把は比較的容易に施行可能である．

Tips & Tricks

前庭窓上部は顔面神経水平部となる．顔面神経が露出している場合は同部位の粘膜掻把は施行しない．

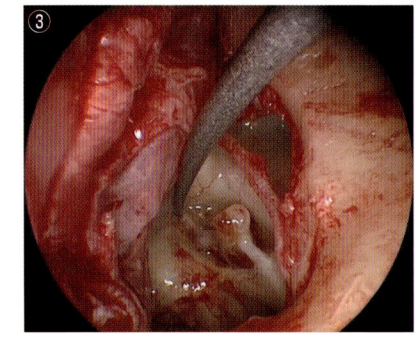
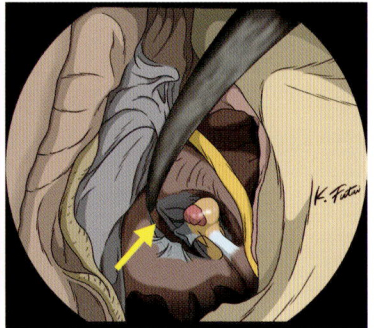

症例 1：穿孔閉鎖

④前庭窓被覆

結合組織片にて，アブミ骨全周を囲むように卵円窓を被覆する．被覆後フィブリン糊にて固定する（矢印）．

⑤伝音再建，鼓膜形成

キヌタ骨をコルメラに加工して，III i–M 伝音再建を施行した（a）．結合組織片（b）をunderlay にて接着し穿孔閉鎖する．

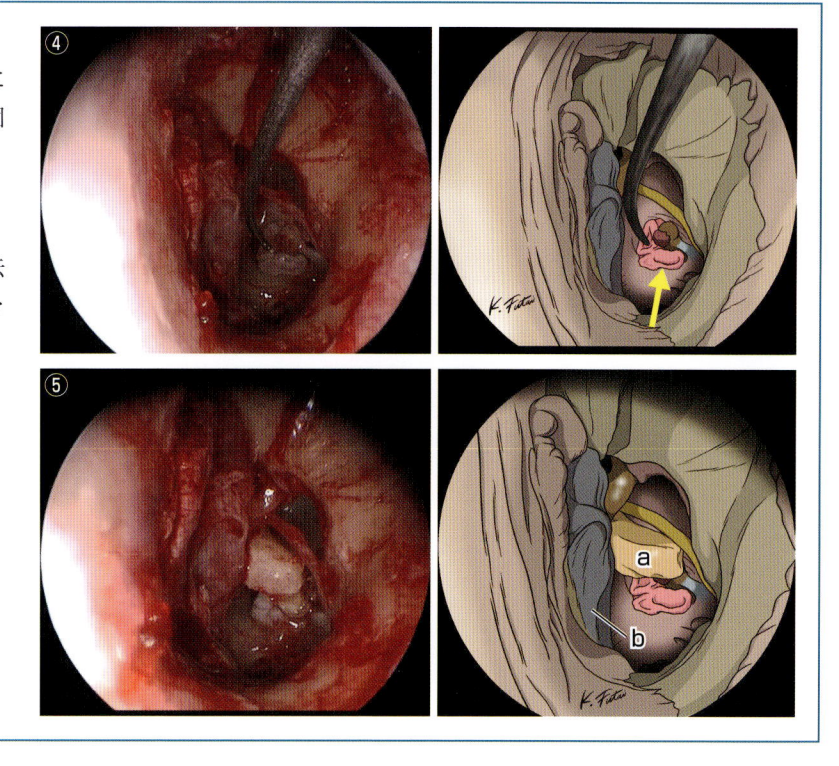

症例 1：術後検査

①術後鼓膜所見

穿孔部は閉鎖している．

②術後聴力検査

気骨導差はほぼ消失が認められた．骨導閾値が改善していることに注意．

本症例では，術前採取した鼓室内洗浄液にてCTP：17.8 ng/mL で陽性となり，外リンパ瘻の確定診断が得られた．

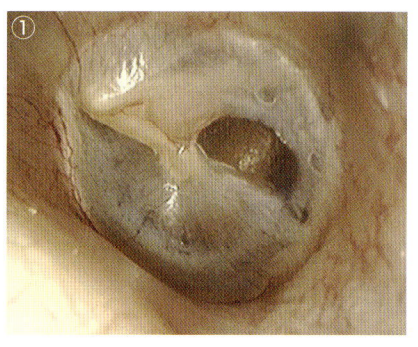

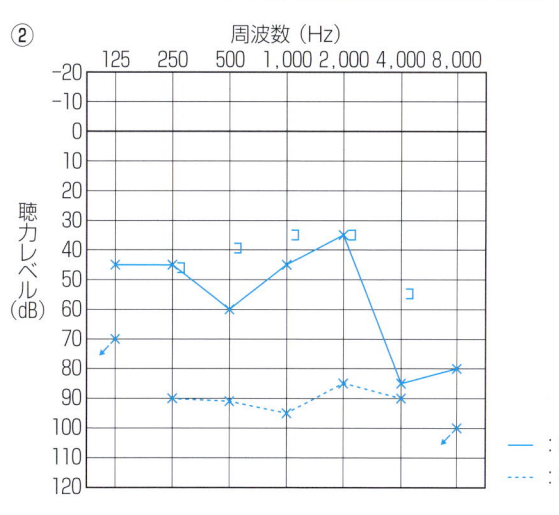

外傷性外リンパ瘻　症例2：術前検査

症例：綿棒にて右耳掃除時に転倒し受傷.

①鼓膜所見

　鼓膜後方に中穿孔を認め，血餅の付着を伴う．顕微鏡による耳鏡所見では，アブミ骨周囲の観察はできない．

②純音聴力検査

　低音部に気骨導差を伴い，8 kHz のみスケールアウト.

③ CT 軸位断・④ CT 冠状断

　迷路気腫を認める．耳小骨連鎖は保たれている（矢印）.

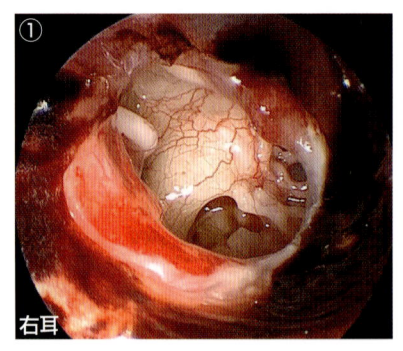

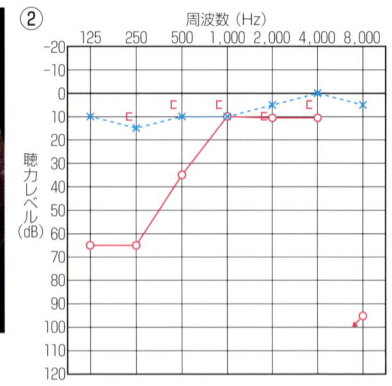

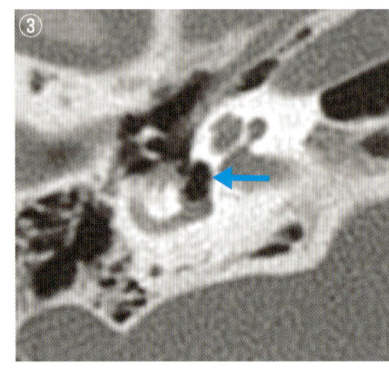

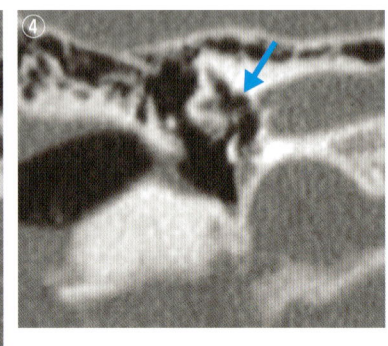

症例2：鼓室内観察

①内視鏡による鼓室内の観察（経鼓膜穿孔，直視鏡）

　アブミ骨底板が上外側に脱臼し（矢頭），前庭内の気腫が確認できる（a）.
　明らかな外リンパ漏出は認めず.

②内視鏡による鼓室内の観察（経鼓膜穿孔，30°斜視鏡）

　アブミ骨や前庭窓の状態をより明確に観察できる.

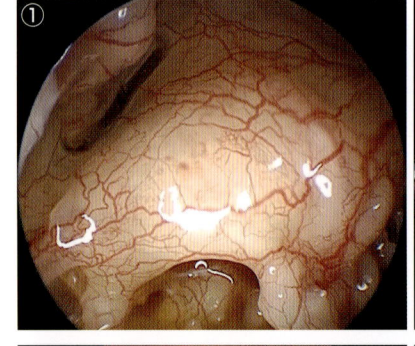

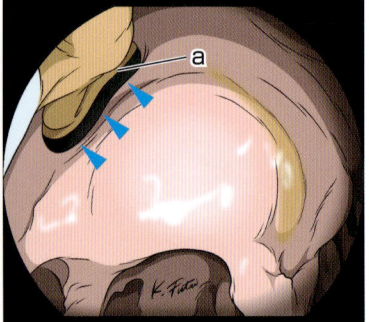

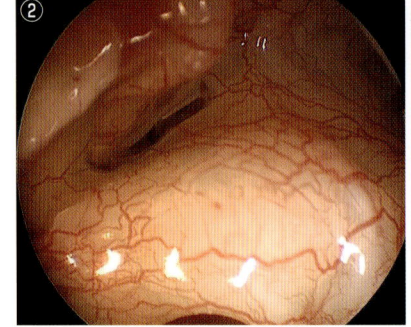

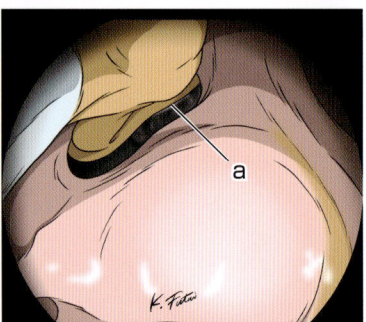

Tips & Tricks

顕微鏡では死角となるアブミ骨下面や前庭窓は，30°斜視鏡にて下から見上げるようにすると，よく観察できる.

症例2：アブミ骨整復

③アブミ骨整復

耳小骨連鎖は保たれており骨折も認められないため，アブミ骨整復にて瘻孔閉鎖を試みた．

ピックにてキヌタ骨長脚を持ち上げることでアブミ骨を持ち上げ，正常位に整復した．

④アブミ骨整復後

アブミ骨底板が正常位に整復されており，瘻孔が閉鎖されている（矢頭）．

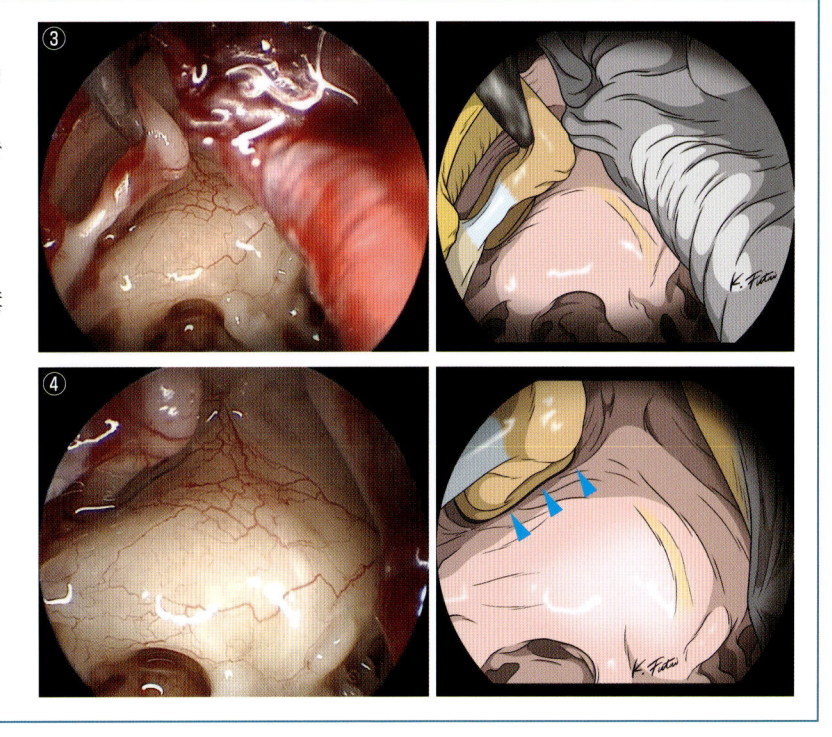

症例2：粘膜掻把，前庭窓被覆

⑤前庭窓周囲粘膜掻把

前庭窓周囲粘膜をピックにて掻把する．耳小骨連鎖があるため，顔面神経水平部の粘膜掻把は容易ではない．困難な場合は粘膜掻把しない．

⑥前庭窓被覆

結合組織（a）にてアブミ骨全周を囲むように前庭窓を被覆する．被覆後フィブリン糊にて固定する．

Tips & Tricks

前庭窓に明らかな瘻孔を認めても，蝸牛窓に瘻孔がないことは証明できないため，蝸牛窓も結合組織にて被覆することが重要である．

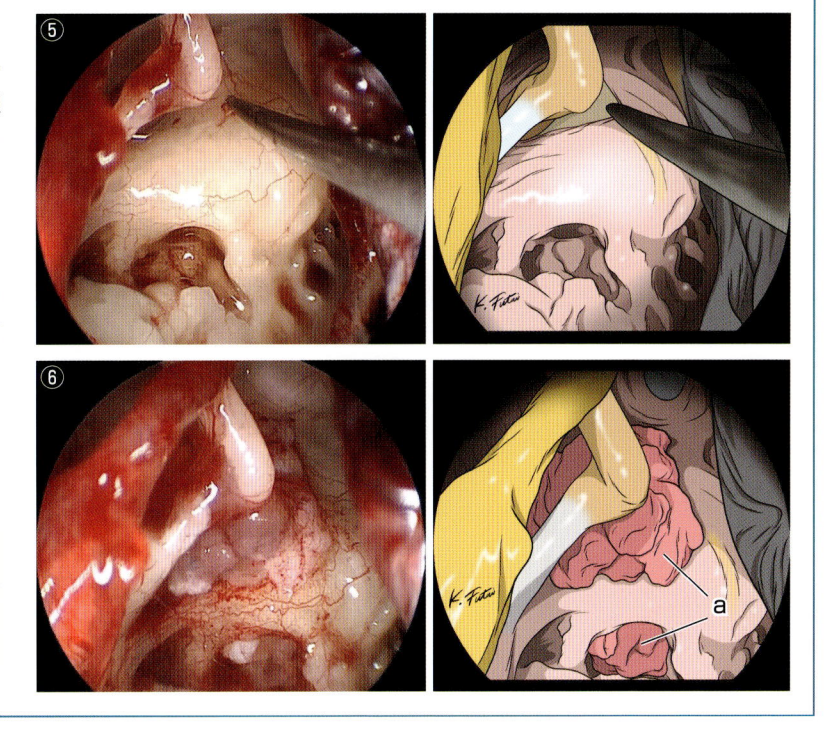

症例 2：術後検査

①術後 CT 軸位断・②術後 CT 冠状断

迷路気腫は消失.

③術後聴力検査

正常聴力に回復した.

　本症例では，術中採取した鼓室内洗浄液にて CTP：31.5 ng/mL で陽性，内視鏡で内耳瘻孔を確認できたため，外リンパ瘻の確定診断が得られた.

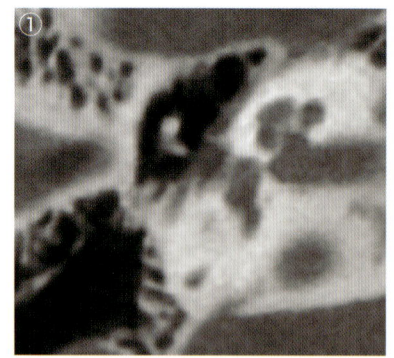
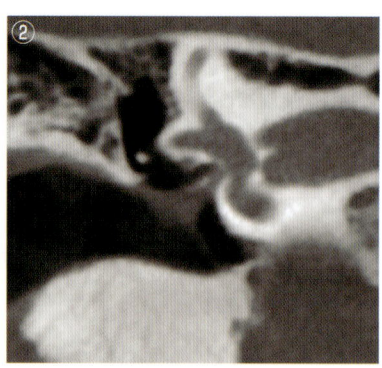
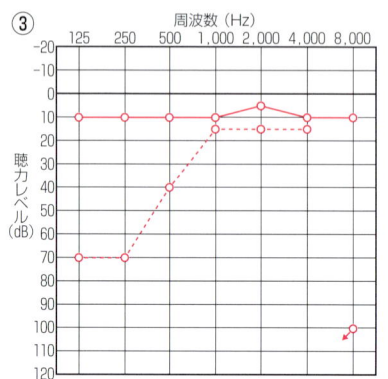

───　：術後気導閾値
------　：術前気導閾値

特発性外リンパ瘻
Idiopathic Perilymphatic Fistula

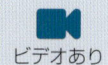
ビデオあり

窪田俊憲

症例

症例：15歳女性，右耳
現病歴：

- 座位にて授業受講中，誘因なく右難聴・めまい出現．
- 近医総合病院受診し，右高度感音難聴・左向き自発眼振を認めた．めまいを伴う右急性感音難聴として入院，ステロイド点滴加療施行．
- 発症6日目，症状改善なく外リンパ瘻も疑われ当院紹介．救済治療としてステロイド鼓室内投与施行．CTP検査検体採取．
- 発症19日目，CTP検査結果は未着であったが，聴力改善なく頭位眼振が誘発されることより，特発性外リンパ瘻を疑い内耳窓閉鎖術を施行した．

①当院入院時純音聴力検査
右聾．

② CT軸位断
明らかな中耳貯留液，内耳気腫を認めない．

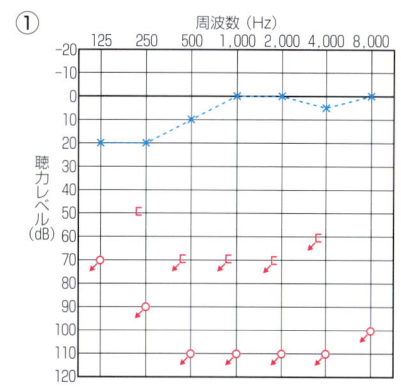

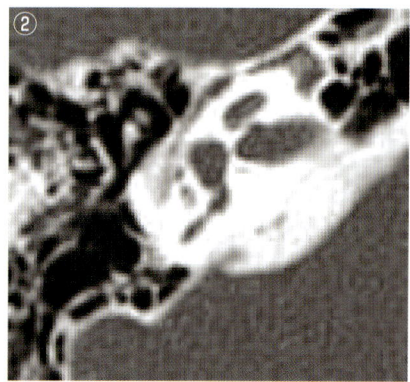

術中所見

①鼓膜所見
鼓室内投与のため，CO₂レーザーにて1.6 mm径で鼓膜開窓されている．開窓後，鼓室内洗浄液（0.3 mL）を採取し，CTP検査に提出した．

②鼓室内所見
tympanomeatal flap挙上後，アブミ骨周囲には膜性構造物を認める（矢印）．前庭窓，蝸牛窓周囲より明らかな瘻孔や外リンパ漏出を認めない．

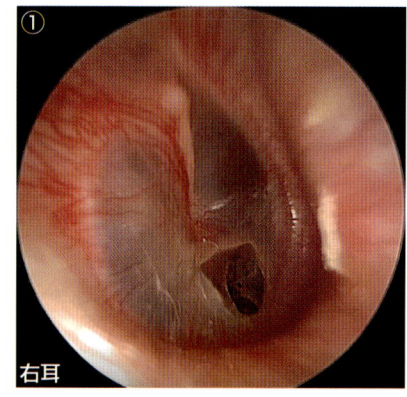
右耳

Tips & Tricks

1. 外耳道側壁を削開し，アブミ骨手術と同様の術野を確保する．外リンパの確認が目的なので，ドリルや水は使わない．
2. 胸腔内圧を上げたり，head downで髄液圧を上げて，外リンパの漏出がないか調べる．

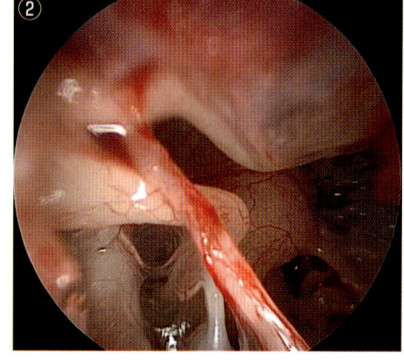

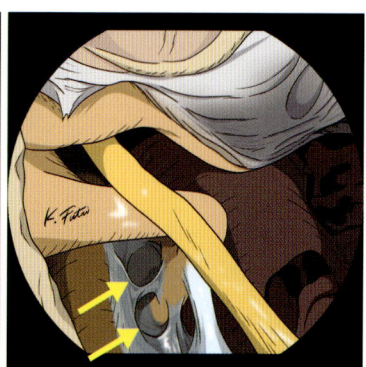

蝸牛窓の処置

③蝸牛窓小窩周囲粘膜搔把

蝸牛窓小窩周囲粘膜を全周性に搔把し，骨面を露出させる（矢印）．ピックや小鋭匙を用いて施行するとよい．

④蝸牛窓被覆

蝸牛窓小窩に結合組織（a）を充填し，フィブリン糊にて固定することで，蝸牛窓を被覆する．

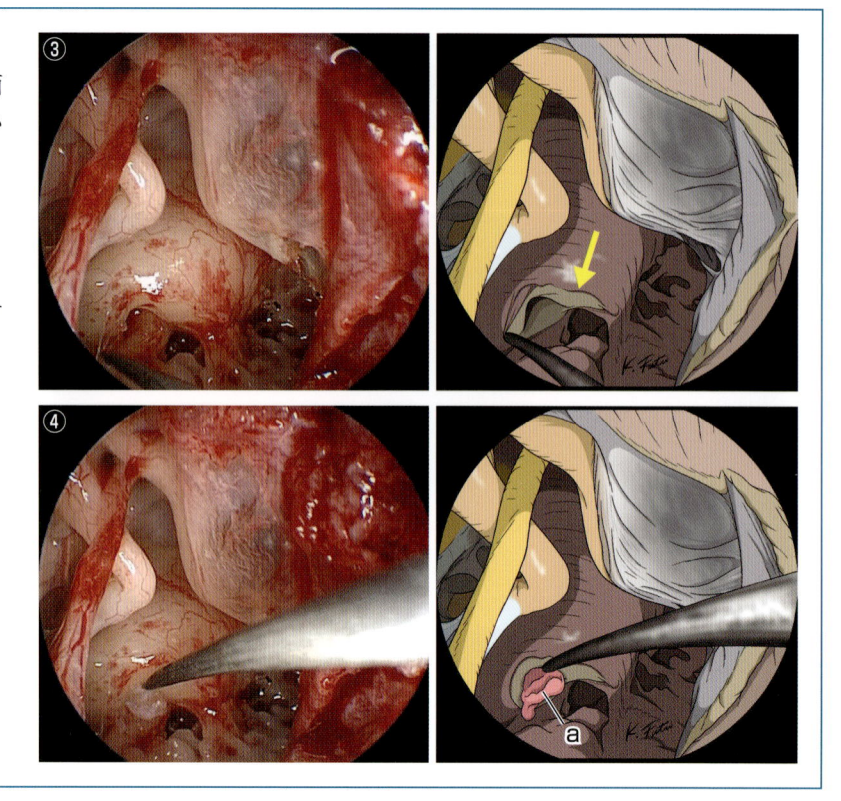

前庭窓の処置 1

⑤前庭窓周囲観察

30°斜視鏡にて鼓室下方から上方を観察すると，アブミ骨前脚前方まで明瞭に観察が可能である（矢印）．明らかな外リンパ漏出を認めない．

⑥前庭窓周囲粘膜搔把

前庭窓周囲を全周性に粘膜搔把する（矢頭）．鼓室峡部より曲がりピックを用いることで，前庭窓前方粘膜搔把も可能である．

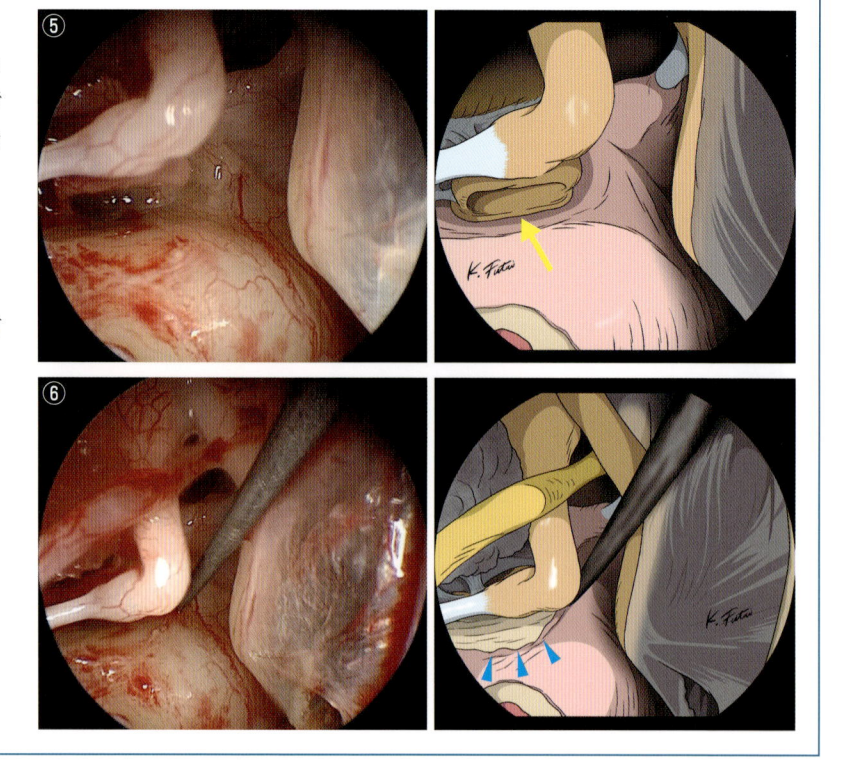

前庭窓の処置 2

⑦アブミ骨上方粘膜掻把

膜様構造物を掻把する. 顔面神経水平部が露出していなければ, 顔面神経水平部粘膜も慎重に剥離する（矢頭）.

Tips & Tricks

1. アブミ骨底板は可動性が良好なので, 触らないように注意する.
2. アブミ骨上方の粘膜掻把は顔面神経の位置関係や神経露出などの要素があり, 必ずしも容易ではないので無理はしない.

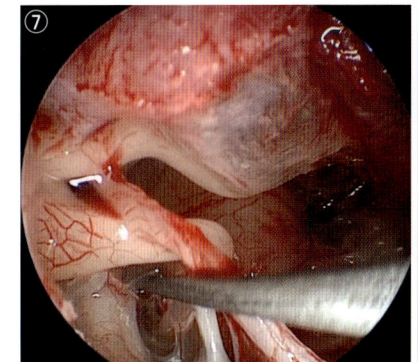 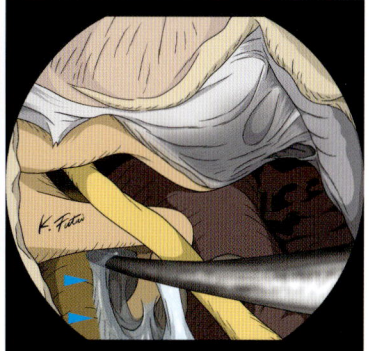

前庭窓被覆

⑧前庭窓被覆 1

顔面神経水平部とアブミ骨とのあいだに結合組織（a）を充填し, フィブリン糊にて固定することで, 前庭窓上方の被覆を行う.

⑨前庭窓被覆 2

結合組織断片を数個使用し, アブミ骨を全周性に被覆することで, 前庭窓の被覆を行う. アブミ骨筋腱内側（posterior sinus）へも結合組織を詰めるように心掛ける（矢印）.

Tips & Tricks

筋膜や結合組織を確実に接着するために粘膜の掻把は不可欠な操作と考えている. ただ単に結合組織をおいて接着するだけでは確実な被覆はできない.

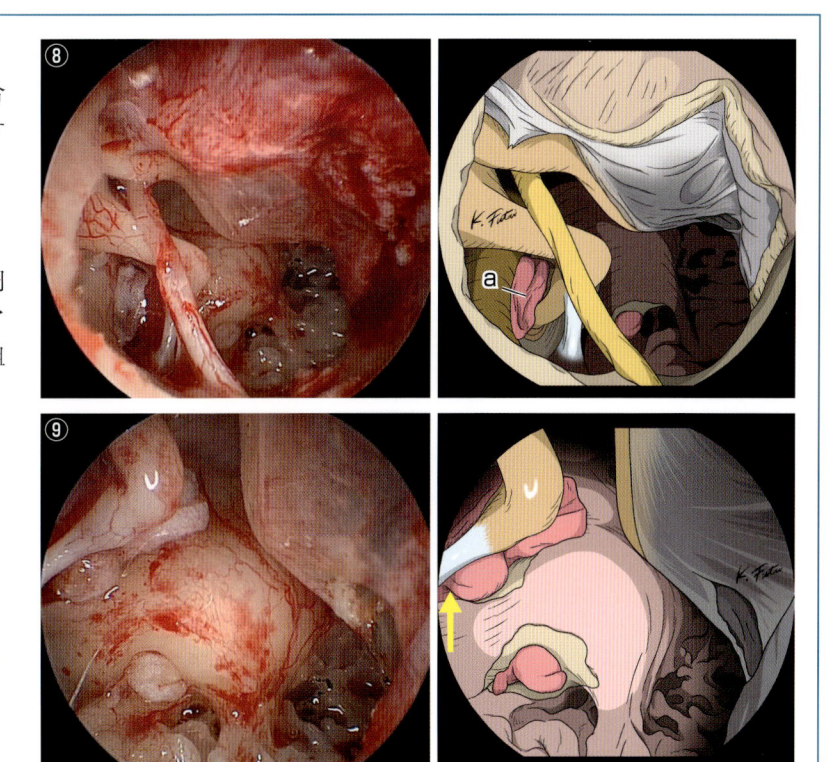

術後経過

- 術後数日でめまい症状改善, 眼振所見消失.
- 当院入院時採取 CTP 検査：0.20 ng/mL 未満（術後結果判明）.
- 術中採取 CTP 検査：1.13 ng/mL で陽性となり, 外リンパ瘻の確定診断に至る.
- 特記すべき外リンパ瘻の誘因を認めなかったため, 特発性外リンパ瘻の診断に至った.

①術後 4 か月純音聴力検査結果

低・中音域でやや聴力の改善が得られた.

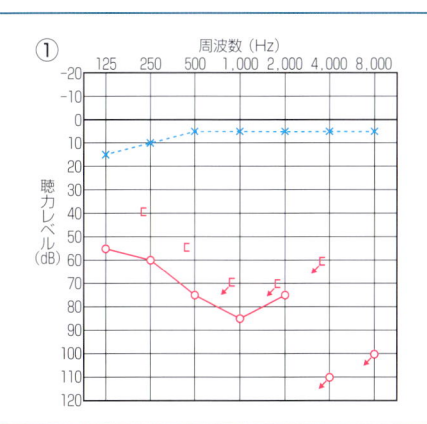

癒着性中耳炎
Adhesive Otitis Media

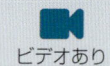
ビデオあり

伊藤　吏

癒着性中耳炎とは

癒着性中耳炎

　中耳炎の反復や慢性的な耳管機能不全，鼻すすり癖などにより鼓膜の陥凹・虚脱・癒着を生じた状態．鼓膜弛緩症（atelectatic ear）が進行し，鼓室岬角粘膜，キヌタ骨長脚，アブミ骨上部構造などに癒着したものを癒着性中耳炎とよび，代表的な分類としてSadeの分類がある．癒着性中耳炎にdebrisの貯留を伴えば緊張部型真珠腫となる．

手術適応

　debrisの貯留がなくても癒着性中耳炎が進行すると耳小骨連鎖や顔面神経管の破壊を伴い，手術適応となる．しかしながら，癒着性中耳炎の術後再癒着率は高く，聴力成績も他の中耳疾患よりも低いため，難聴が軽度の乾燥耳であれば，保存的治療も選択肢の一つである．また，広範囲な癒着を伴う症例では「計画的段階手術」の適応を検討するべきである．

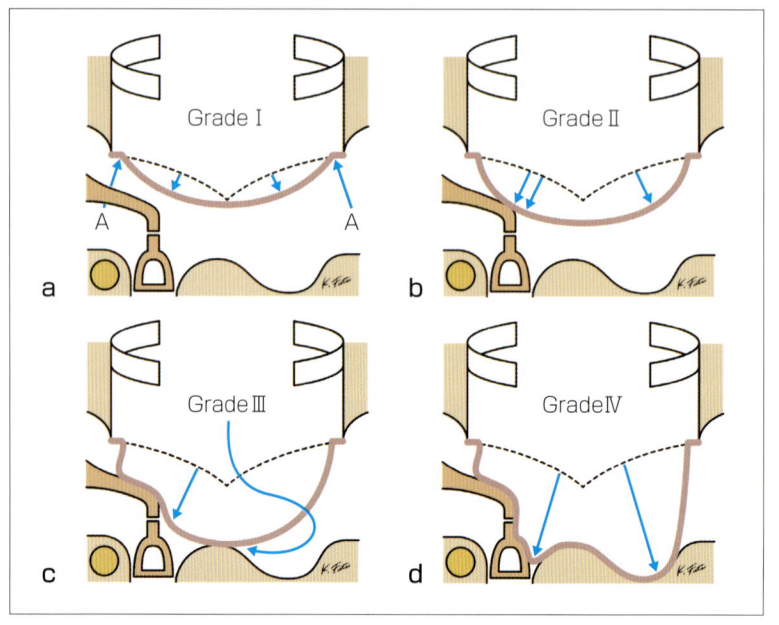

鼓膜緊張部内陥の分類（Sadeの分類）

（欠畑誠治．癒着性中耳炎をどう治療すべきか？　レーザー治療の立場から．JOHNS 2005；21：1620-4より）

外耳道切開

症例：左耳

①鼓膜換気チューブ抜去

　癒着性中耳炎では外来治療として鼓膜換気チューブ（a）が入っていることも多く，最初に抜去して，鼓膜穿孔（b）を介して鼓室粘膜の状態を確認する．

②外耳道切開

　骨部外耳道の中間の部位にラウンドナイフ等で外耳道切開を行う．左耳であれば10時から6時までの半周以上にわたる弧状の切開を基本とする．

Tips & Tricks

　チューブが挿入されていない症例では，初めに笑気ガスを併用し，鼓膜を浮かせることによって癒着の範囲を確認できる．

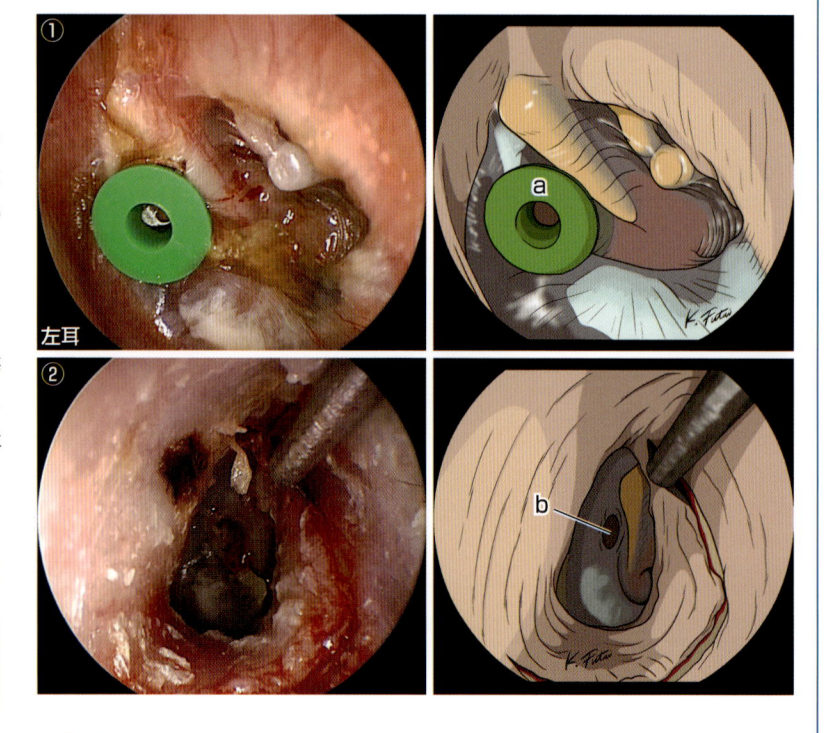

tympanomeatal flap の挙上 1

③鼓膜全層剥離

外耳道皮膚を剥離していくと4〜5時（左耳）に線維性鼓膜輪（**a**）を確認することができる. 成人の線維性鼓膜輪は黄白色を呈するが, 小児例（本症例）ではピンク色を呈してやわらかい. 鼓膜輪と鼓膜溝とのあいだに剥離子や鈍針を当て, 全層で挙上する.

④下鼓室の確認

本症例では下鼓室が含気化されているので, 鼓膜輪の下に下鼓室粘膜の裏面を確認したら, 弱弯の鋭針などで中耳粘膜を切離し鼓室内（**b**）に入る.

Tips & Tricks

癒着性中耳炎では後鼓室から下鼓室まで癒着していることも多い. 鼓膜裏面と鼓室粘膜のあいだの層を同定して剥離することで, 鼓室内側壁の骨露出を最小限にするよう心掛ける.

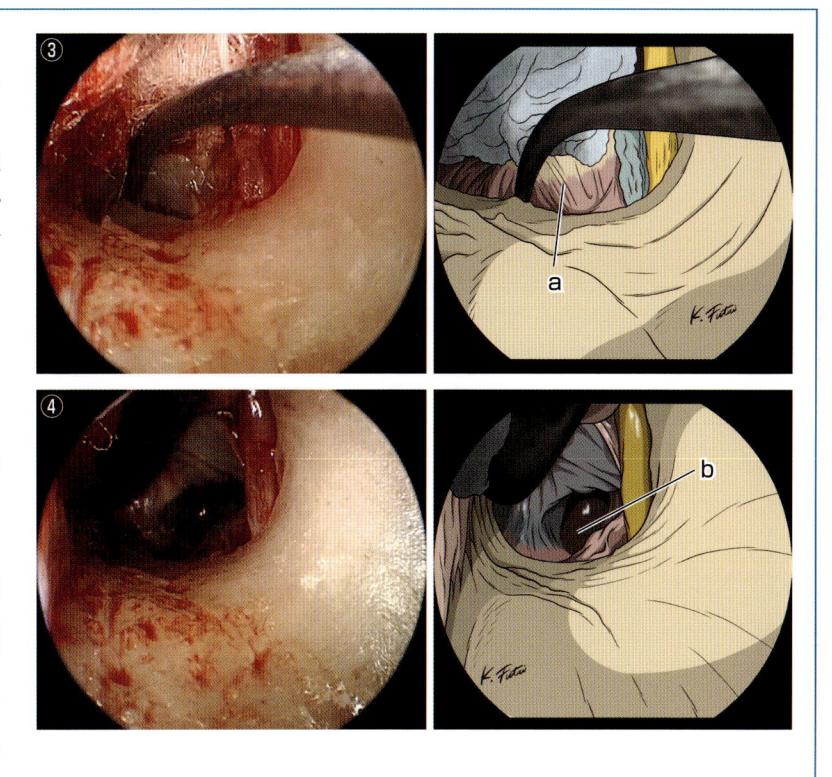

tympanomeatal flap の挙上 2

⑤外耳道後壁の処理

癒着性中耳炎では鼓膜が後鼓室へ深く陥凹しているため, 後方は外耳道後壁骨をノミで削開しながら骨片（**a**）と一緒に鼓膜を前方に剥離する.

⑥外耳道後壁・側壁の処理

上方では側壁を落とし鼓膜裏面に入りキヌタ骨より剥離を進める. 弱弯鋭針で鼓索神経（**b**）を分離しながら tympanomeatal flap をツチ骨の外側突起（**c**）が完全に露出するまで剥離する.

Tips & Tricks

1. 鼓室内に入る操作は, 鼓索神経の下方と上方に分けて行う.
2. 後鼓室に陥凹した鼓膜上皮を破ってしまい, 上皮片を鼓室に残すと遺残性真珠腫（医原性真珠腫）になるので, 剥離は慎重に, 明視下に, 連続的に行う.

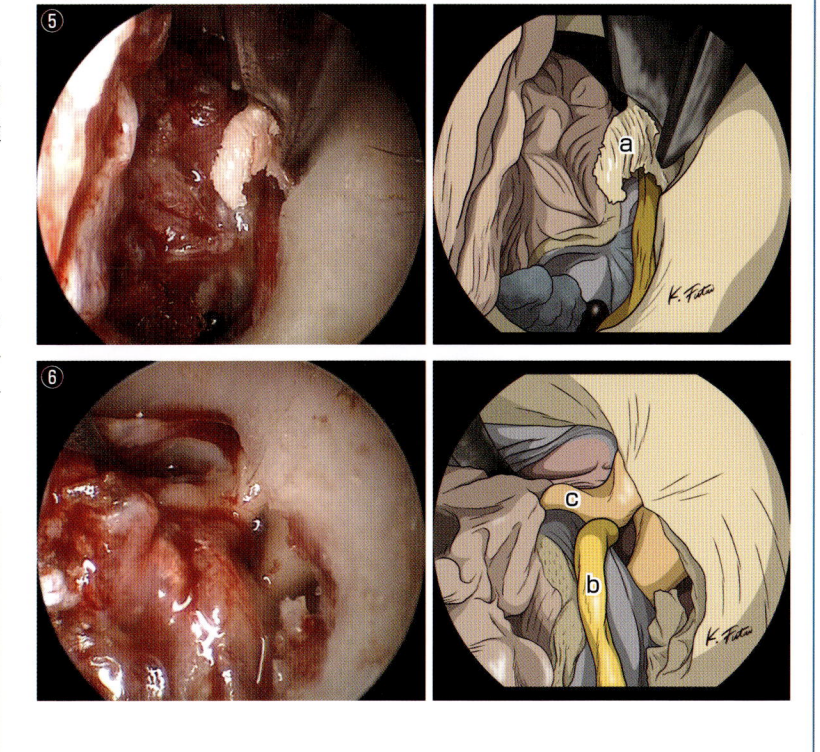

キヌタ・アブミ（I–S）関節の確認

⑦後鼓室から陥凹上皮の剝離

30°斜視鏡を前壁側から挿入し，弱弯鈍針や45°鋭針，Thomassin dissector のシングルベントで上皮を剝離する．この際，錐体隆起や鼓室洞などの構造物を確認しながら明視下に剝離する．

⑧I–S 関節から癒着上皮の剝離

さらに，I–S 関節（a）に癒着している鼓膜上皮を弱弯鋭針を用いて耳小骨に沿わせるように剝離する．剝離操作の方向はアブミ骨の脱臼を避けるため，アブミ骨筋腱（b）と反対方向への操作を基本とする．

Tips & Tricks

1. 鼓索神経の分岐部を顔面神経刺激装置で刺激することによりアブミ骨筋収縮を誘発させると，アブミ骨の位置が同定しやすい．
2. 顔面神経水平部が露出していることも多く，注意が必要である．

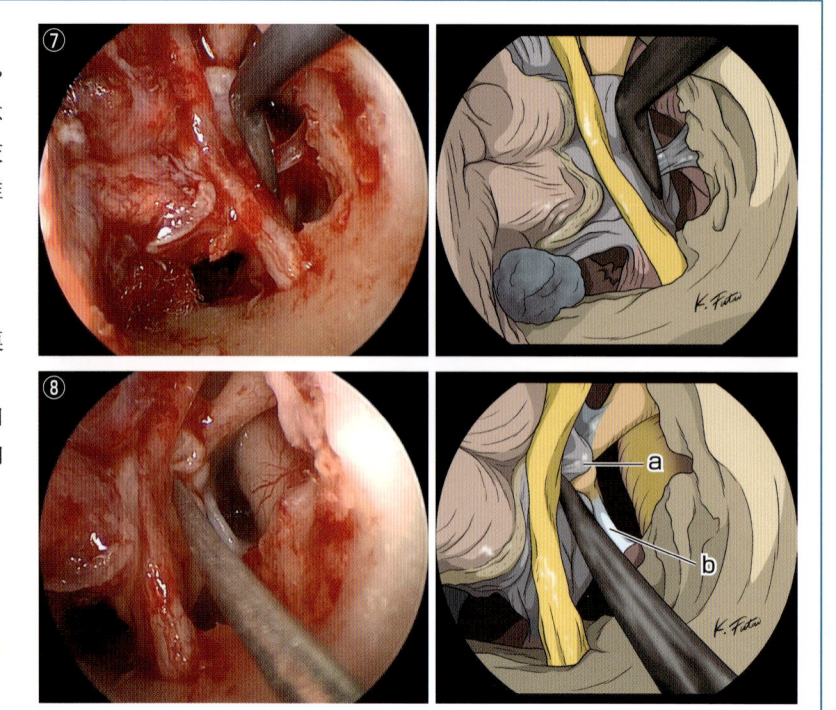

陥凹鼓膜上皮の切離

⑨陥凹鼓膜上皮の切離

癒着部位を連続性に剝離した後，虚脱・癒着していた部分の鼓膜は剪刀を用いて鋭的に切離する．

⑩I–S 関節の確認

本症例では，キヌタ骨豆状突起（a）から長脚の一部が融解しており，I–S 関節は離断していた．この時点で，伝音再建 III 型を選択した．

Tips & Tricks

虚脱した陥凹上皮を片手操作で切除するのが難しい場合には，助手に内視鏡を保持してもらい，術者は左手に吸引，右手に剪刀を持つことにより，カウンタートラクションをかけながら，虚脱した上皮を切除することができる．

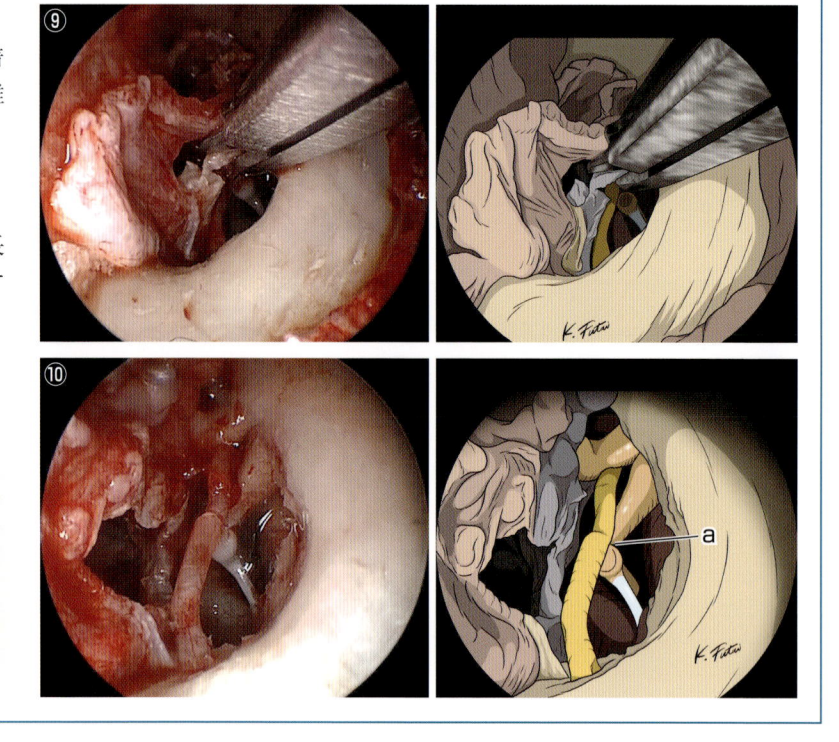

上鼓室開放と耳小骨の処理

⑪上鼓室開放

2.5 mm のノミや鋭匙を用いて経外耳道的上鼓室開放（transcanal atticotomy：TCA）を行う．上鼓室病変がなければ，骨削開の目安はキヌタ・ツチ（I-M）関節が確認できる程度の小さな TCA で十分である．

⑫キヌタ骨摘出とツチ骨頭の離断

I-M 関節を鋭針で外し，キヌタ骨長脚（a）を鉗子で把持して回転させながら摘出する．続いてマレウスニッパーにてツチ骨頭を切断・摘出する．

Tips & Tricks

キヌタ骨長脚にフックをかけ，長脚を手前に引いてキヌタ骨を回転させると，I-M 関節を完全に離断することができる．

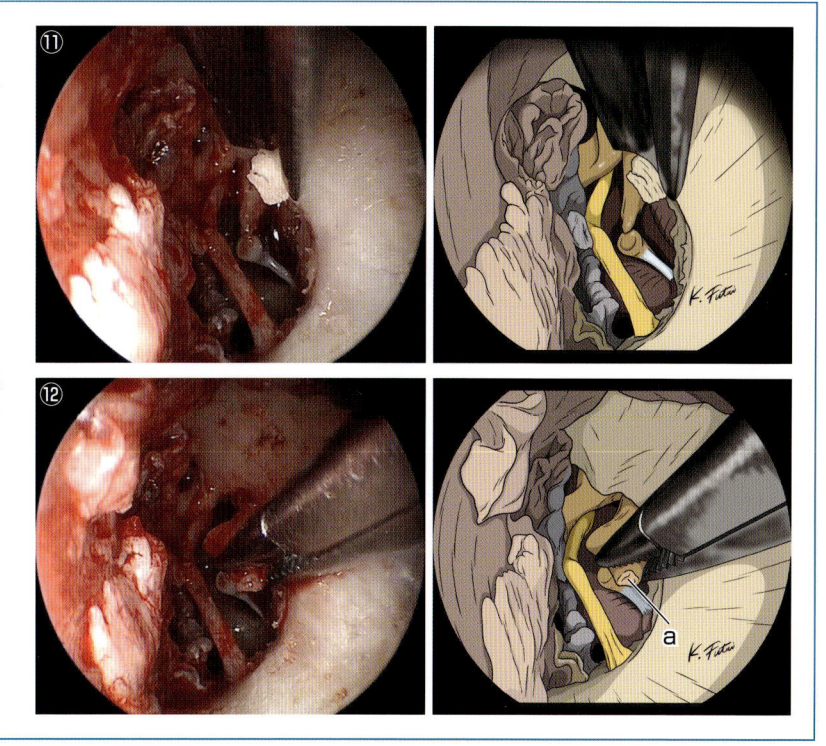

換気ルートの確保

⑬耳管鼓室口の確認

鼓膜が鼓室岬角まで癒着している場合（a）は，可及的に鼓室粘膜を温存して，骨を露出させないように鼓膜を剝離する．その後，30°斜視鏡で耳管の開存を確認する．

⑭鼓膜張筋ヒダの確認・開放

上鼓室前骨板（cog）（b）とその前方にある耳管上陥凹（c）を確認，清掃する．斜視鏡を用いて鼓膜張筋腱前方の鼓膜張筋ヒダを確認し，ヒダがある場合には曲がりの吸引管や直角の針・剝離子などを使用して開放する．本症例では，ヒダは不完全型であり，前方ルートは交通していた．
d：ツチ骨，e：アブミ骨，f：鼓索神経．

Tips & Tricks

1. 鼓室峡部の清掃とともに，前方ルートの確保は換気ルートの回復のために重要な手術操作である．
2. 鼓膜張筋ヒダには完全型と不完全型がある．

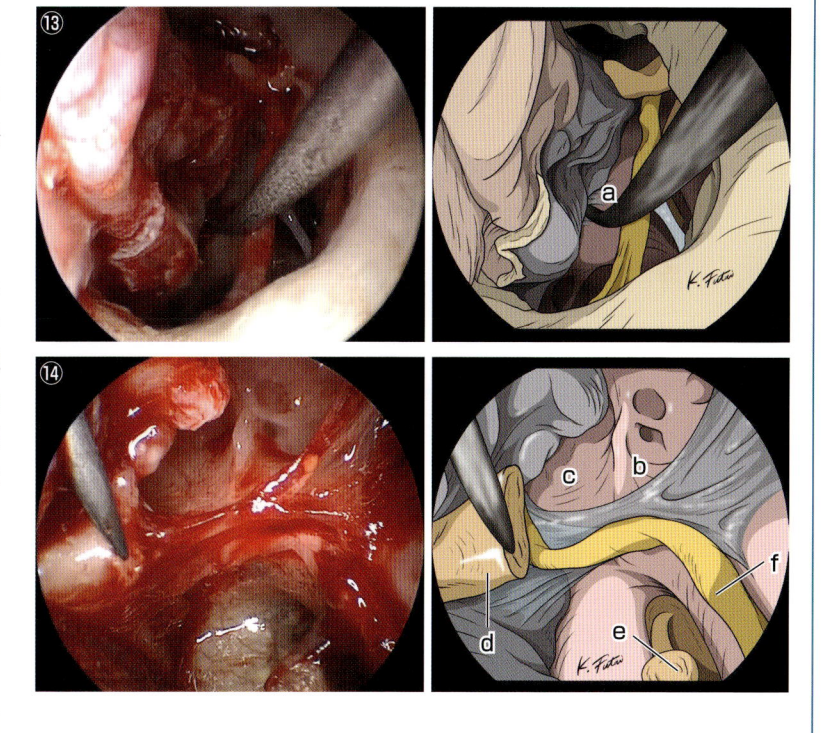

鼓膜換気チューブ留置と鼓膜形成

⑮鼓膜換気チューブ

　術前に滲出液貯留を伴う症例では，滲出性中耳炎の再発リスクが高く，鼓膜換気チューブを併用する．

⑯鼓膜形成術

　鼓膜欠損部（**a**）については，軟骨膜や皮下結合組織（**b**），薄切軟骨を用いて，underlay 法で鼓膜を形成する．

Tips & Tricks

1. 鼓室粘膜の広範な欠損，骨露出を生じた場合には再癒着のリスクが高いため，中鼓室–上鼓室に厚さ 0.3 mm のシリコン板を留置して伝音再建は行わず，計画的段階手術とする．
2. また，癒着性中耳炎の再発に対する手術であれば，薄切軟骨鼓膜による補強や，計画的段階手術を検討する．

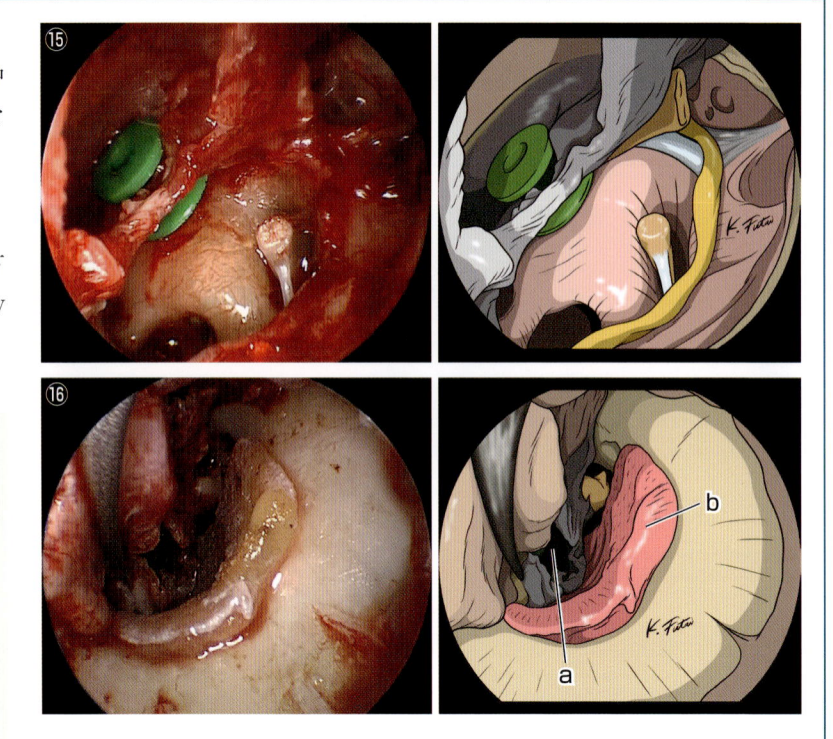

伝音再建

⑰伝音再建

　摘出したツチ骨頭もしくはキヌタ骨を用いてコルメラ（**a**）を作製する．コルメラは周囲との接触を避けるため，なるべく細みのものを作製し，アブミ骨頭が入る直径 1 mm 程度の凹みをつける．

⑱ tympanomeatal flap の復位

　tympanomeatal flap（**b**）をカールしないよう戻しながら，外耳道後壁に接着させる．ただし，flap を伸ばすために引っ張りすぎると，コルメラが後方に倒れる危険性があるので，注意する．

Tips & Tricks

1. 伝音再建はアブミ骨とキヌタ骨柄の距離や角度を考慮し，IIIc 型もしくは IIIi 型で伝音再建を行う．
2. コルメラを立てた後，顔面神経刺激装置を用いてアブミ骨筋反射を誘発し，コルメラから鼓膜までの連動性を確認する．

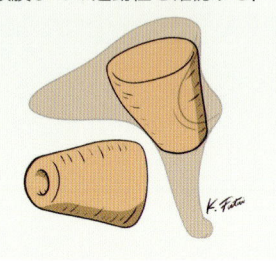

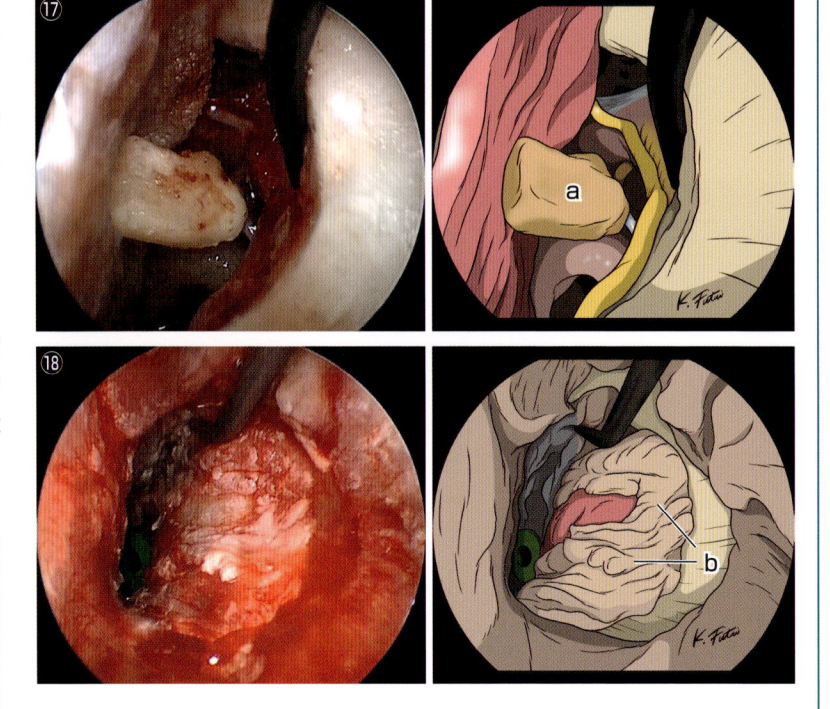

先天性真珠腫
Congenital Cholesteatoma

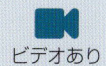
ビデオあり

窪田俊憲

先天性真珠腫とは

定義

　中耳腔内に先天的に発生する鼓膜・外耳道と連続性のない真珠腫．鼓膜の穿孔や陥凹を伴う例は原則として含めない．

先天性真珠腫進展度分類

JOS staging system（2015）[1]

　本分類は鼓室から発生する先天性真珠腫（鼓室型先天性真珠腫）を対象とする．

Stage I：真珠腫が鼓室に限局する．
　鼓室内真珠腫の占拠部位により以下の状態を区別する．
　Ia：鼓室前半部に限局する．
　Ib：鼓室後半部に限局する．
　Ic：両部位に及ぶ．
Stage II：真珠腫が鼓室を越えて上鼓室や前鼓室，乳突腔に進展する．
Stage III：側頭骨内合併症・随伴病態を伴う．
　顔面神経麻痺，迷路瘻孔，高度内耳障害，外耳道後壁の広汎な破壊，鼓膜全面の癒着病変，錐体部・頭蓋底の広範な破壊
Stage IV：頭蓋内合併症を伴う．
　化膿性髄膜炎，硬膜外膿瘍，硬膜下膿瘍，脳膿瘍，硬膜静脈洞血栓症など

Potsic staging system[2]

Stage I：single quadrant, no ossicular involvement or mastoid extension
Stage II：multiple quadrants, no ossicular involvement or mastoid extension
Stage III：ossicular involvement, includes erosion of ossicles and surgical removal for eradication of disease, no mastoid extension
Stage IV：mastoid extension（regardless of findings elsewhere）

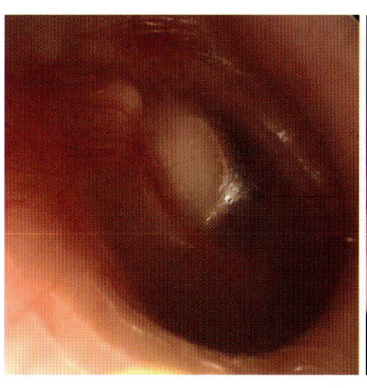
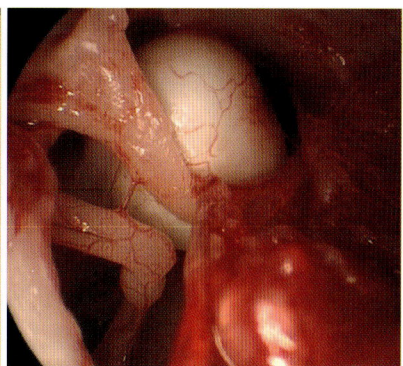

Stage Ia

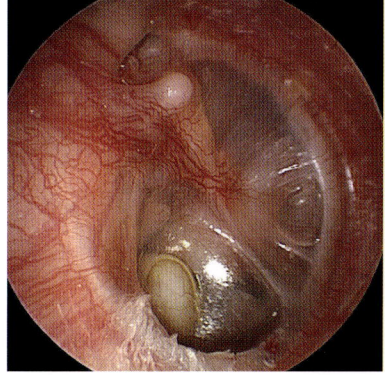
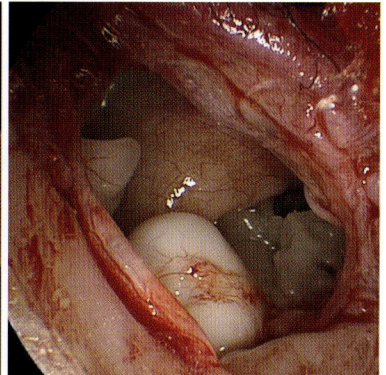

Stage Ib

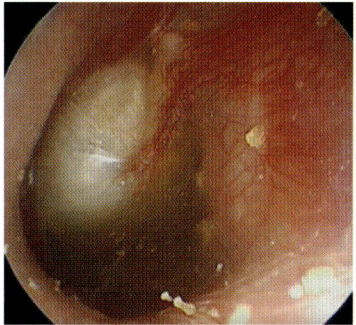
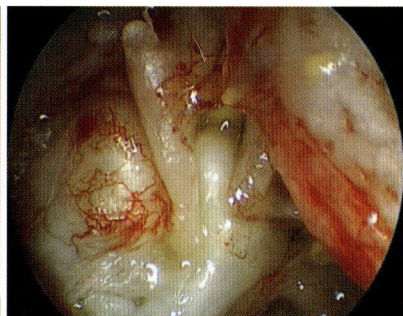

Stage II

Stage Ia 症例：tympanomeatal flap の挙上

①外耳道切開

前上象限の術野確保のため，外耳道皮膚切開は 3 時から 8 時におく（矢頭）．

② tympanomeatal flap の挙上

下方に茎をもつ tympanomeatal flap を挙上する．ツチ骨柄先端まで鼓膜を剥離し，前上部の術野を確保する．

Tips & Tricks

1. 外耳道前壁鼓膜挙上時にも，線維性鼓膜輪とともに鼓膜を挙上すると鼓膜穿孔が生じない．
2. 術後の鼓膜浅在化予防のためツチ骨柄先端からはできるだけ鼓膜を剥離しない．

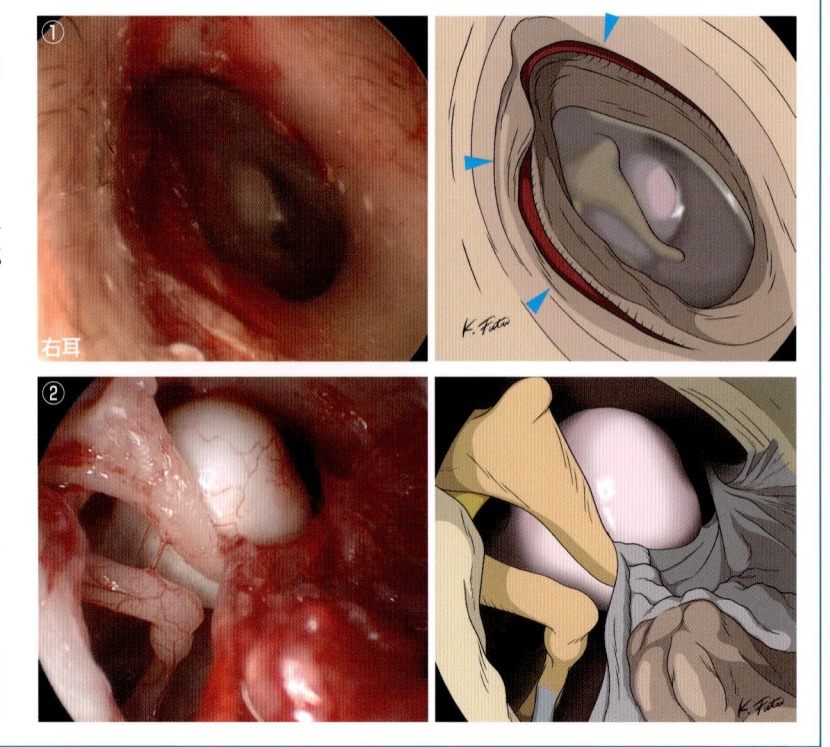

Stage Ia 症例：真珠腫の摘出

③被膜内減圧

真珠腫母膜を切開し，内部の debris を可能な範囲にて摘出する．真珠腫内減圧をすることで，周囲との剥離操作のための術野が確保できる．

④発生母地の確認

30°斜視鏡で鼓膜張筋腱前面（矢印）を確認しながら，明視下に真珠腫を発生母地より剥離し摘出する．

Tips & Tricks

真珠腫母膜を連続的に剥離するためには，内減圧が有用である．

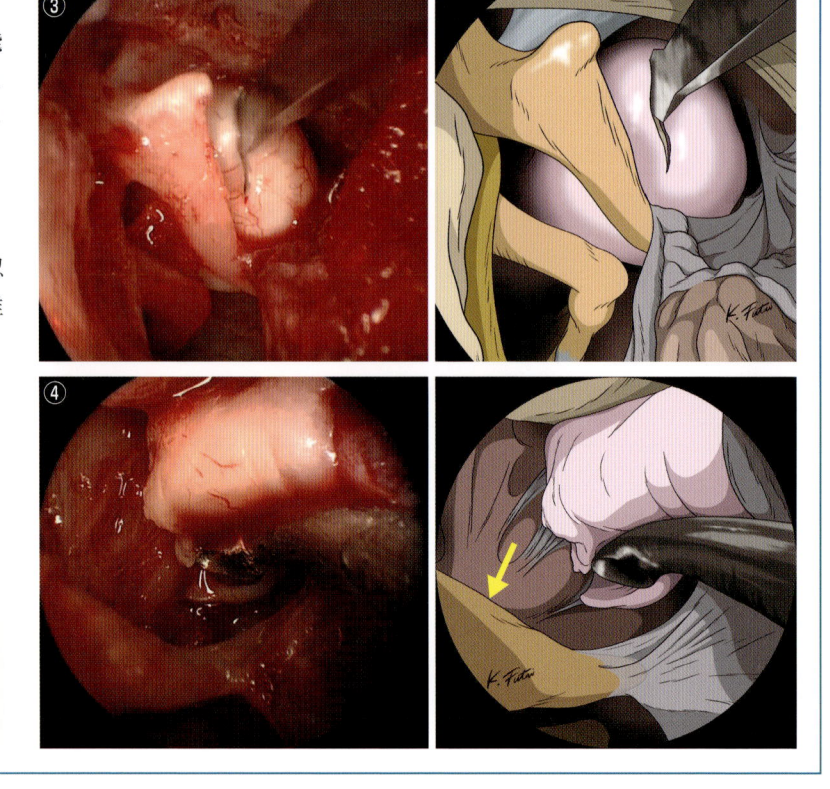

Stage II 症例：検査所見

①鼓膜所見

鼓膜前象限に白色病変が透見される．真珠腫により耳管鼓室口が閉塞されたため，鼓室内に貯留液が認められる．

②術前 CT 所見

中耳腔内に軟部組織陰影が充満している．滲出性中耳炎も併発しているため，CT のみでは真珠腫の進展範囲がわからない．

③ CMFI（DWI）画像

真珠腫は赤色で表現される．病変は中鼓室から上鼓室まで達しているが，上鼓室天蓋と接していないことがわかる．乳突洞までの進展もなく術前に TEES の適応と判断できる．

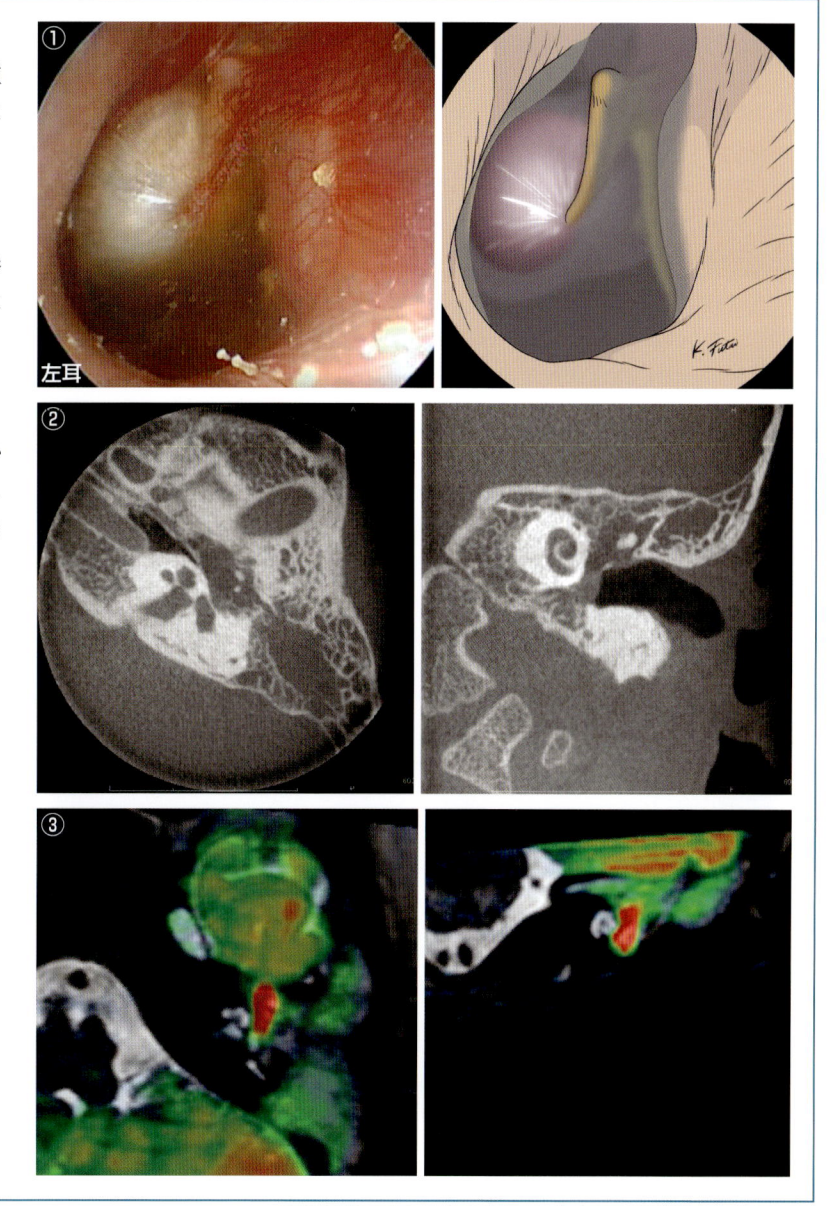

Stage II 症例：tympanomeatal flap の挙上と被膜内減圧

① tympanomeatal flap の挙上

病変が全象限に及んでいるので，鼓膜をツチ骨柄から完全に剝離し術野を確保する．病変は中鼓室前方から前鼓室，上鼓室まで進展している．

②被膜内減圧

真珠腫母膜を切開し，真珠腫内部の debris を可能な範囲で摘出する．内減圧を行うことで，母膜剝離操作を行うスペースを確保できる．

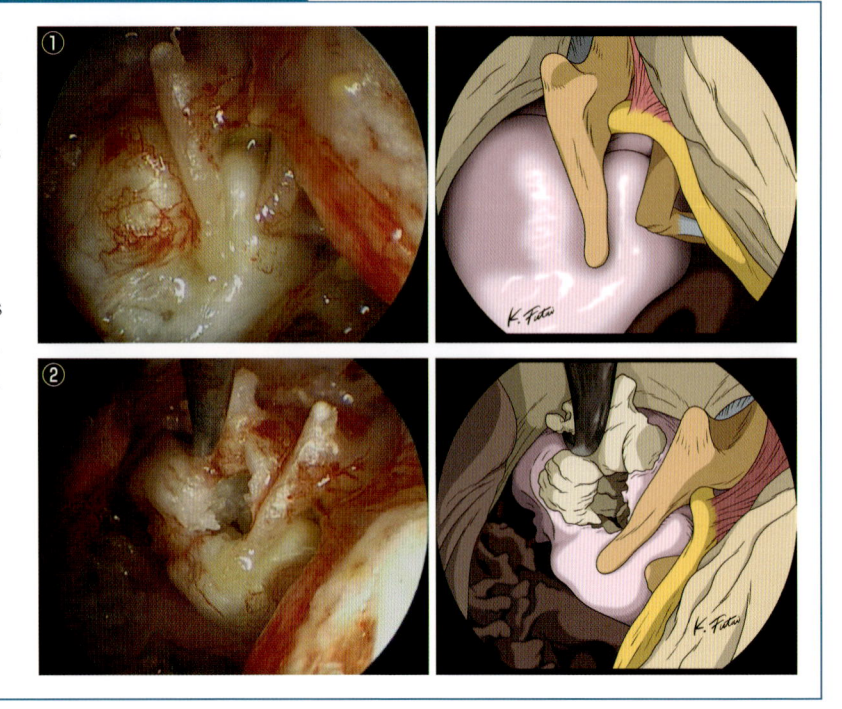

Stage II 症例：真珠腫の剝離

③上鼓室開放

powered instruments にて上鼓室を開放する．術前診断どおり真珠腫は耳小骨内側を進展し，上鼓室まで達している．キヌタ骨・ツチ骨頭を摘出し，30°斜視鏡下に真珠腫を明視下において曲がりの剝離子にて剝離を行う．
a：ツチ骨柄，b：鼓索神経．

④前鼓室耳管上陥凹部の処理

耳小骨連鎖は離断しているため，ツチ骨を偏位させながら確実に操作する．30°斜視鏡下に耳管上陥凹（＊）を明視下におき，剝離可能である．

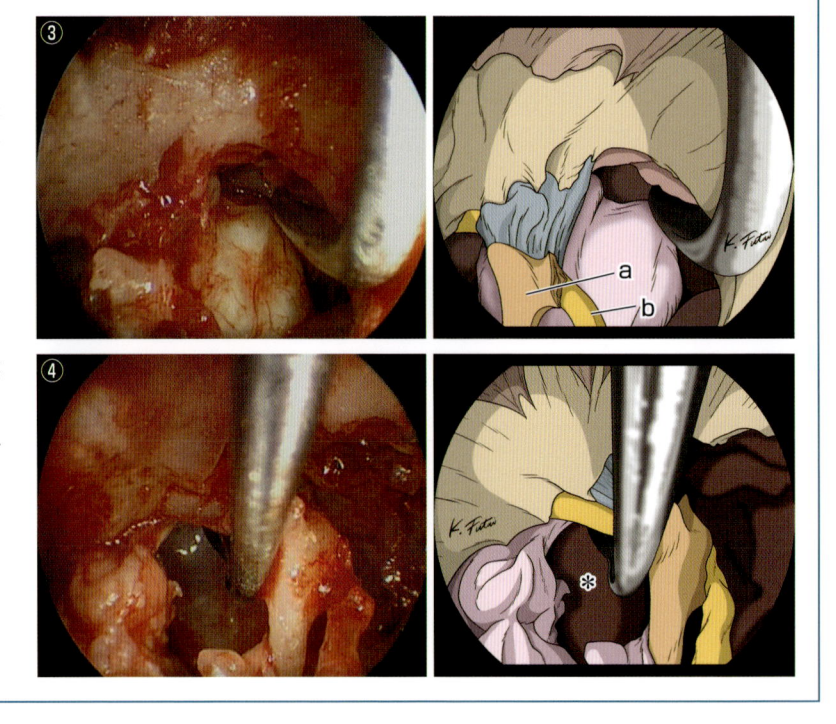

Stage II 症例：真珠腫の摘出

⑤真珠腫の発生母地からの摘出

　先天性真珠腫の発生母地は鼓膜張筋腱や，匙状突起，ツチ骨柄周囲である．ツチ骨柄（**a**）を後方に圧排して鼓膜張筋腱，匙状突起前面を明視下におき発生母地（**b**）から摘出する．

c：鼓索神経．

⑥遺残の有無を確認

　真珠腫摘出後，鼓膜張筋ヒダは開存している（矢印）．真珠腫遺残は認めない．

d：鼓膜張筋腱．

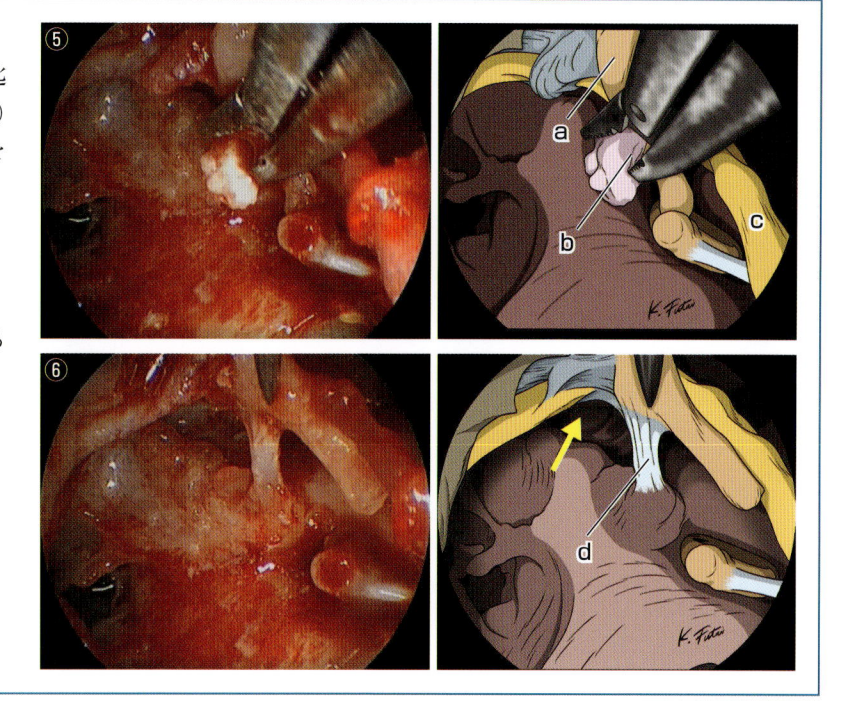

◉文献
1）Tono T, et al. Staging and classification criteria for middle ear cholesteatoma proposed by the Japan Otological Society. Auris Nasus Larynx 2017；44：135-40.
2）Potsic WP, et al. A staging system for congenital cholesteatoma. Arch Otolaryngol Head Neck Surg 2002；128：1009-12.

弛緩部型真珠腫
Pars Flaccida Cholesteatoma

ビデオあり

欠畑誠治

弛緩部型真珠腫とは

弛緩部型真珠腫（pars flaccida cholesteatoma：PF cholesteatoma）

　弛緩部から上鼓室方向や posterior pouch へ進展する真珠腫である．

①上鼓室への進展ルート

anterior route：ツチ骨前方から上鼓室・ツチ骨内側へ進展する．

posterior route：キヌタ骨外側から上鼓室へ進展する．後鼓室へは posterior pouch から進展する．

②上鼓室の解剖

　上鼓室の靭帯・粘膜ヒダ，小窩の理解が進展様式の理解につながる．TEES ではこれらの構造を確認しながら手術ができる．

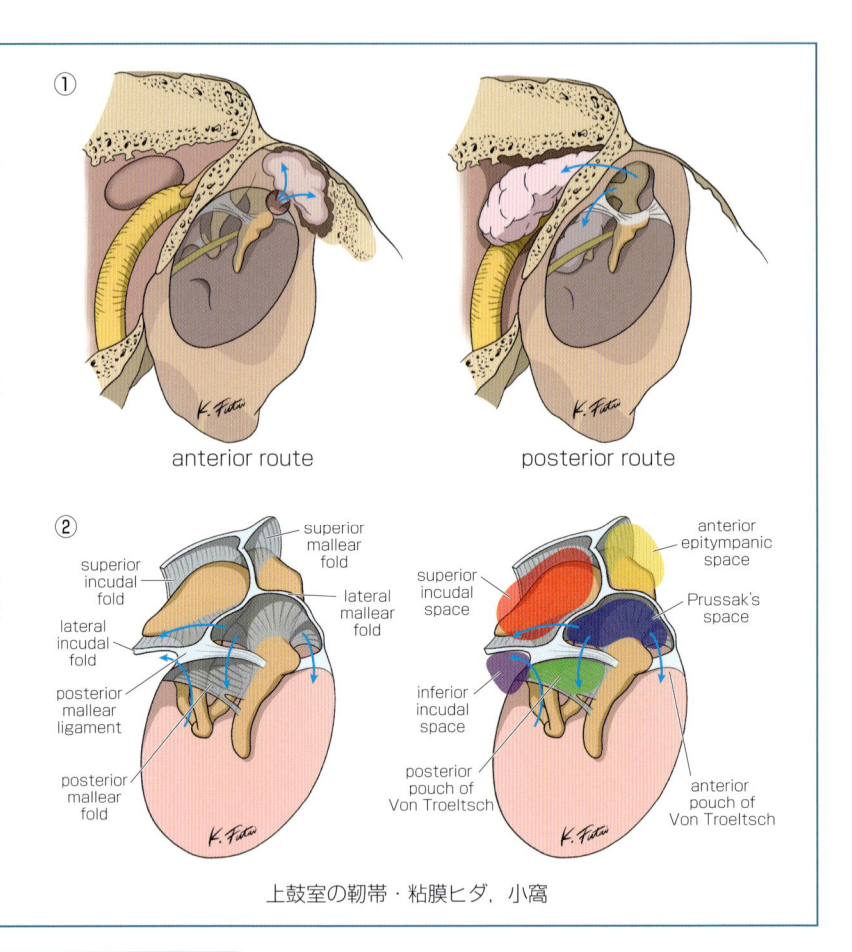

anterior route　　posterior route

上鼓室の靭帯・粘膜ヒダ，小窩

選択術式：retrograde mastoidectomy on demand

　PF cholesteatoma は鼓膜弛緩部を基部として進展する．真珠腫の進展範囲に応じて，超音波キュレットやカーブバーなどの powered instruments を用いて，摘出に必要な範囲まで transcanal atticotomy, aditotomy, antrotomy を順次行う．

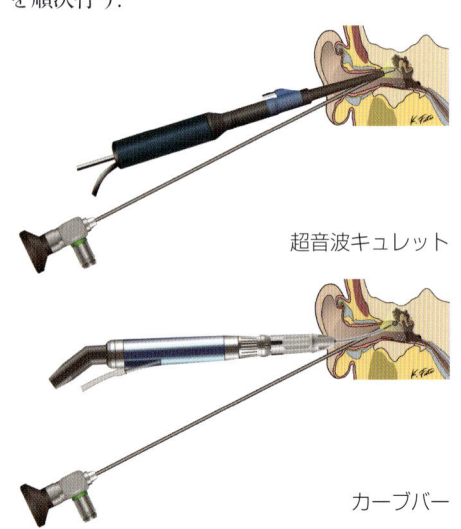

超音波キュレット

カーブバー

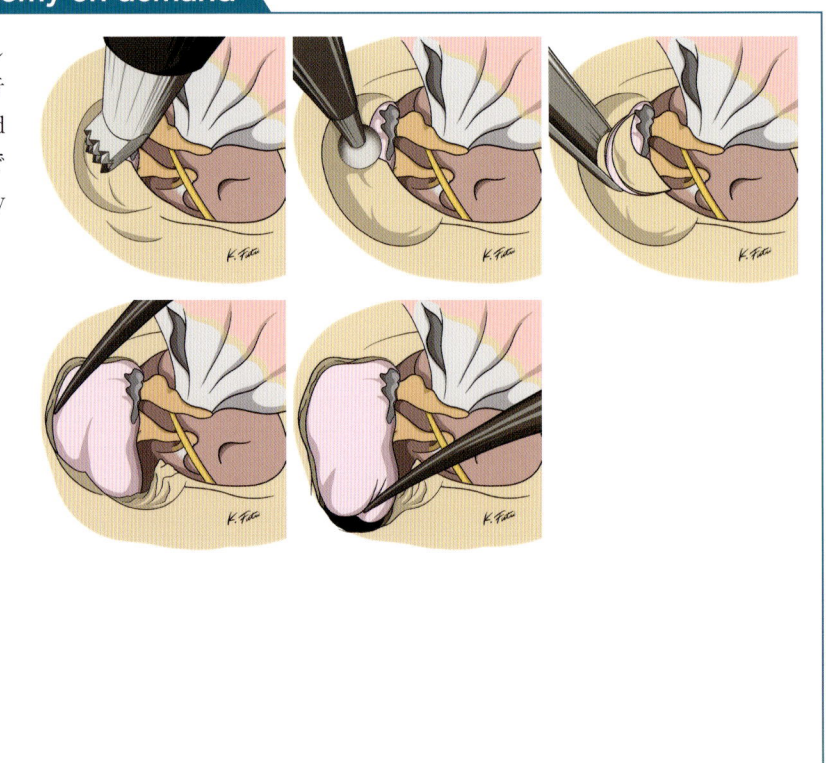

外耳道切開

①外耳道弧状切開

通常，骨部外耳道の中間の部位にラウンドナイフまたはテラメス等で外耳道切開を行う．左耳であれば11時から6時までの半周以上にわたる弧状の切開を基本とする．弛緩部型真珠腫で retrograde mastoidectomy が必要な場合，外耳道切開は中間より外側におく．

②放射状切開

弧状の切開の端で放射状の切開を加えると tympanomeatal flap をよりきれいに挙上することができる．

Tips & Tricks

骨部外耳道皮膚は軟骨部外耳道皮膚と比べ非常に薄い．手術終了時に皮弁を戻すが，その際，外耳道骨露出部が生じないように仕上げるために，ここで骨までしっかりメスを当て，シャープに切開することが重要である．

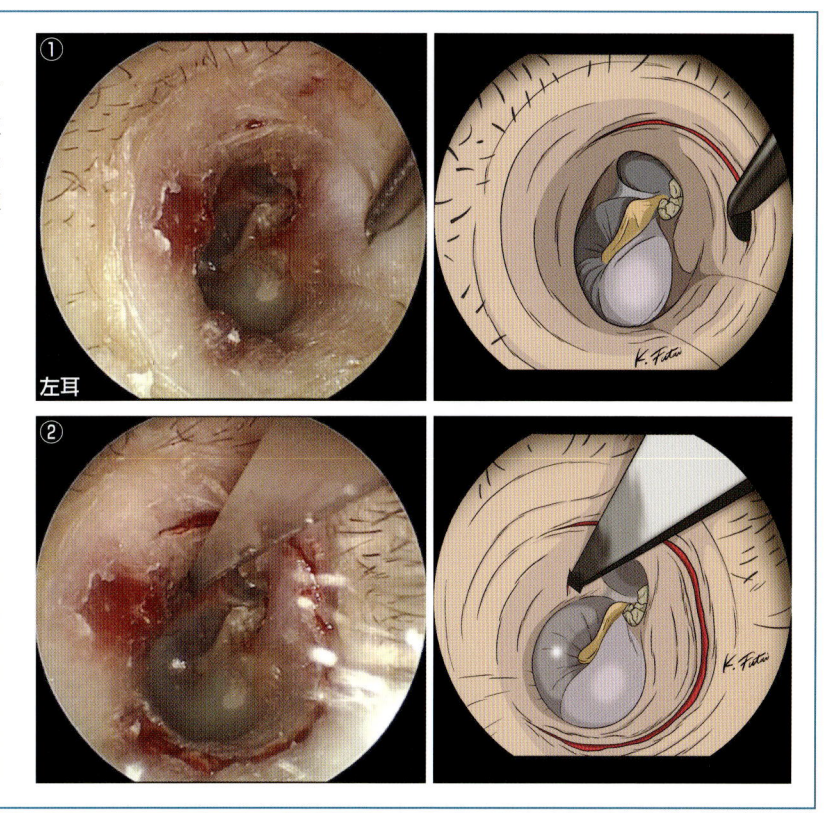

左耳

tympanomeatal flap の挙上

③鼓膜全層剝離

線維性鼓膜輪（a）が黄白色調の幅1mm弱の帯状の構造物として鮮明に観察されたら鼓膜輪をなでるように持ち上げ，3〜4時（左耳）の部位で鼓膜を全層で上げる．鼓膜輪を確実に鼓膜溝（b）から挙上し，弱弯の鋭針などで中耳粘膜を切離し鼓室内に入る．その際，鼓索神経（c）を同定し温存する．

④真珠腫の切離

ツチ骨の外側突起を露出するまで剝離し，弛緩部で鼓膜から上皮が陥入して真珠腫を形成している部位で，鼓膜として温存する部分と真珠腫として摘出する部分に切離する．

Tips & Tricks

1. 出血のコントロールが重要．ボスミン®含浸ベンシーツ®での止血に加え，tympano-mastoid suture から出る穿通枝を細身のバイポーラーで確実に凝固する．
2. notch of Rivinus 後端にある後ツチ骨ヒダを確実に切除し flap を持ち上げ，前壁におしつけ固定する．

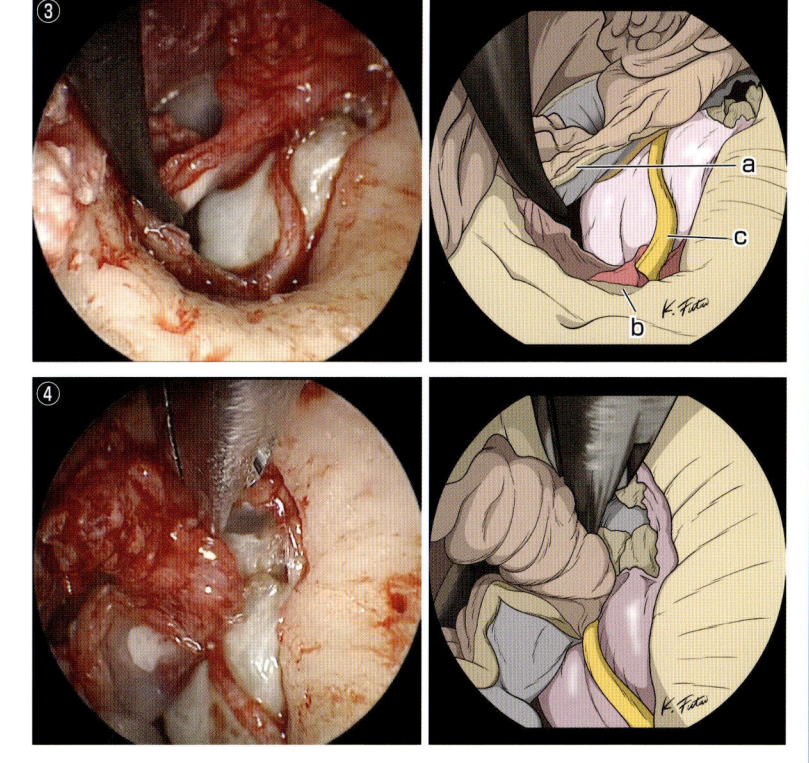

後鼓室の処理 1

⑤外耳道側壁の削除

外耳道側壁をノミ（2.5 mm）にて最小限の削除を加える．直視鏡で真珠腫後端が明視できるまで厚さ 1 mm 程度の削除を繰り返し，鋭匙で仕上げる．

⑥真珠腫の剥離

真珠腫を明視下に後鼓室より剥離する．直視鏡を前方から挿入し，弱弯の鈍針で真珠腫上皮を顔面神経窩・鼓室洞の粘膜から剥離する．

Tips & Tricks

1. holotympanic cholesteatoma とは真珠腫が弛緩部から上鼓室方向と posterior pouch へ進展する真珠腫である．
2. ノミでの削除のときに，骨に鼓索神経を巻き込まないように注意する．神経がチクワ状に骨片に包まれたらマレウスニッパーで骨を割り神経を外す．

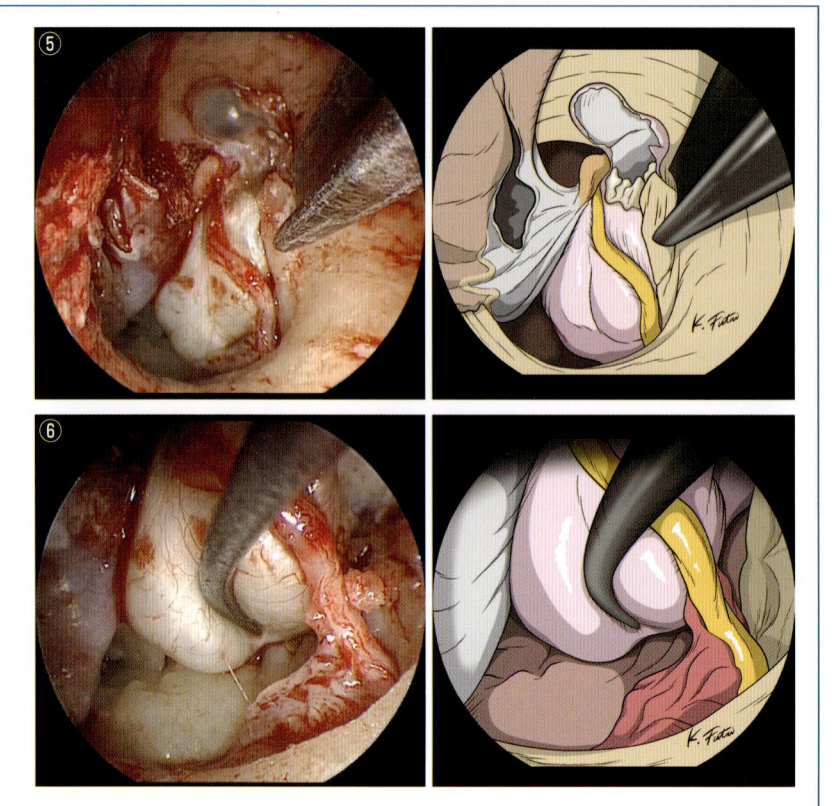

後鼓室の処理 2

⑦真珠腫上皮を顔面神経の高さまで持ち上げる

真珠腫下端・後端を弱弯鈍針で丁寧に粘膜から連続的に剥離する．Sac 内の debris を除去し，内減圧を行うと剥離が容易となる．弱弯鋭針で上皮を錐体隆起（a）から前方へ向けてアブミ骨（b）から剥離する．キヌタ骨長脚は融解しており連鎖は離断していた．

⑧斜視鏡にて後鼓室を観察

真珠腫上皮の遺残はないことを確認する．鼓室洞（＊）の進展度は type B.

Tips & Tricks

1. 剥離するべき層をきちんと見つけることが大事．真珠腫上皮をゆっくり前方に持ち上げていくと，粘膜からはがれてくる．
2. 癒着の強い部位では鋭針で鋭的にはがし，剥離のきっかけをつくる．

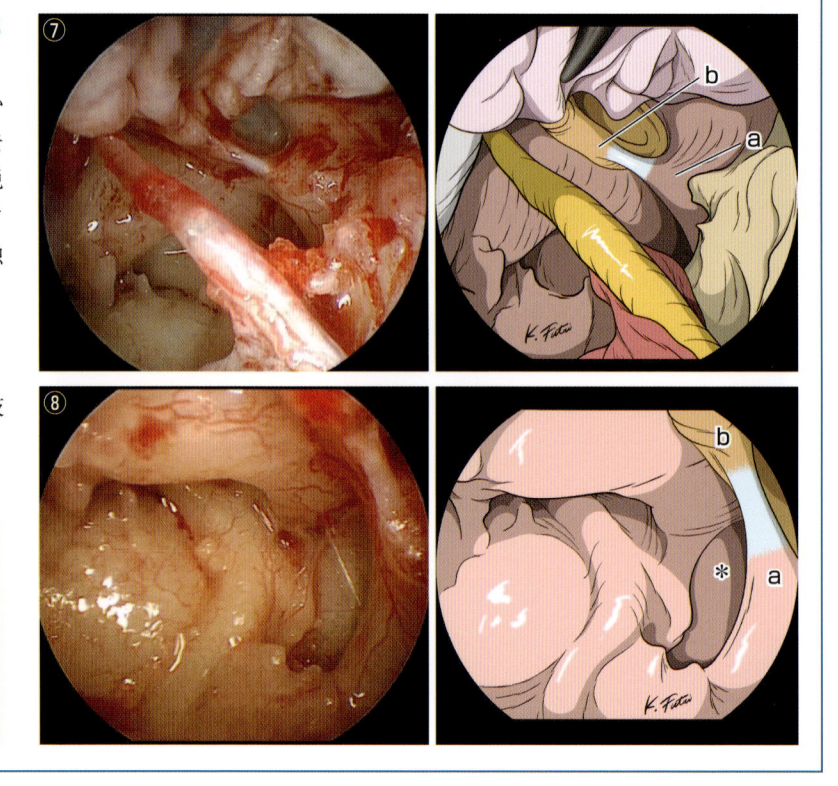

上鼓室開放 1

⑨超音波キュレットによる削開

先端が2×2mmのソノペット®をカッティングバーの代わりとして外耳道の側壁の大まかな部分の削開に用いる．弧を描くように動かす（矢印）．

⑩ダイヤモンドバーによる削開

次いで内側の真珠腫とのあいだに薄く骨堤（矢頭）を残すように，直径2mmのカーブファインダイヤモンドバーを用いて削る．

Tips & Tricks

1. retrograde mastoidectomy on demand：真珠腫の進展範囲に応じて，超音波キュレットやカーブバーなどのpowered instrumentsを用いてtranscanal atticotomy, aditotomy, antrotomyを順次行う．flapを前壁にしっかりつけて機器に巻き込まないようにして行う．
2. powered instrumentsの使用の前に，耳小骨連鎖が外れていることを確認する．

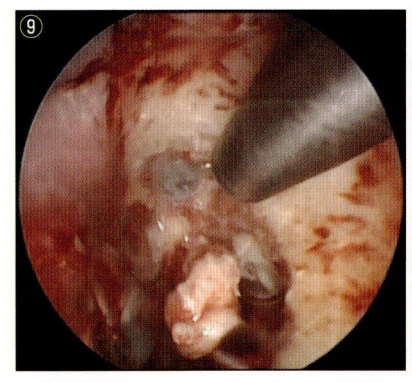
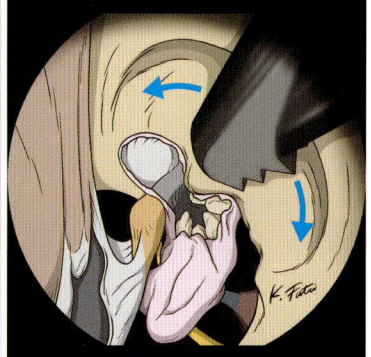
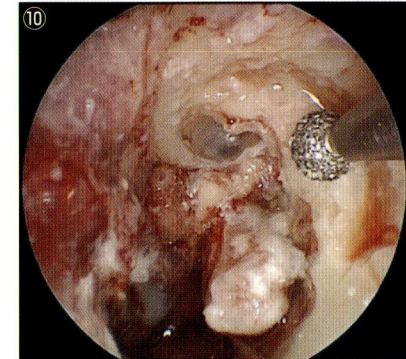
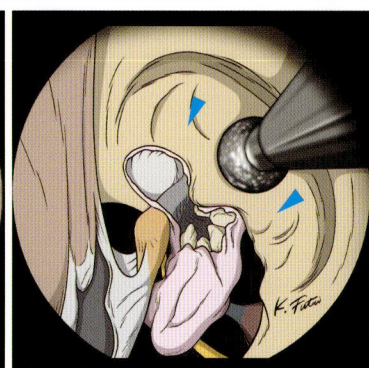

上鼓室開放 2

⑪骨堤の削除

powered instrumentsが直接耳小骨や顔面神経などと接しないようにするために，骨堤を内側に残すことが重要である．骨堤が十分に薄くなったらノミや鋭匙で削除する．

⑫キヌタ骨摘出

真珠腫が上鼓室内側に進展している症例では，ツチ・キヌタ関節を鋭針で外し，キヌタ骨（a）を摘出する．続いてマレウスニッパーにてツチ骨頭を切断・摘出する．

Tips & Tricks

1. ツチ骨頸部に，鼓索神経走行と平行にニッパーを入れることが，神経損傷を防ぐために重要である．
2. 真珠腫の後端が見えるまで⑨〜⑪を繰り返す．

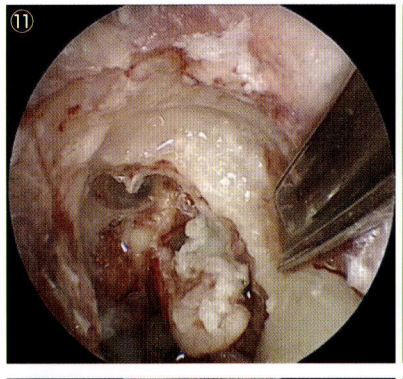
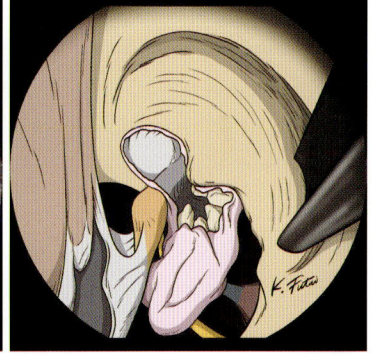
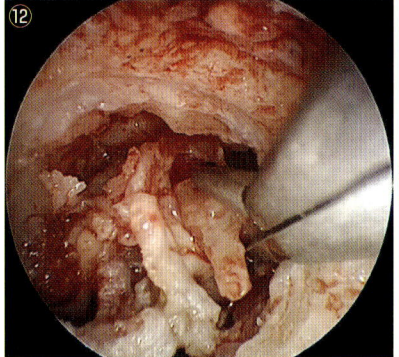
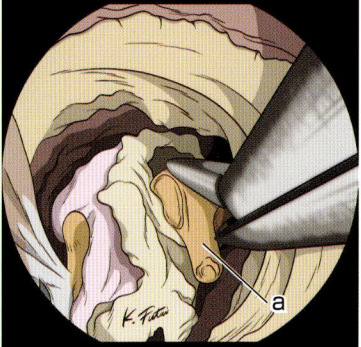

真珠腫上皮の剝離 1

⑬真珠腫上皮の後端の確認

　真珠腫上皮の後端（＊）を明視下においたら，Thomassin dissector のシングルやダブルベントなどを用いて真珠腫上皮を乳突洞側から上鼓室に向かって剝離挙上していく．正常な粘膜との剝離面を明視下におき，粘膜の温存に努める．

⑭真珠腫上皮の上端の確認

　上鼓室天蓋の上皮も，外耳道の手前から曲がりの剝離子などを用いて剝離し，後方から剝離してきた真珠腫母膜と一塊になるように，斜視鏡なども駆使しながら剝離を進める．
a：外側半規管，b：乳突洞，c：上ツチ骨ヒダ．

Tips & Tricks

1. 鉗子で軽く引き上げるような操作も有効である．剝離したい部分近くを鉗子で軽く把持し，真珠腫上皮が破けないようにゆっくり引き上げる．
2. 蜂巣内に入っている上皮は鋭針を用いて確実に剝離する．

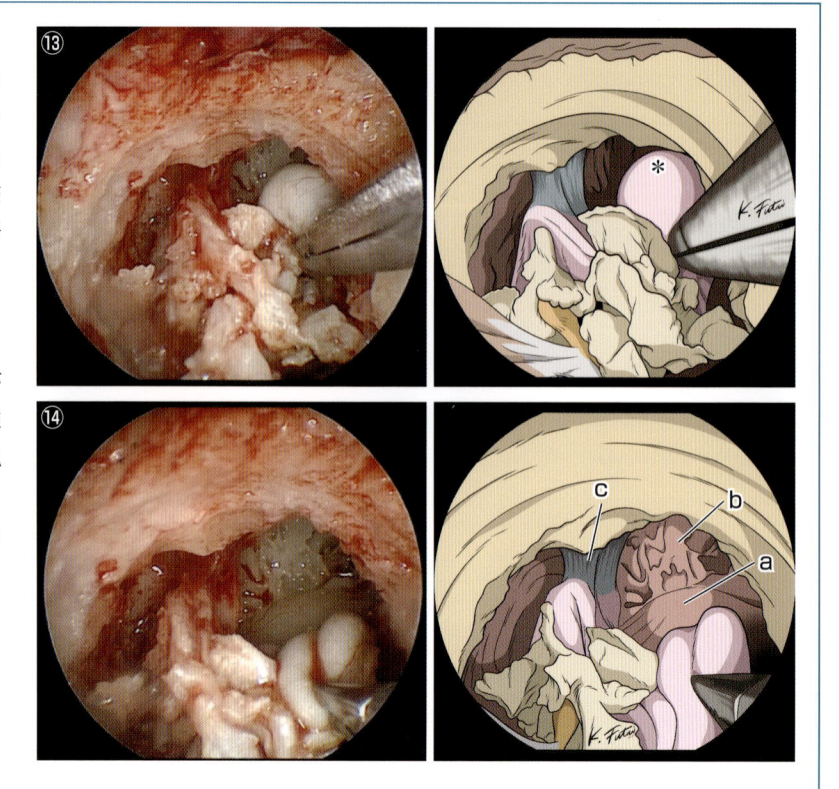

真珠腫上皮の剝離 2

⑮真珠腫摘出

　明視下に連続性に真珠腫上皮を剝離することが最も重要である．真珠腫内の debris は適宜吸引管や鉗子などで除去し，内減圧しながら行うとよい．上方と後方から剝離してきた真珠腫上皮を一塊にして摘出する．
a：ツチ骨，b：アブミ骨．

⑯遺残の有無の確認

　真珠腫摘出後，乳突洞方向を 30°の内視鏡で観察する．増生した肉芽があれば鉗子や曲がりの吸引管・剝離子などで除去し，末梢への換気ルートを開放する．乳突洞・乳突蜂巣粘膜（c）が温存されていることに注意．
d：外側半規管．

Tips & Tricks

明視下に連続性に剝離した部分が残りの真珠腫剝離の妨げになる場合は，切離し分け取りとするのがよい．

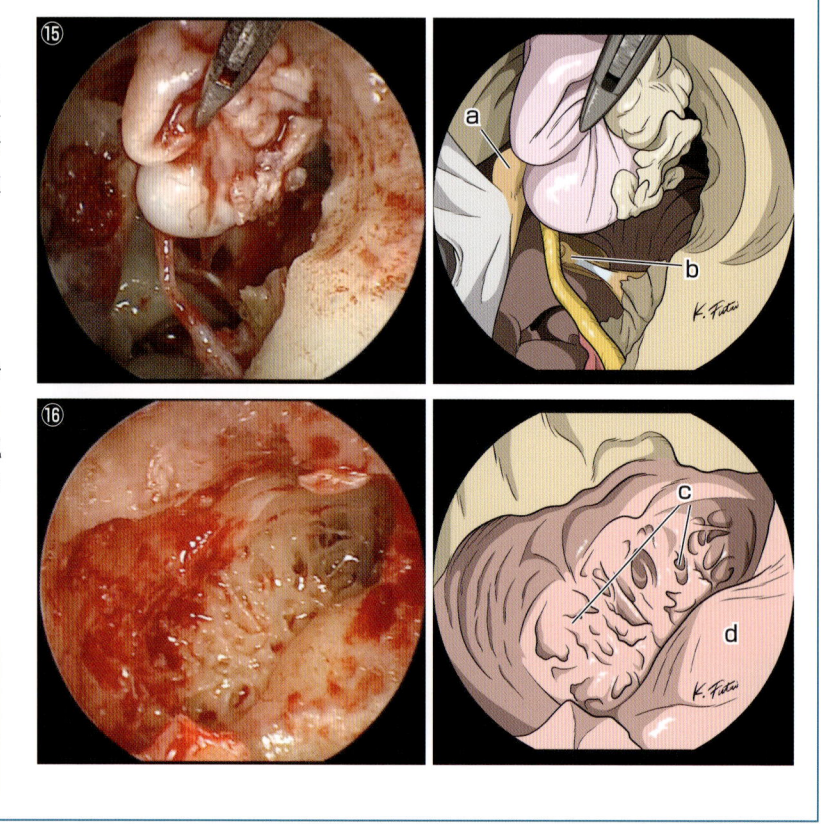

前方ルートの確保

⑰鼓膜張筋ヒダの確認

　上鼓室前骨板（cog）（矢頭）を確認し前鼓室に入り，前鼓室内を清掃する．ピックでツチ骨（a）を持ち上げるようにして，斜視鏡下に鼓膜張筋腱前方の鼓膜張筋ヒダ（＊）を確認する．cog前方にヒダが閉鎖しているのが確認できる．

⑱前方ルートの開放

　ヒダを曲がりの吸引や直角に弯曲した針・剥離子などを使用して開放する．開放後は上鼓室側から30°の内視鏡で耳管鼓室口が確認できる．

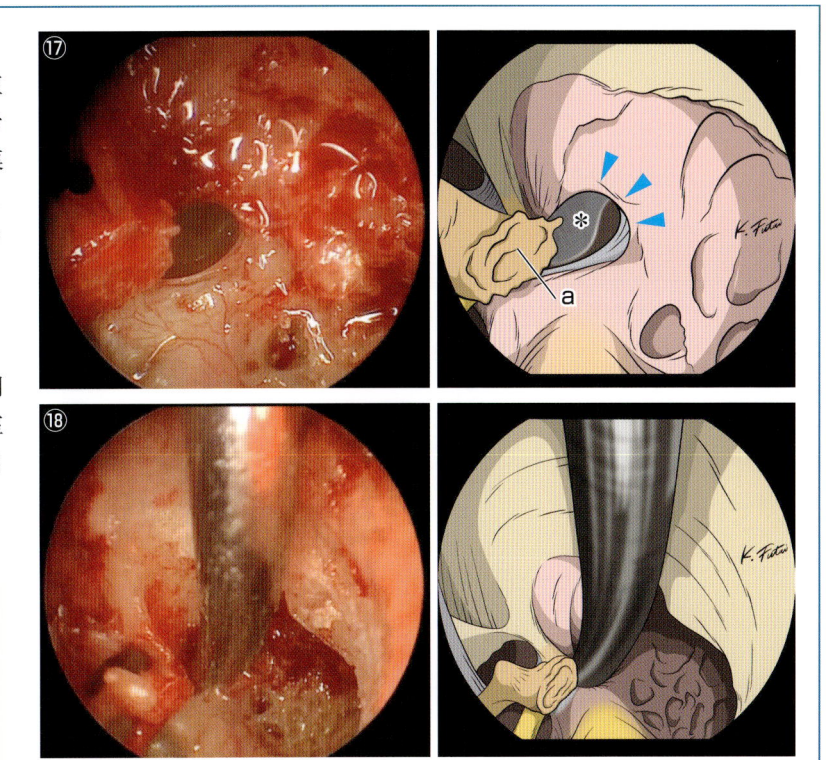

鼓膜形成：耳小骨連鎖再建1

⑲鼓膜形成

　軟骨膜（a）で鼓膜の欠損部をツチ骨裏面からunderlayにて貼付し，外耳道側から鉗子で引き上げてグラフトを穿孔縁に接着させる．接着面を確実に確保し，穿孔縁がカールしないように注意する．

⑳コルメラの作成

　2×4mmに切り出した軟骨の片方の軟骨膜を剥離し，アブミ骨頭が入る長径1mm程度の窪みを吸引管の1番などで作成する．軟骨を軟骨膜側に2つ折りにしてのり付けして2段コルメラ（b）を作成する．

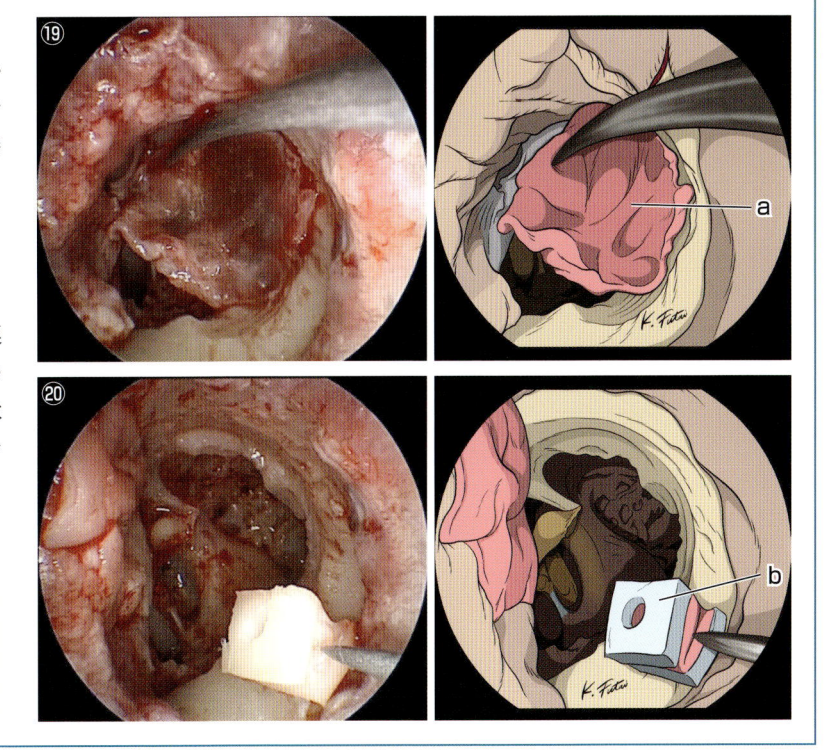

鼓膜形成：耳小骨連鎖再建 2

㉑耳小骨連鎖再建

コルメラ（a）の窪みをアブミ骨頭（b）の上にはめるように乗せ，鼓膜とのあいだに設置して IIIc 型の再建とする．

Tips & Tricks

鼓膜の形状に合うように，ツチ骨柄に沿うようにコルメラの位置を調整する．

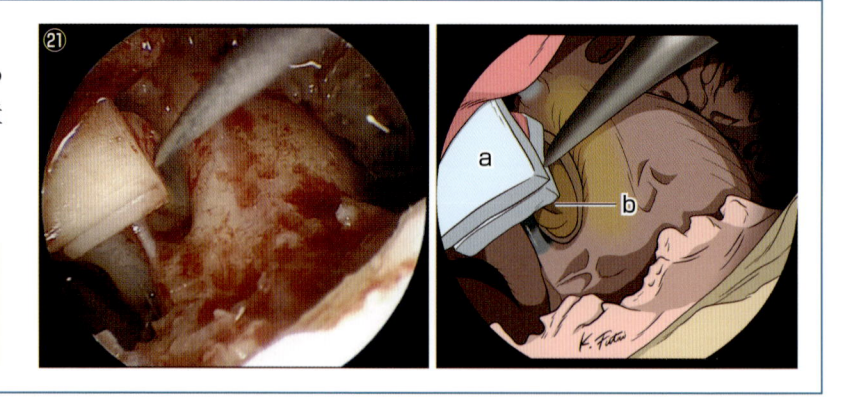

外耳道側壁再建

㉒外耳道側壁再建

側壁の骨欠損部位は，型紙を用いて欠損部の大きさを測定して，その大きさに合わせた軟骨（a）を切り出し再建する．片側は軟骨の大きさより大きな軟骨膜を付けたものを使用し，外耳道の骨欠損部にしっかりはまるようにする．

㉓ tympanomeatal flap の修復

tympanomeatal flap を戻し，外耳道後壁に接着させる．flap がカールしないようにしっかり伸ばす．flap がきちんと上がっていれば，外耳道に骨露出部は生じることはほとんどない．

Tips & Tricks

骨欠損部が生じた場合はテルダーミス®で被覆する．

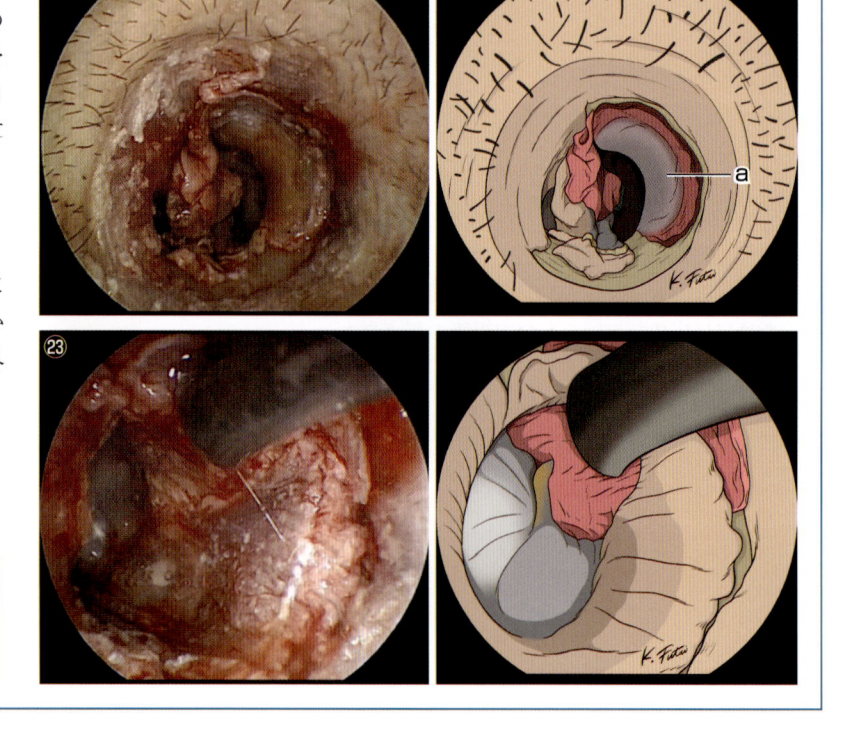

緊張部型真珠腫
Pars Tensa Cholesteatoma

ビデオあり

伊藤　吏

緊張部型真珠腫とは

①緊張部型真珠腫（pars tensa cholesteatoma：PT cholesteatoma）

　鼓膜緊張部の陥凹から生じた真珠腫．癒着性中耳炎や鼓膜後上象限（PSQ）陥凹から移行することが多い．

②真珠腫の進展ルート

　線維性鼓膜輪の発達していない PSQ の陥凹から生じることが多いため，早期からキヌタ骨長脚，キヌタ・アブミ関節，アブミ骨上部構造の破壊を伴う．さらには顔面神経水平部（図の黄色部分）の骨破壊も生じやすく，慎重な手術操作が必要である．

　弛緩部型に比較して顔面神経窩や鼓室洞など後鼓室への進展を伴いやすく，母膜の遺残を防ぐためには広角な視野をもつ内視鏡の利点を生かした明視下での操作が肝要である．

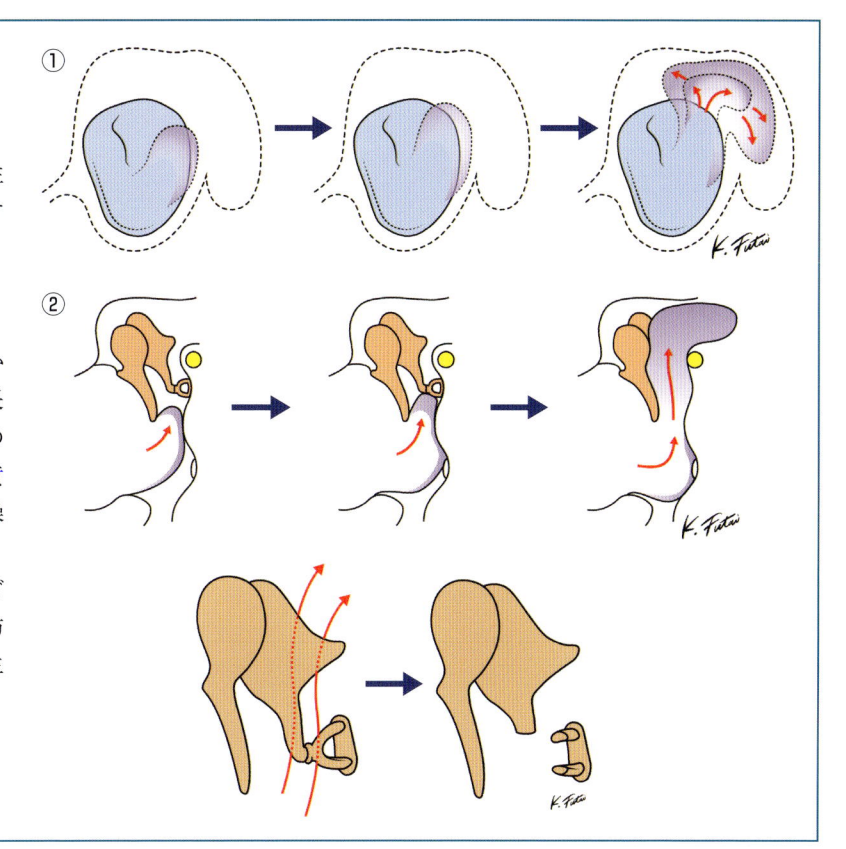

緊張部型真珠腫の治療戦略

　緊張部型真珠腫が進行するとキヌタ・アブミ関節は破壊され，母膜の陥凹は鼓室峡部から上鼓室内側，さらには乳突洞へと進展する．術前の CT/MRI 検査で真珠腫の乳突洞進展が予測される場合には，超音波キュレットやカーブバー，ノミを用いて十分な transcanal atticoantrotomy（TCAA）を行い（第5章「Powered Instruments」の項〈p.138〉を参照），母膜の天蓋側および後端を確認してから明視下に剝離操作を進める必要がある．

　術前の画像検査で真珠腫の進展が乳突洞を越えて乳突蜂巣まで疑われる場合には，次項で解説する dual approach 法を選択する．

tympanomeatal flap の挙上 1

症例：右耳

①鼓膜全層剥離

　後下方で鼓膜輪（a）を確認した後，剥離子や針弱弯で鼓膜の全層剥離を行う．

②外耳道後壁の処理

　緊張部型真珠腫では鼓膜から連続して後鼓室へ真珠腫母膜が陥凹しているため，後方は外耳道側壁骨（b）をノミで削開しながら母膜を前方へ挙上する．

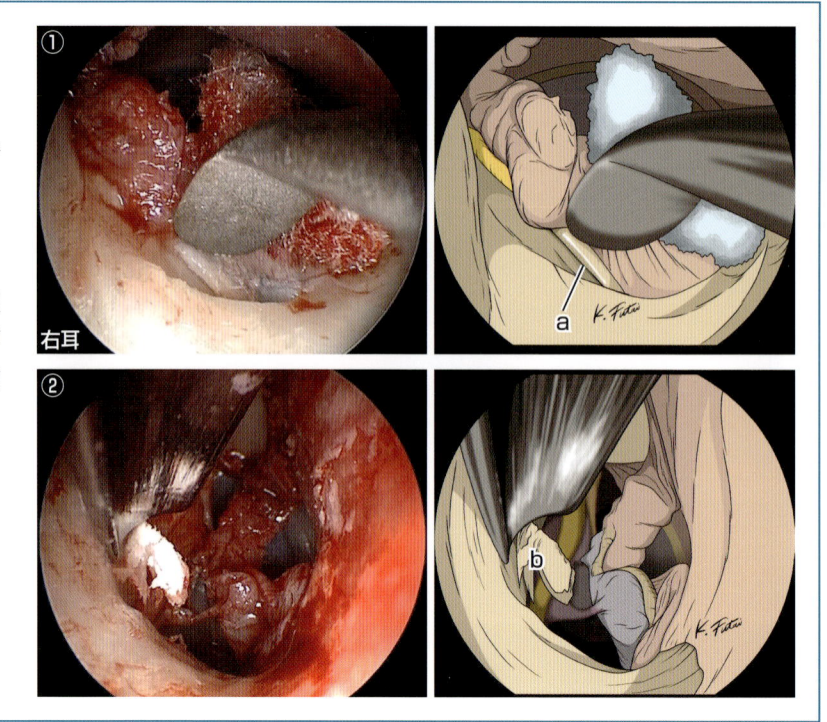

tympanomeatal flap の挙上 2

③鼓索神経の分離と真珠腫母膜の切離

　弱弯鋭針で鼓索神経（a）を分離しながらtympanomeatal flap をツチ骨の外側突起が完全に露出するまで剥離するとともに，鼓膜から上皮が陥入して真珠腫を形成している部位で，鼓膜として温存する部分と真珠腫として摘出する部分に分けて切離する．

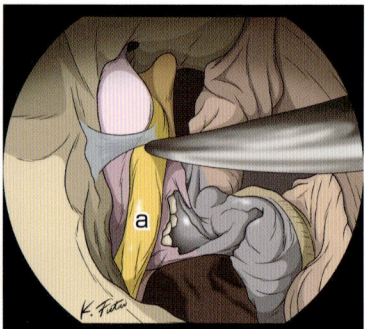

Tips & Tricks

　外耳道後壁の突出が強い症例では，後壁の骨削開や鼓膜輪周囲の剥離操作を行う際に 30°斜視鏡を用いることで，より明瞭な視野で操作が可能である．

キヌタ・アブミ関節の確認

④真珠腫 debris の減量

　緊張部型真珠腫では真珠腫が中鼓室に充満していることが多く，そのままでは明視下に母膜の剥離をすることが困難であるため，真珠腫の陥入口（a）から debris を除去して内減圧を行う．

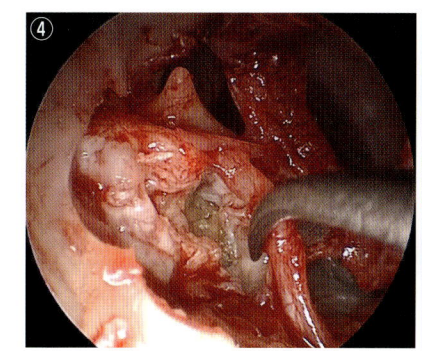
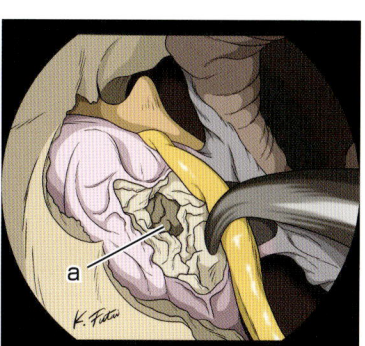

⑤キヌタ・アブミ（I-S）関節の確認

　さらに，母膜の裏面に I-S 関節が存在しているのか消失しているのかを確認する．I-S 関節が残存していれば，TCAA を行う前に振動による内耳障害を予防する目的で I-S 関節を外す必要がある．

Tips & Tricks

鼓索神経の分岐部を神経刺激装置で逆行性に刺激することによりアブミ骨筋収縮を誘発するとアブミ骨が動くため，母膜裏面のアブミ骨がわかりやすくなる．

上鼓室・乳突洞開放 1

⑥超音波キュレットによる骨削開

　先端幅が 1.9 mm のソノペット®（a）をカッティングバーの代わりとして上鼓室外側壁から外耳道後壁にかけて削開する．この際，真珠腫母膜の挫滅や耳小骨，顔面神経の障害を避けるため骨堤（b）を残して削開する．

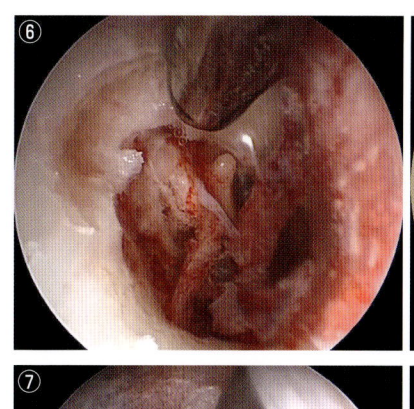
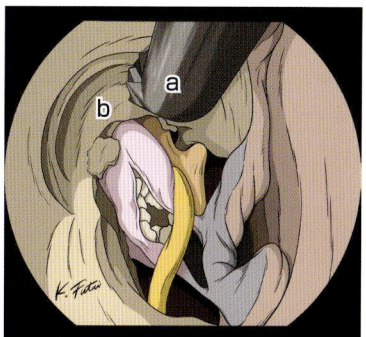

⑦ダイヤモンドカーブバーによる削開

　次いで残した骨堤を直径 2 mm のダイヤモンドカーブバー（c）を用いて，ノミで落とせる厚さまで薄くする．

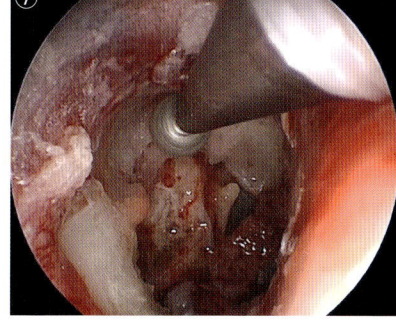
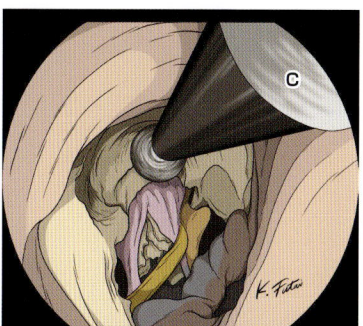

Tips & Tricks

1. powered instruments の使用の前に，I-S 関節が外れていることを確認する．
2. 挙上した flap を前壁にしっかりつけて機器に巻き込まれないようにして行う．
3. ソノペット®を用いる際には内視鏡を浅い位置で固定しながら観察することで，ソノペット®との接触による内視鏡の破損やミストによる内視鏡画面の汚染を予防できる．

上鼓室・乳突洞開放 2

⑧骨堤の削除

　骨堤が十分に薄くなったら，ノミや鋭匙で削除する．ノミや鋭匙を使用することにより，母膜の挫滅や耳小骨，顔面神経の損傷を避けることができる．

⑨キヌタ骨摘出とツチ骨頭の離断

　緊張部型真珠腫では耳小骨内側を上方に進展することが多く，ツチ・キヌタ（I-M）関節（a）を鋭針で外し，キヌタ骨を摘出する．続いてマレウスニッパーにてツチ骨頭を切断・摘出する．

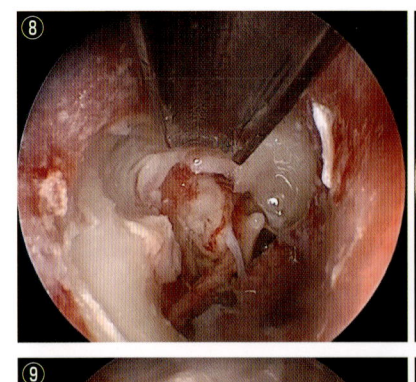
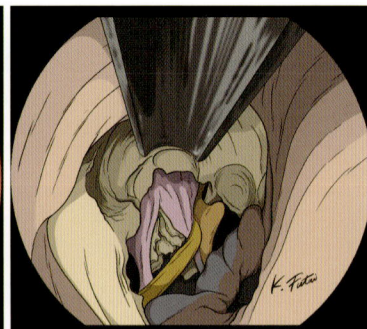
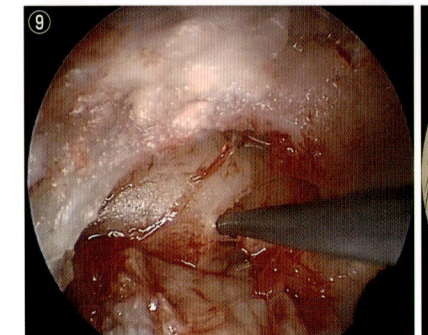
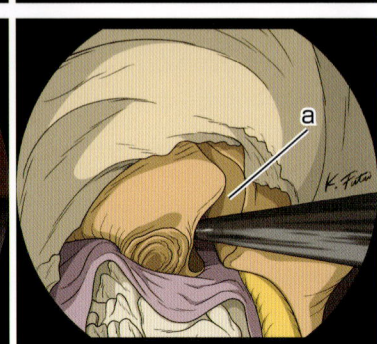

Tips & Tricks

1. 真珠腫の全容を明視下におくため⑥～⑧を繰り返すが，最初からできるだけ大きめの骨堤を削り出すことで，母膜を挫滅することなく，短時間で母膜の上端から後端まで明らかにすることができる．
2. 大きな TCAA が必要なときには反りノミが有効である．

真珠腫上皮の剥離：上鼓室・乳突洞の処置

⑩真珠腫上皮の後端の確認

　30° 斜視鏡で母膜の後端（矢印）を明視下においたら，鈍針や Thomassin dissector のシングルベントやダブルベントなどを用いて真珠腫上皮を乳突洞側から上鼓室に向かって剥離挙上していく．正常な粘膜からの剥離面を明視下におき，粘膜温存に努める．

⑪真珠腫上皮の上端の確認

　引き続き天蓋（a）に付着した母膜も 30° 斜視鏡を用いながら剥離する．この場合も鈍針や Thomassin dissector を用いて，前方および後方から剥離を進める．

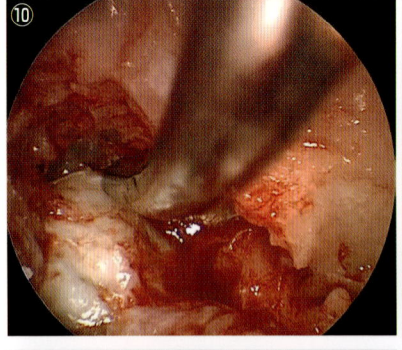
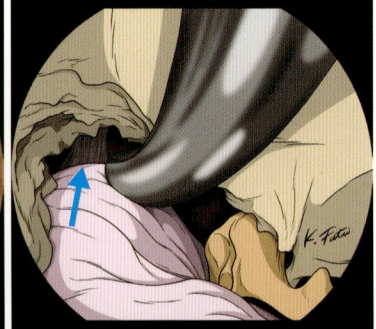
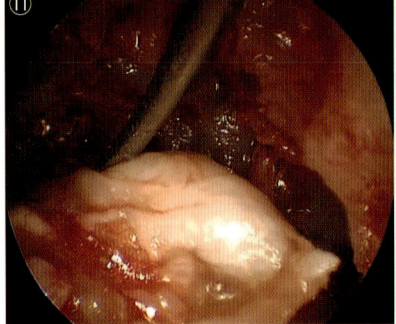
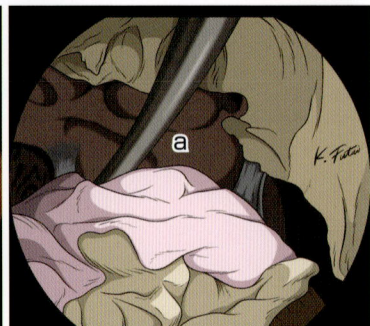

Tips & Tricks

1. 明視下に連続的に剥離することが最も重要である．
2. 30° 内視鏡を使用しても上鼓室側壁内側面の母膜は明視下におくことはできない．十分な上鼓室開放を行い，上鼓室側壁内側面の母膜を遺残させないように注意する．
3. 明視下に連続性に剥離した部分が，残りの真珠腫剥離の妨げになる場合は，切離し分け取りとするのがよい．

真珠腫上皮の剝離：後鼓室の処理

⑫外耳道後壁の削除

鼓索神経（a）を温存しながら外耳道後壁をノミと鋭匙で削除し，直視鏡もしくは30°斜視鏡で後鼓室の真珠腫を明視できる術野をつくる．

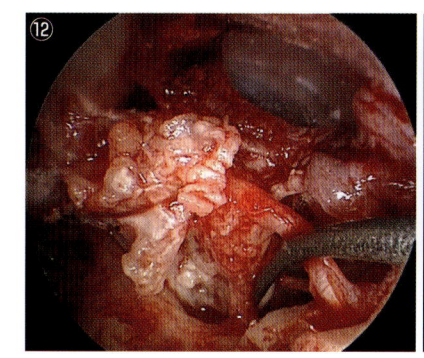
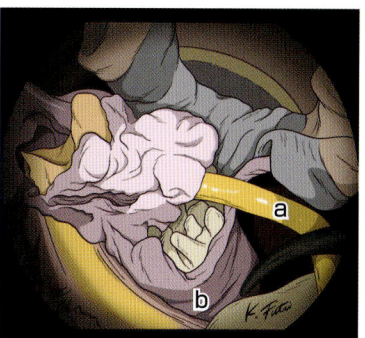

⑬真珠腫の剝離

真珠腫を明視下に後鼓室（b）より剝離する．内視鏡を前壁側から挿入し，弱弯鈍針やThomassin dissector のシングルベントで母膜を剝離する．この際，錐体隆起や鼓室洞などの構造物を確認しながら明視下に剝離する．

> #### Tips & Tricks
>
> 1. 緊張部型真珠腫では真珠腫母膜が露出した顔面神経やアブミ骨底板に癒着していることが多いため，後鼓室からアブミ骨底板，顔面神経周囲の剝離操作は最後に行う．
> 2. しかしながら，I–S 関節が残存している症例では，先に後鼓室の処理を行い，I–S 関節を外した後に TCAA を行う．

真珠腫上皮の剝離：アブミ骨・顔面神経の処置

⑭顔面神経からの剝離

顔面神経（a）の走行に従って後方から前方に向かい鋭針，鈍針，剝離子を駆使しながら母膜を剝離挙上する．顔面神経は露出していることが多いため，母膜の基部に器具を当ててゆっくりと剝離することで，顔面神経を障害することなく，母膜を破らずに剝離することができる．

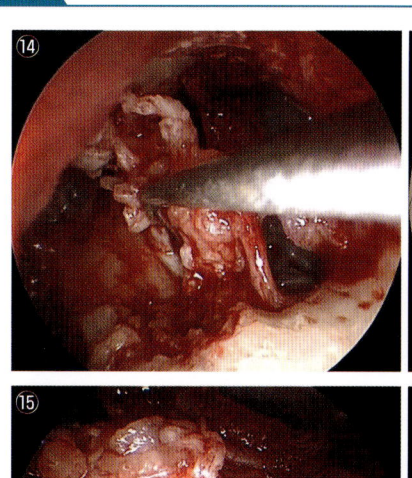
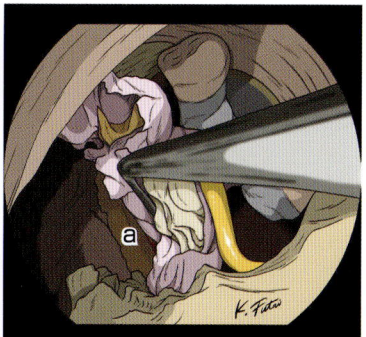

⑮アブミ骨底板からの剝離

鋭針を用いてアブミ骨底板（b）から母膜を連続的に剝離する．アブミ骨底板が欠損している場合には外リンパ瘻となり，内耳窓閉鎖の処置が必要なため，事前に結合組織とフィブリン糊は用意しておく．

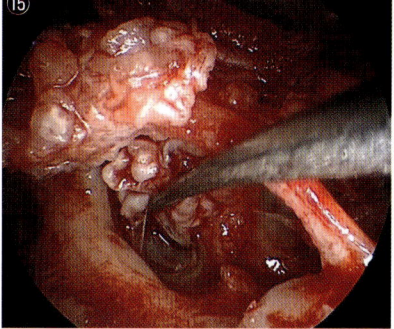
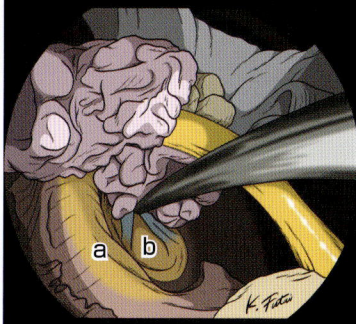

> #### Tips & Tricks
>
> 術前 CT で顔面神経管の破壊については判定が難しく，顔面神経周囲の操作を行う場合は，常に神経が露出している可能性を念頭において母膜を剝離する．

真珠腫上皮の剝離：遺残の確認

⑯直視鏡による確認

　真珠腫摘出後に十分な量の生理食塩水で洗浄した後，直視鏡で上鼓室から中鼓室を確認する．

a：顔面神経，b：鼓室洞，c：アブミ骨底板，d：錐体隆起．

⑰ 30° 斜視鏡による確認

　30°斜視鏡を用いて，鼓室洞（b）を含む後鼓室，上鼓室天蓋，乳突洞（e）を観察し，遺残がないことを確認する．

Tips & Tricks

1. 真珠腫完全摘出前の洗浄は，脆弱な母膜をちぎって飛散させるリスクがあるので，原則行わない．
2. 摘出後の確認で明るくクリアな視野を得るために，凝血塊などを十分に洗浄することが重要である．しっかりと洗浄することで，骨面や flap からの出血部位も同定することが可能となり，確実に最終的な止血操作を行うことができる．

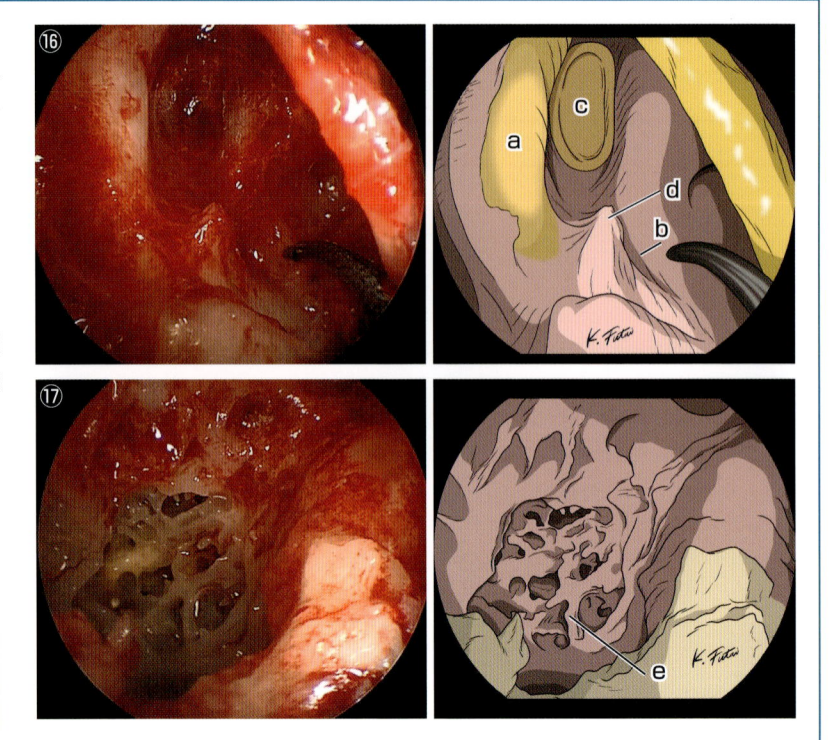

前方換気ルートの確保

⑱耳管鼓室口の確認

　30°斜視鏡をツチ骨柄の内側から挿入し，耳管鼓室口（a）を確認する．

⑲鼓膜張筋ヒダの確認・開放

　上鼓室前骨板（cog）（b）とその前方にある耳管上陥凹を確認，清掃する．斜視鏡を用いて鼓膜張筋腱（c）前方の鼓膜張筋ヒダ（d）を確認し，曲がりの吸引や直角の針・剝離子などを使用してヒダを開放する．

Tips & Tricks

1. 鼓室峡部の清掃とともに，前方換気ルートの確保は中耳腔の換気改善のために重要な手術操作である．
2. 鼓膜張筋ヒダには完全型と不完全型がある．

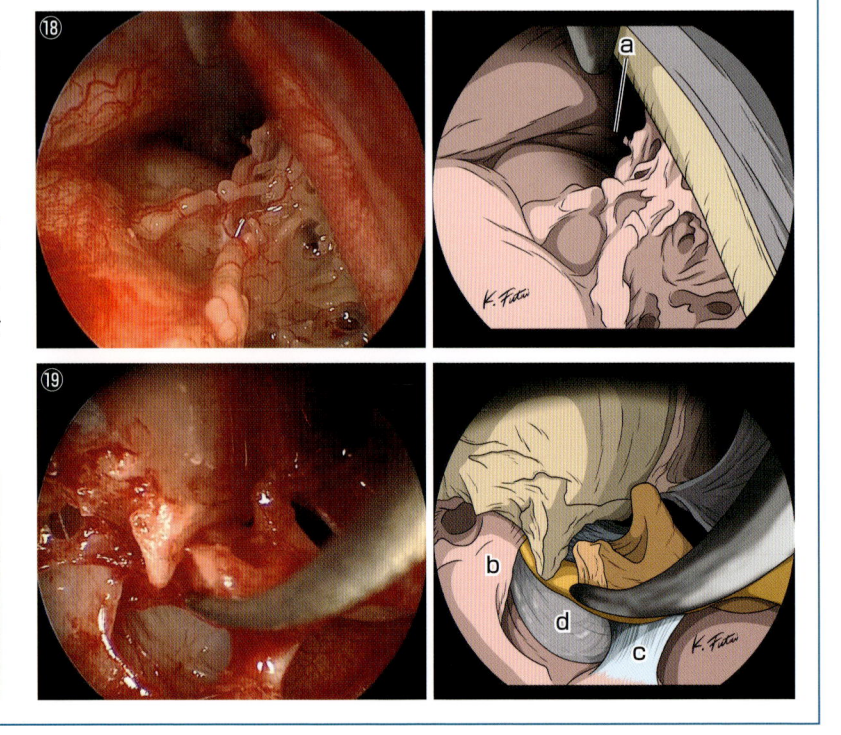

鼓膜形成耳小骨連鎖再建

⑳鼓膜形成

鼓膜欠損部を軟骨膜（a）を用いて，underlay法で再建する．この際，軟骨膜と鼓膜の間にフィブリン糊を滴下した後，軟骨膜を鈍針で鼓膜に密着させる．
b：鼓索神経，**c**：アブミ骨底板.

㉑コルメラの作成

アブミ骨上部構造が欠損している症例では，耳珠軟骨を台形に形成したコルメラ（**d**）を用いて，IVc型もしくはIVi型で伝音再建を行う．
e：ツチ骨柄.

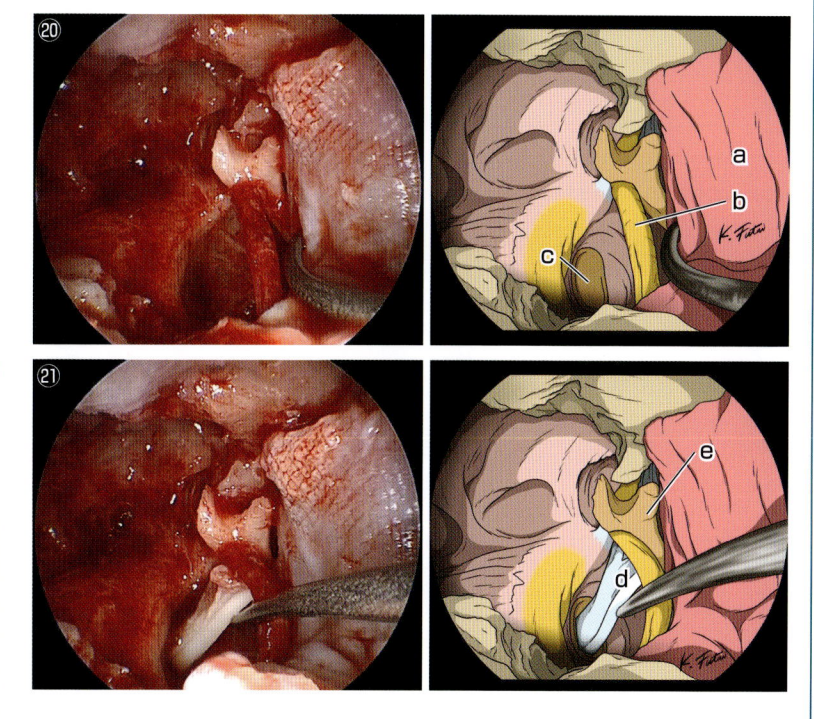

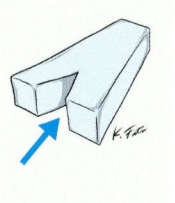

> **Tips & Tricks**
>
> アブミ骨底板とツチ骨柄の距離と角度により，IVc型もしくはIVi型を選択する．IVi型とする場合には，コルメラのツチ骨柄側に溝（矢印）を付けて，安定化を図る.

外耳道再建

㉒外耳道側壁・後壁再建

TCAAにより生じた骨欠損の前後径および上下径のおよそのサイズを測定する．再建には耳珠軟骨（**a**）を採取し，片側に軟骨膜を付けたまま500μmに薄切する．軟骨膜はそのままとし，軟骨実質を欠損部よりやや大きめに形成し，外耳道の骨欠損部にしっかりはまるように接着する（矢頭）.

㉓ tympanomeatal flap の修復

tympanomeatal flapを戻し，外耳道後壁に接着させる．flapがカールしないように伸ばすことが重要であるが，あまりflapを引っ張りすぎると，コルメラが後方に変位するため，注意が必要である.

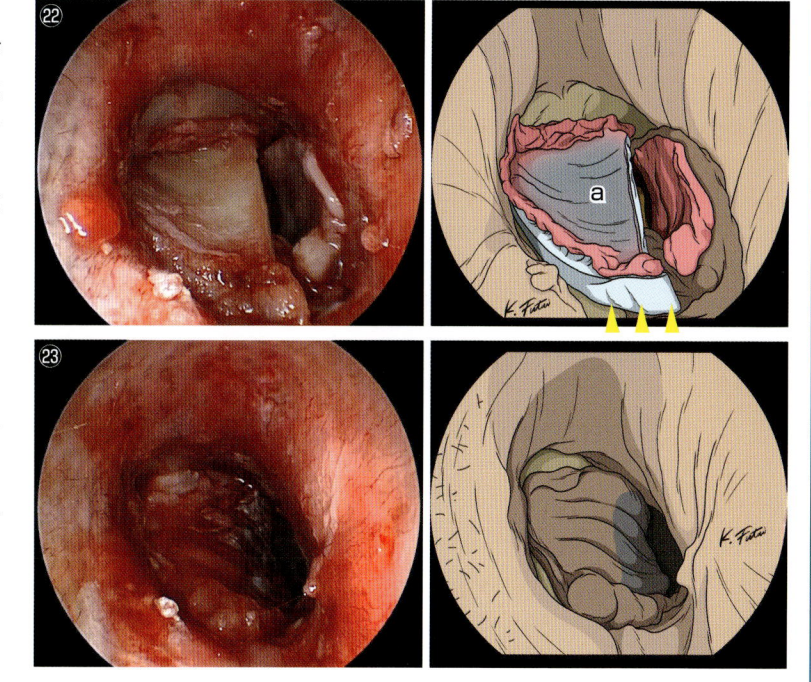

> **Tips & Tricks**
>
> 1. 再建用の軟骨板は外耳道骨に接着する部分の角を斜めに落とすことで，接着度を上げるとともに術後の凹凸を軽減できる.
> 2. 軟骨板の先端をツチ骨前靭帯付着部よりも前下方まで押し込め，しっかりと外耳道骨に接着する必要がある.

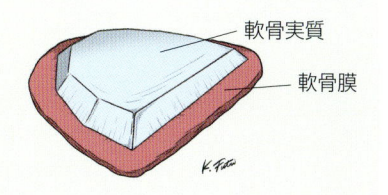

軟骨実質
軟骨膜

Dual Approach

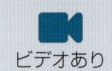
ビデオあり

伊藤　吏

真珠腫に対する dual approach の選択

　中耳真珠腫に対する手術法の選択はその進展範囲や合併症，随伴病態の有無により決定する．

　術前の CT や MRI（第 2 章「TEES のための画像診断」の項〈p.23〉を参照）で真珠腫の進展が乳突洞までであれば powered instruments（第 5 章参照）を用いた retrograde mastoidectomy on demand（第 3 章参照）を併用した powered TEES で対応可能であるが，真珠腫が乳突蜂巣まで進展している症例では，鼓室部（図の青の点線内）は広角な視野を生かして TEES で対応し，乳突部の病変（図の紫の点線内）は従来の顕微鏡下手術（microscopic ear surgery：MES）による外耳道後壁保存型乳突削開術（CWU mastoidectomy）を併用する dual approach で手術を行う．

　日本耳科学会の「中耳真珠腫進展度分類 2015 改訂案」に照らし合わせて考えると，Stage I および Stage II の乳突洞進展までは powered TEES，Stage II の乳突蜂巣進展例は dual approach，重篤な合併症を伴うものは後壁削除型乳突削開術（CWD mastoidectomy）の適応となる．

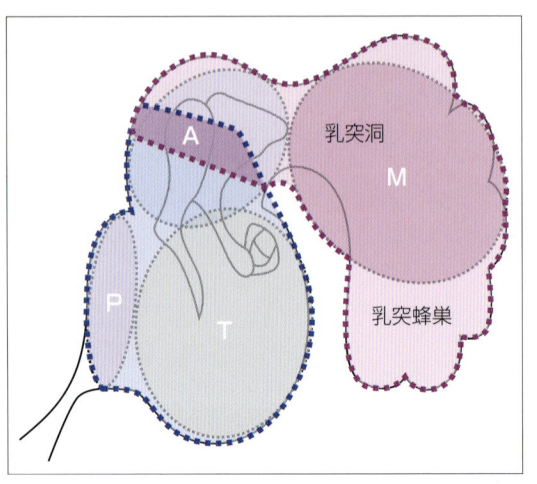

真珠腫に対する dual approach の適応
乳突洞までの進展→ powered TEES
乳突蜂巣まで進展→ dual approach
  ・PTA 領域は広角な視野を生かした **TEES**
  ・M 領域は顕微鏡下 **CWU mastoidectomy**
Stage III 症例（AO，LD を除く）
  ・顕微鏡下 CWD mastoidectomy（＋後壁再建）
P：前鼓室，T：中・後鼓室，A：上鼓室，M：乳突洞・乳突蜂巣
（日本耳科学会．中耳真珠腫進展度分類 2015 改定案 中耳腔の解剖学的区分〈PTAM system〉より改変）

真珠腫に対する dual approach の手術操作

① TEES による中鼓室の処置

　TEES により，tympanomeatal flap を挙上し，真珠腫上皮の陥凹部と温存する鼓膜上皮を鋭的に分離し，中鼓室内の真珠腫上皮を明視下に上鼓室方向に向かって剥離挙上する．この際，真珠腫が耳小骨連鎖の内側まで進展しており，キヌタ骨の摘出が必要となる場合には，あらかじめキヌタ・アブミ（I–S）関節を外しておく．dual approach では外耳道後壁保存が基本であり，TEES における上鼓室開放（transcanal atticotomy：TCA）は必要最小限とする．

（上図参照）
TEES
　PTA 領域の真珠腫剥離と鼓膜形成，伝音再建．
trans mastoid microscopic ear surgery
　CWU mastoidectomy．AM 領域の真珠腫剥離．
注）trans mastoid の操作でも内視鏡を併用

② CWU mastoidectomy による処置

　顕微鏡下に CWU mastoidectomy を行い，両手を用いて乳突部から上鼓室の真珠腫上皮を剥離摘出する．

　顕微鏡下手術では上鼓室前方から耳管上陥凹にかけての部位が死角になりやすく，経乳突部の操作でも積極的に内視鏡を併用して，すべての操作を明視下で行うよう注意する．

③ TEES による鼓膜形成と伝音再建

　真珠腫の摘出後，TEES で鼓膜形成および耳小骨連鎖再建を行う．

tympanomeatal flap の挙上 ― TEES

症例：右耳

① tympanomeatal flap の挙上

　骨部外耳道の中間の部位に6時から3時までの270°にわたる弧状の切開をおく．ツチ骨の短突起の下方まで鼓膜を剝離する．外耳道前壁も一部露出させることにより，最後に行うscutumplasty で軟骨板をしっかりと前方に固定することができる．最小限のTCA を行い，キヌタ・ツチ（I-M）関節周囲の真珠腫上皮を上方に剝離する．この際，前鼓室棘（anterior spine）（a）から前ツチ骨靭帯を確認しておく．

②I-S 関節および I-M 関節の離断

　I-S 関節（b）を明視下に離断する．

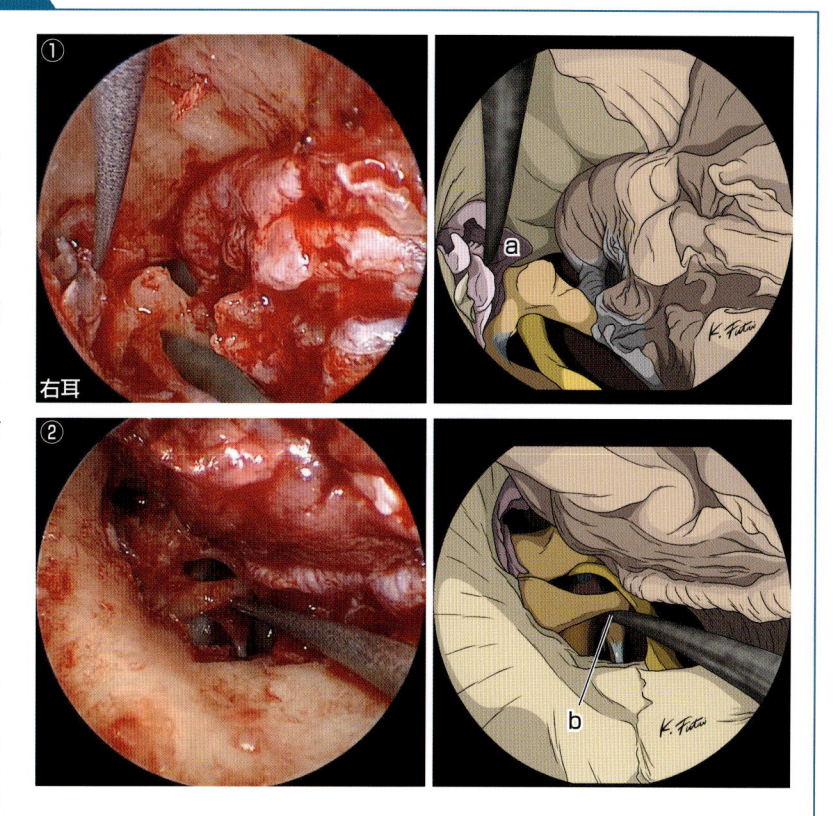

右耳

Tips & Tricks

1. 真珠腫が耳小骨連鎖の内側まで進展しており，キヌタ骨の摘出が必要となる場合には，あらかじめTEES でI-S 関節とI-M 関節を外しておく．
2. 真珠腫上皮が後鼓室に進展しているときは，ノミや鋭匙で顔面神経窩を開放し，上皮を下方から上鼓室方向に剝離挙上しておく．

（第4章「弛緩部型真珠腫」の項〈p.90〉および「緊張部型真珠腫」の項〈p.97〉を参照）

CWU mastoidectomy ― MES

③ CWU mastoidectomy

　顕微鏡下に外耳道後壁を温存しながら，乳突削開術を行う．MES では左手の吸引嘴管で上皮を挙上しながら視野を確保しつつトラクションをかけ，右手の鋭針もしくは鈍針で真珠腫上皮を粘膜から剝離していく．

④上鼓室の処置

　顕微鏡で明視下における範囲で，上鼓室の真珠腫上皮を剝離摘出する．

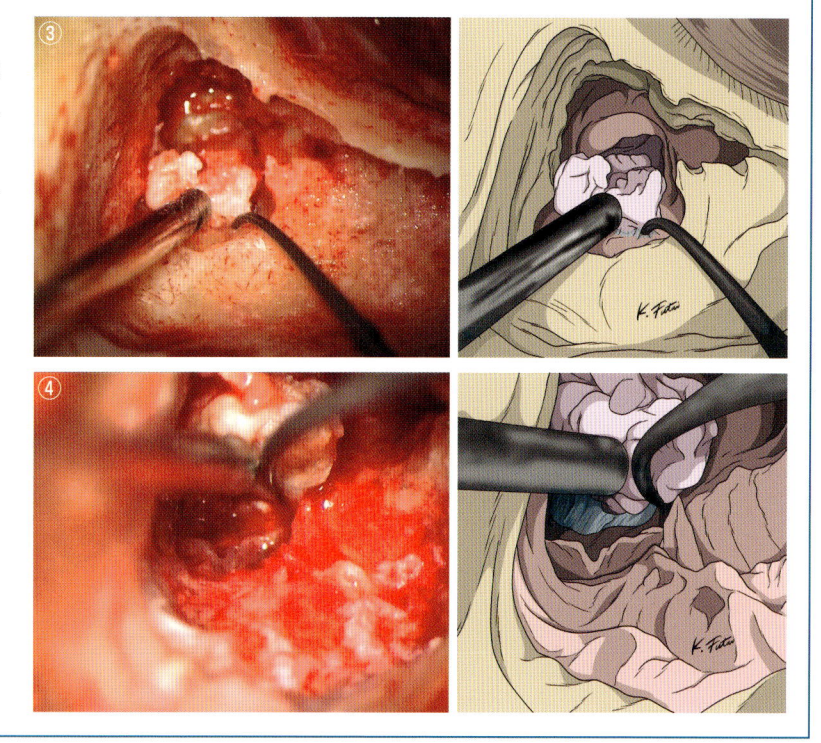

Tips & Tricks

　顕微鏡単独手術では上鼓室前方から耳管上陥凹にかけての領域で真珠腫遺残率が高いという報告が多く，上鼓室前方は内視鏡を併用し，明視下に手術操作を行う．

上鼓室前方の確認と耳小骨の摘出 1 ─ TEES と MES

⑤上鼓室前方の確認

上鼓室前方の確認は，内視鏡が有利である．経乳突的に内視鏡を挿入し，上鼓室前方（a）を確認すると，本症例では真珠腫上皮が前方は cog（上鼓室前骨板），内側は medial attic まで進展しており，キヌタ骨（b）の摘出が必要と判断した．

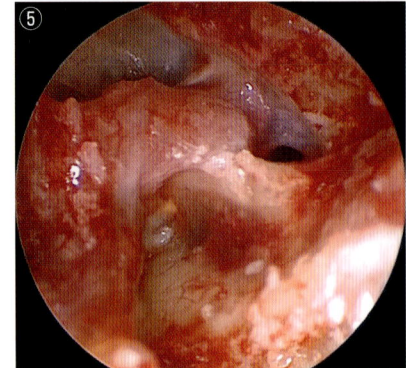
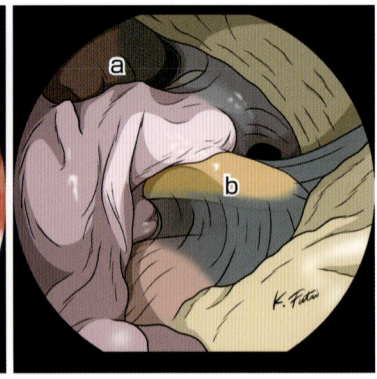

上鼓室前方の確認と耳小骨の摘出 2 ─ TEES と MES

⑥キヌタ骨の摘出

キヌタ骨（a）の摘出は TEES で行うが，TCA が小さい場合には，経乳突操作でキヌタ骨を摘出する．

⑦ツチ骨頭の切断

dual approach では TCA は必要最小限としているため，TEES による操作ではマレウスニッパーをツチ骨頸部にかけるスペースが取れないことが多く，経乳突操作でツチ骨頭（b）を切断する．

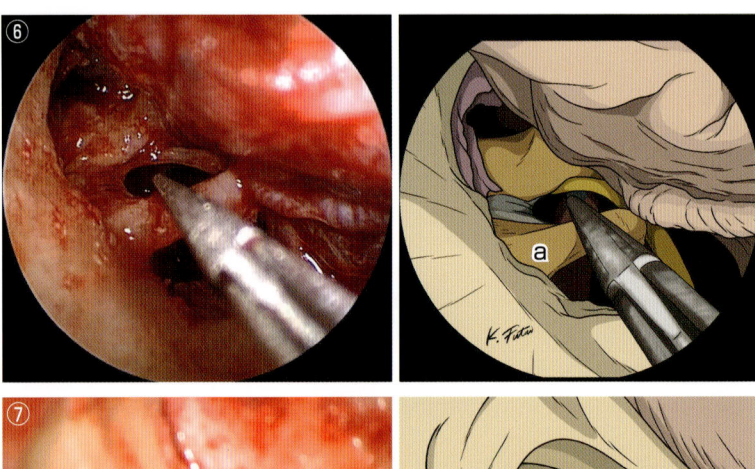
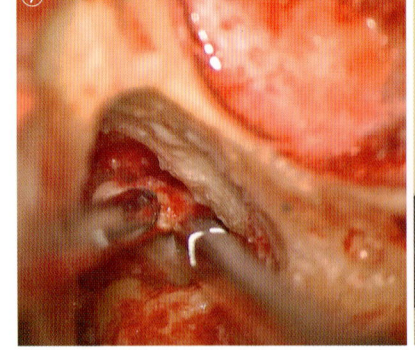
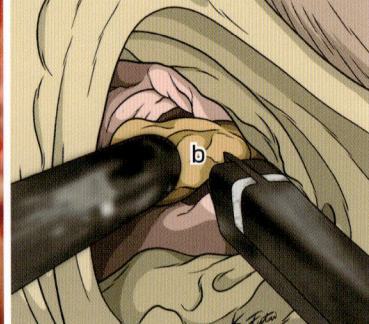

Tips & Tricks

ツチ骨頭の切断，キヌタ骨の摘出については，TCA の大きさにより，TEES で行うか，経乳突操作で行うかを症例ごとに判断する．

cog および鼓膜張筋ヒダの処理 — MES または TEES

⑧ cog の処理

cog（a）が突出している場合には鋭匙など を用いて削開するが，前鼓室の正常粘膜は可及 的に温存する.

⑨鼓膜張筋ヒダの開放

鼓膜張筋前方にある鼓膜張筋ヒダ（b）を確 認し，弱弯鋭針や 45°鋭針でヒダを開放する.

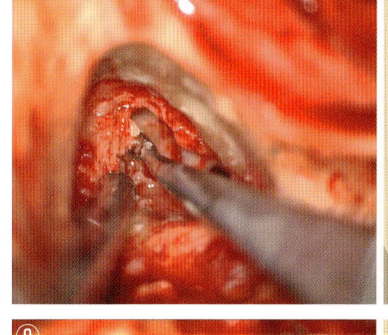
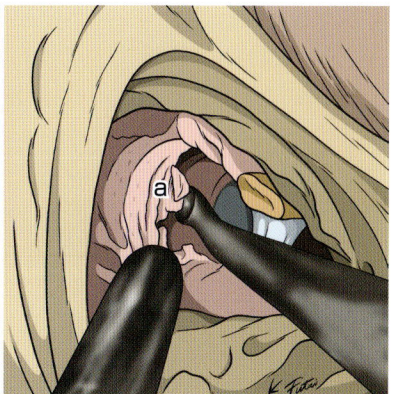

Tips & Tricks

1. 耳管鼓室口から上鼓室にかけての前方換気 ルートを確保することは，再形成再発予防 に重要な処置である.
2. 天蓋が低い症例では，MES で上鼓室前方 が死角になることがある．その際には，経 乳突的または経外耳道的に内視鏡を用い て，明視下の操作で前方ルートを確保す る.

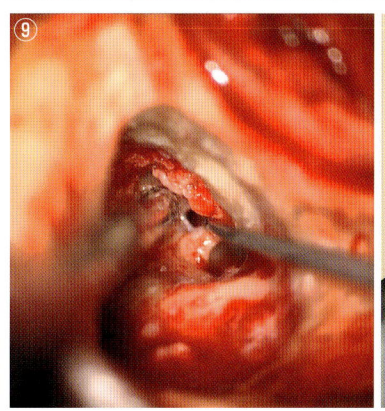
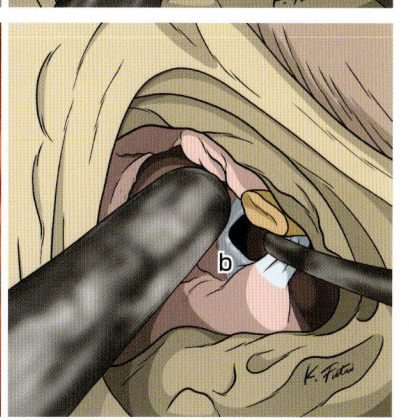

鼓膜形成と伝音再建 — TEES

⑩軟骨膜による鼓膜形成

耳珠軟骨（もしくは耳介軟骨）を軟骨膜を付 けて採取し，片側の軟骨膜を鼓膜形成に用い る．鼓膜欠損部を軟骨膜（a）を用いて， underlay 法で再建する．この際，軟骨膜と鼓 膜のあいだにフィブリン糊を滴下した後，軟骨 膜を鈍針で鼓膜に密着させる.

⑪伝音再建：鼓室形成Ⅲc 型

2 段軟骨コルメラ（b）を作製し，コルメラ の窪みをアブミ骨頭の上に乗せて，鼓膜とのあ いだに設置してフィブリン糊を用いて接着固定 する.
c：ツチ骨.

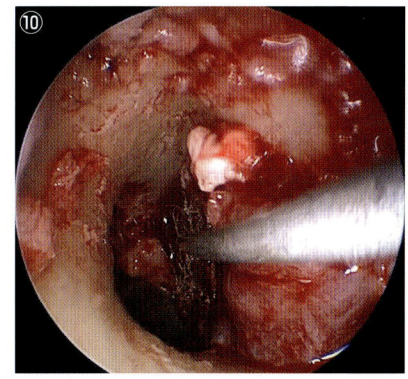
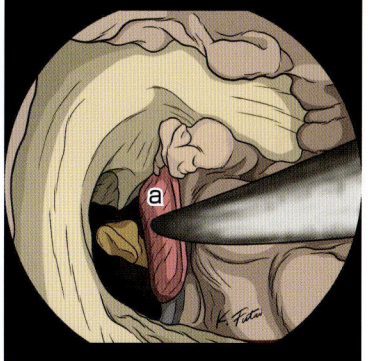

Tips & Tricks

1. 内視鏡をコルメラに接近させて観察するこ とにより，アブミ骨や顔面神経管との位置 関係を確認，調整することができる.
2. 顔面神経刺激装置を用いてアブミ骨筋反射 を誘発し，コルメラから鼓膜までの連動性 を確認する.

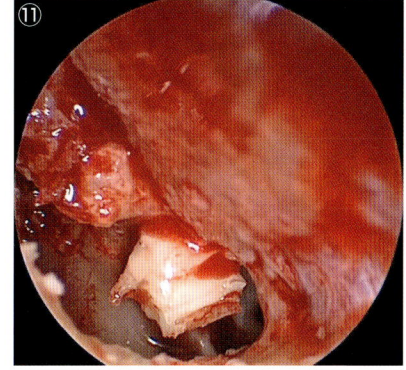
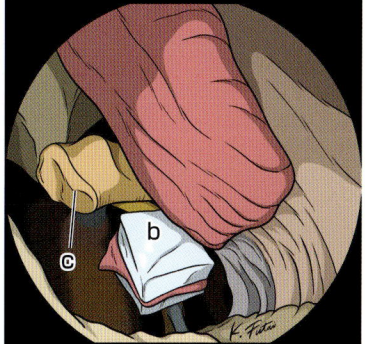

scutumplasty と tympanomeatal flap の復位— TEES

⑫ scutumplasty

　上鼓室外側壁の骨欠損の前後径および上下径のおよそのサイズを測定する．片側に軟骨膜を付けた軟骨（**a**）を 500 µm に薄切し，外耳道の骨欠損部にしっかりはまるようにフィブリン糊で接着する（第4章「弛緩部型真珠腫」の項〈p.90〉を参照）．

⑬ tympanomeatal flap の復位

　tympanomeatal flap（**b**）を戻し，外耳道後壁に接着させる．flap がカールしないように伸ばすことが重要であるが，あまり flap を引っ張りすぎると，コルメラが偏位するため，注意が必要である．

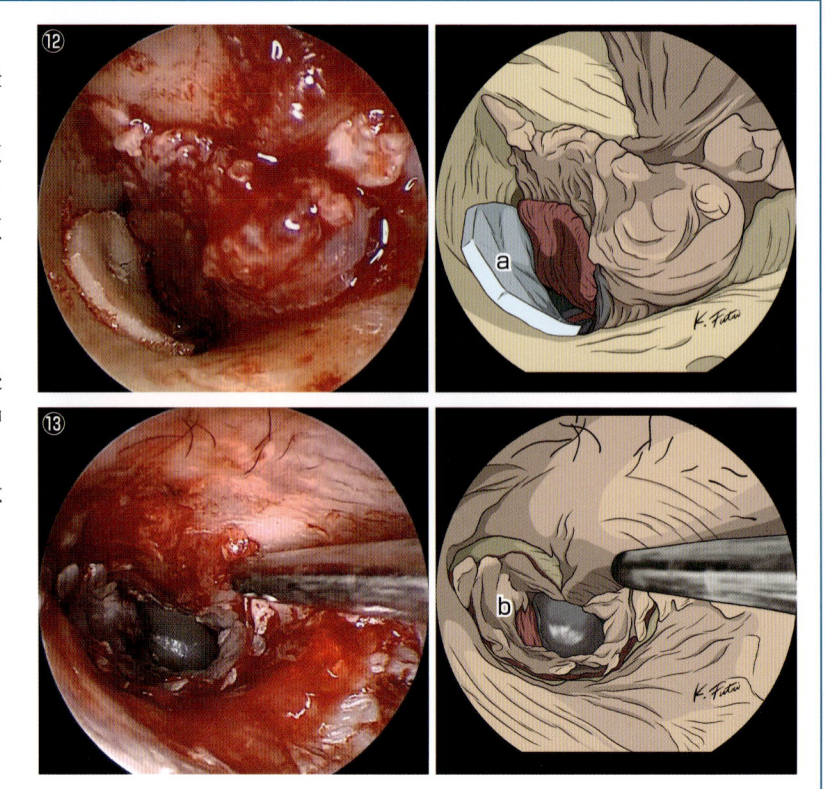

耳後切開の閉創

⑭換気チューブの留置

　排液と換気を目的として，上鼓室および乳突部にチューブを留置し，耳後の皮切部に固定する．

⑮閉創

　吸収糸による骨膜縫合，真皮縫合，ナイロン糸による皮膚縫合を行い，手術を終了とする．

二次性真珠腫
Secondary Acquired Cholesteatoma

ビデオあり

窪田俊憲

二次性真珠腫とは

定義

　緊張部に穿孔があり，その穿孔縁から二次的に鼓膜やツチ骨柄裏面に角化上皮が進展することにより生じた真珠腫．慢性穿孔性中耳炎に伴う癒着病変や緊張部型・弛緩部型真珠腫，鼓膜穿孔を伴う先天性真珠腫などが否定されることが必要となる．

二次性真珠腫進展度分類

Stage Ⅰ：真珠腫が鼓膜やツチ骨柄裏面，または鼓室に限局する．

　真珠腫上皮の進展範囲により次の状態が区別できる．

　Ia：鼓膜・ツチ骨柄裏面に限局した状態．慢性穿孔性中耳炎との鑑別を要する（①）．

　Ib：鼓膜裏面から鼓室壁に至るもの．緊張部型真珠腫との鑑別を要する（②）．

Stage Ⅱ：真珠腫が鼓室を越えて上鼓室や前鼓室，乳突腔に進展する．

Stage Ⅲ：側頭骨内合併症・随伴病態を伴う．

Stage Ⅳ：頭蓋内合併症を伴う．

　化膿性髄膜炎，硬膜外膿瘍，硬膜下膿瘍，脳膿瘍，硬膜静脈洞血栓症など．

（JOS staging system for middle ear cholesteatoma. 2015 より）

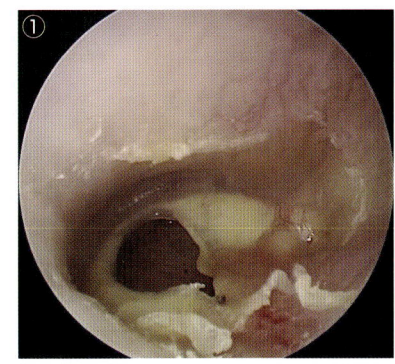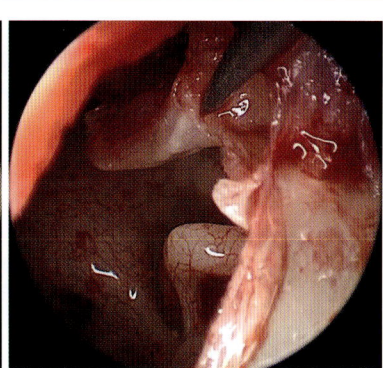

Stage Ia

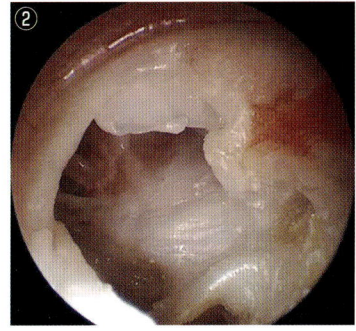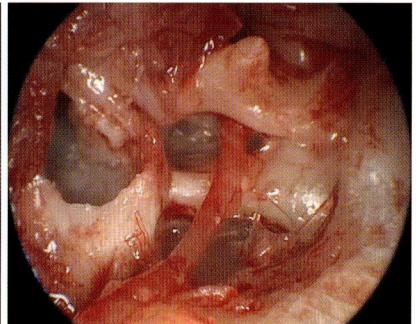

Stage Ib

Stage Ⅰa 症例

症例：左耳

①穿孔縁の新鮮化

鼓膜所見からは鼓膜裏面への真珠腫上皮の進展は判然としない．真珠腫上皮が鼓膜裏面に認められない部分の穿孔縁新鮮化（赤線）を施行する．

②ツチ骨周囲の処理

ツチ骨周囲は真珠腫上皮の鼓膜裏面進展範囲が疑われたため（矢印），処理は tympano-meatal flap 挙上後とする．

Tips & Tricks

慢性穿孔性中耳炎として手術を開始しても，鼓膜裏面へ扁平上皮が回り込んでいることもある．

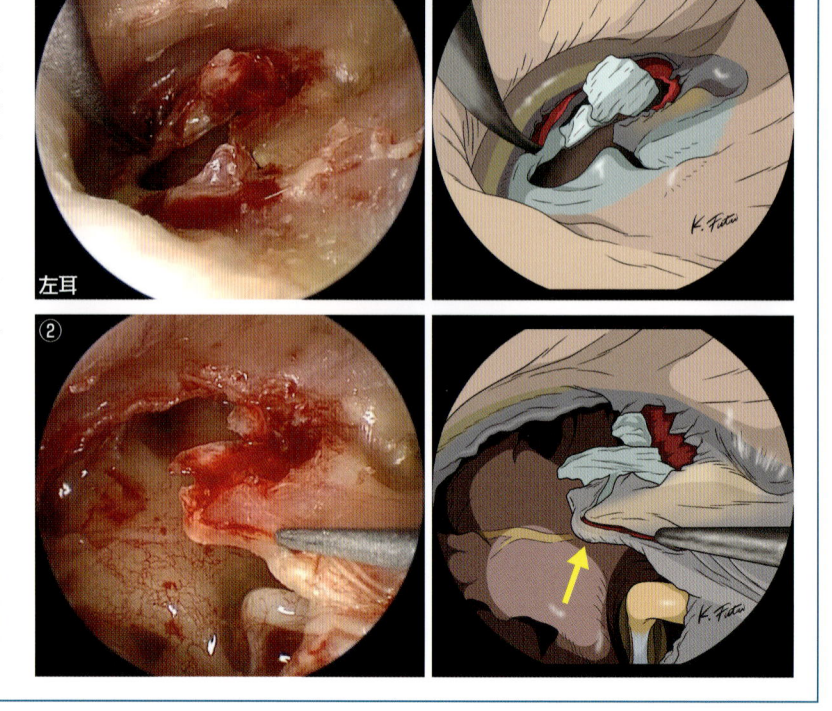

Stage Ⅰa 症例

③真珠腫進展範囲の確認

tympanomeatal flap 挙上後，ツチ骨裏面への真珠腫進展範囲を確認した（矢印）．

④上鼓室開放

鼓索神経，ツチ骨頸部裏面への真珠腫上皮を明視下におくため，上鼓室開放を行い術野を確保する．

Tips & Tricks

鼓膜穿孔縁からの真珠腫上皮の連続性を損なわないように注意する．

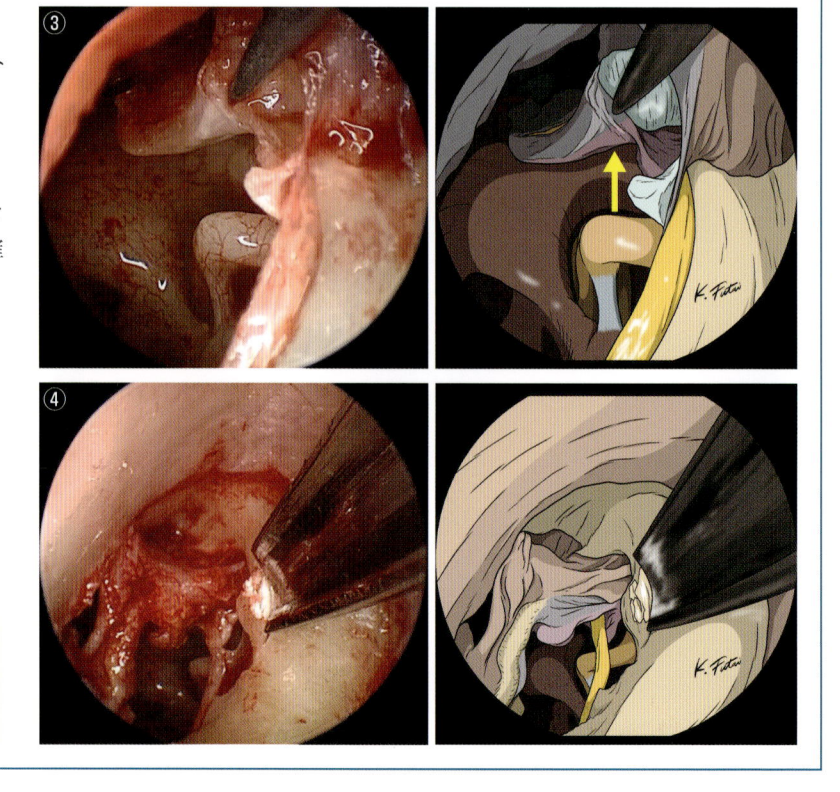

Stage Ia 症例

⑤真珠腫の鼓索神経からの剝離

鼓索神経裏面に付着した真珠腫上皮（a）を針を用いて剝離する．

⑥ツチ骨柄からの剝離

ツチ骨柄裏面の真珠腫上皮を針を用いて剝離する．ツチ骨柄長軸面に沿わせて剝離する．

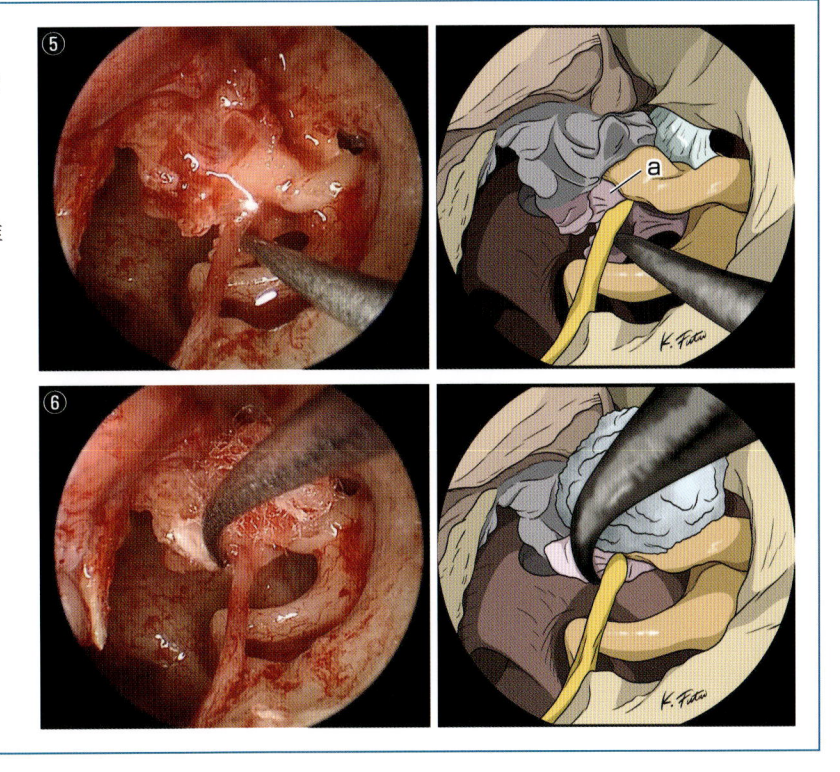

Stage Ia 症例

⑦真珠腫上皮剝離

上皮（a）と粘膜の境界がはっきりしたら，鉗子にて牽引剝離する．

Tips & Tricks

1. 上皮と粘膜の境界がはっきりしたら，鉗子にて牽引剝離する方法も片手操作となるTEESでは有効である．
2. 真珠腫剝離操作時に耳小骨が大きく可動する場合は，内耳障害を予防するため一度キヌタ・アブミ関節を離断して操作を行う．

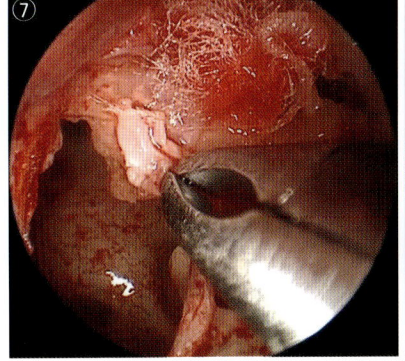
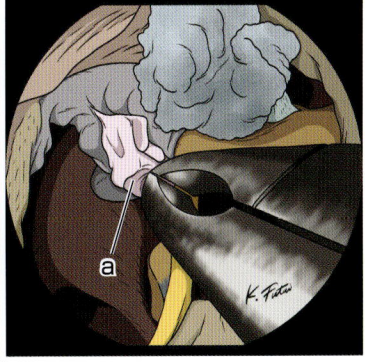

Stage Ia 症例

⑧鼓室内観察

　30°斜視鏡も用いて，真珠腫上皮の遺残がないか確認する.

a：鼓膜張筋腱.

⑨鼓室前方の確認

　耳管上陥凹と耳管鼓室口を明視下におき遺残のないことを確認する. その後，鼓膜形成を施行し終了とする.

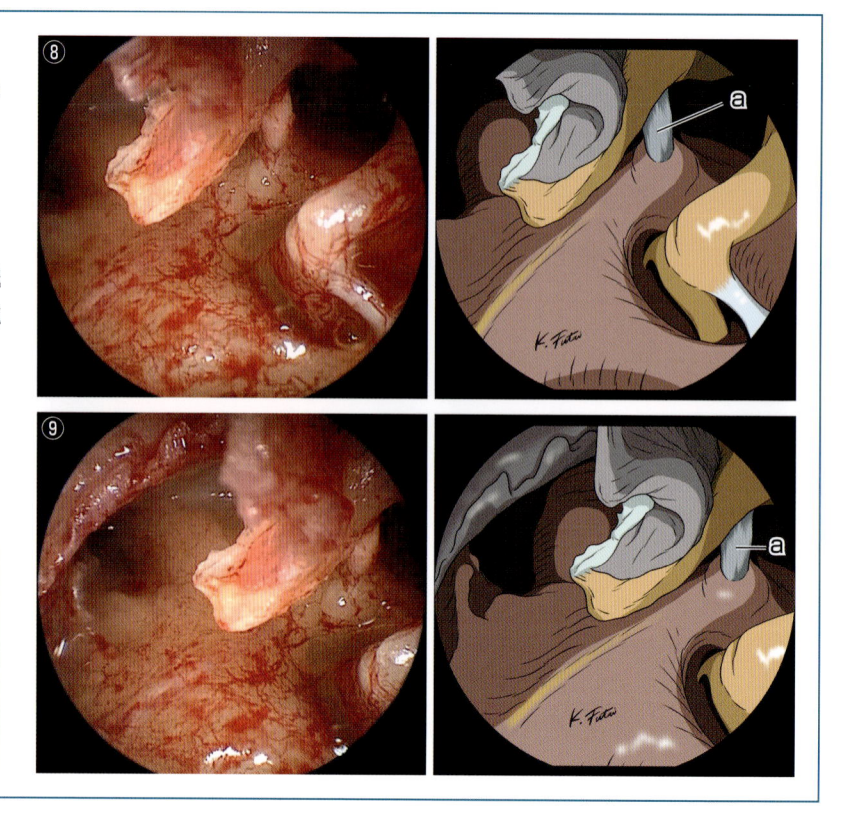

Tips & Tricks

外耳道の形態によっては，ツチ骨前面は内視鏡を用いても確認できない. ツチ骨前面の真珠腫上皮遺残が懸念される場合には，キヌタ・アブミ関節を離断しツチ骨を後方に圧排・変位させて確認操作をする.

症例：左耳

①耳内所見

　鼓膜穿孔縁より鼓室内へ扁平上皮が進展している．鼓室粘膜と鼓膜上皮との境界は不明瞭．
＊：硬化巣，a：真珠腫上皮．

②穿孔縁の新鮮化

　鼓膜上皮の鼓室内進展が認められない部分のみ穿孔縁の新鮮化を行う．

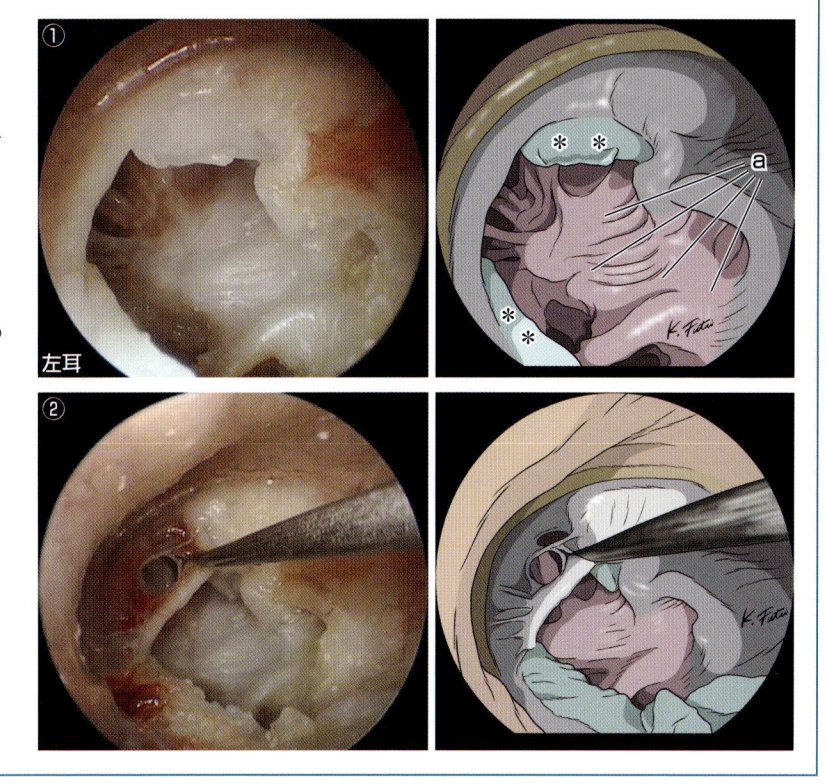

Stage Ib 症例

③真珠腫上皮剥離 1

　tympanomeatal flap を挙上し上鼓室開放を行い，真珠腫上皮（a）と鼓室粘膜の境界を明瞭にし，真珠腫上皮の連続性を損なわないように粘膜との剥離を行う．

④真珠腫上皮剥離 2

　真珠腫上皮と粘膜との剥離には，吸引管による牽引剥離も有効である．

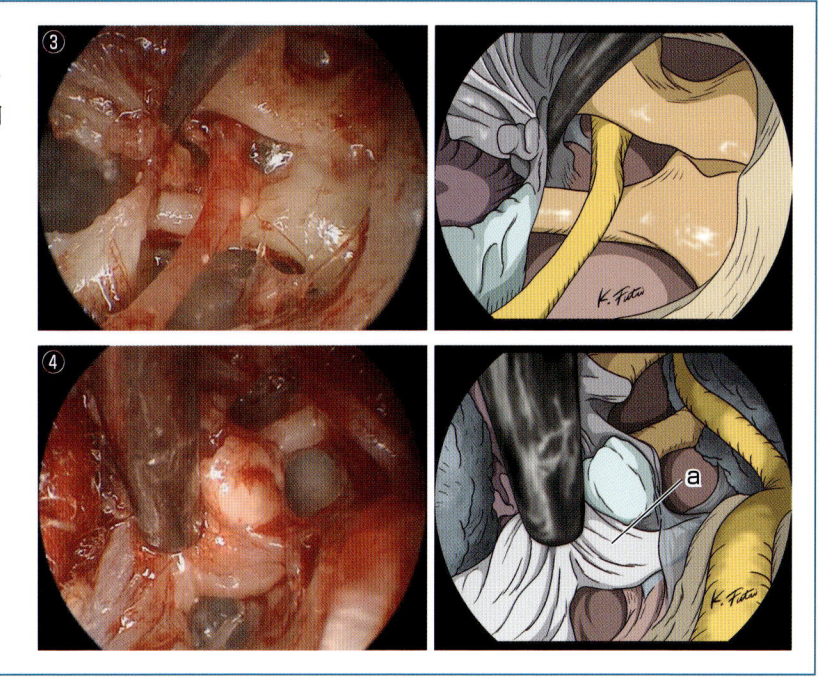

Stage Ib 症例

⑤真珠腫上皮剝離 3

前鼓室の真珠腫上皮剝離が必要な場合は，ツチ骨柄より鼓膜を全剝離し術野を確保する．

⑥真珠腫上皮摘出後

30°斜視鏡を用いて，耳管内への真珠腫上皮残存がないか確認する（矢印）．真珠腫上皮摘出後，鼓膜形成を施行する．

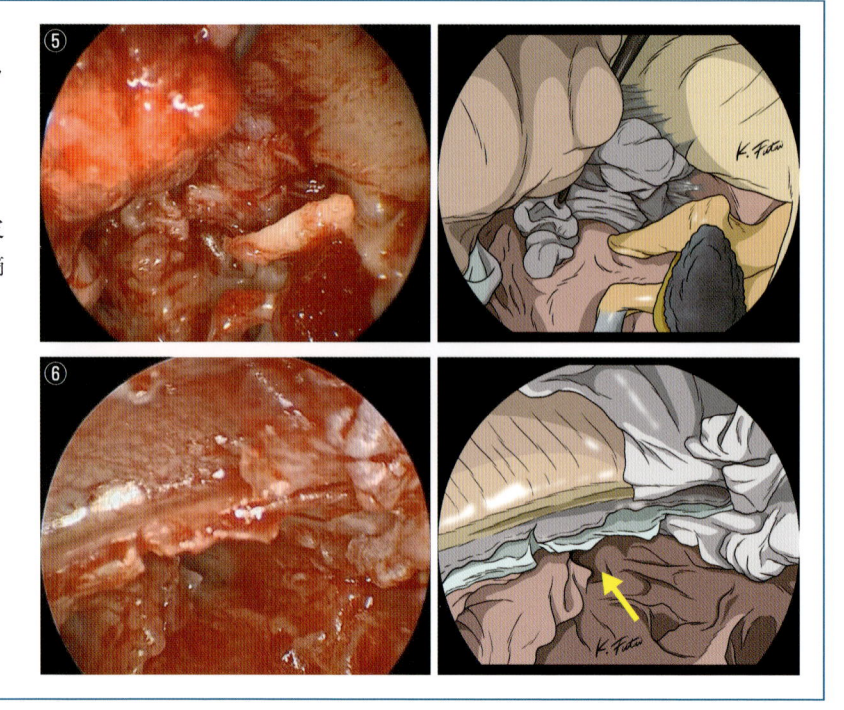

Stage Ib 症例：SPIES™ を用いた画像処理

Ⓐ CLARA

CLARA は，深い部分がより明確に強調される．

Ⓑ CHROMA

CHROMA は，血管が強調される．

Ⓒ SPECTRA B

SPECTRA B が，真珠腫上皮と鼓室粘膜の同定には有効である．

Tips & Tricks

二次性真珠腫では，真珠腫上皮を連続性に剝離しても，鼓室粘膜との境界が不明瞭である．SPIES™ を用いた画像処理にて真珠腫上皮と鼓室粘膜との境界が明瞭になる．

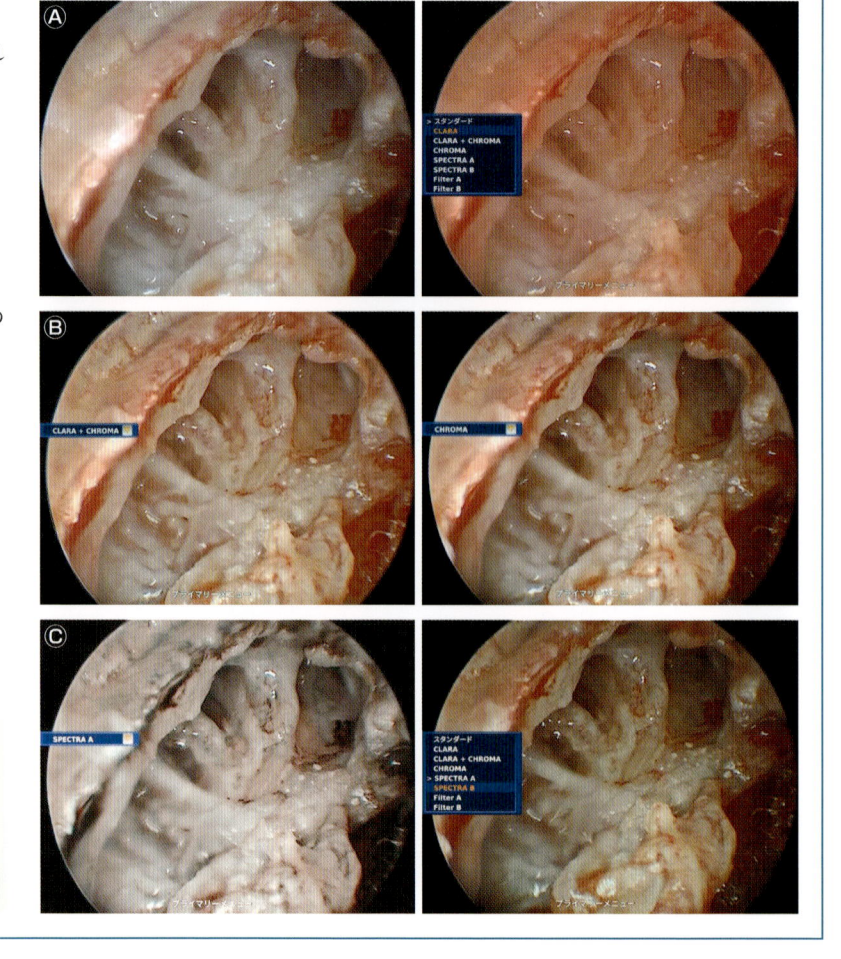

遺残性再発
Residual Cholesteatoma

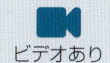
ビデオあり

古川孝俊

検査

症例：13 歳男性，左耳

　2 年前，左緊張部型真珠腫（Stage II）に対して，左鼓室形成術＋乳突削開術（IIIc，CWU，dual approach，骨パテで scutumplasty）を施行．その後の経過観察中に上鼓室陥凹が生じ，さらに画像検査で上鼓室に遺残性再発を疑う異常陰影を認めた．

①耳内所見（再発時）

　上鼓室陥凹部に debris は認めない．

②③ CT 所見

　上鼓室に円形の軟部陰影を認める．

④ MRI 所見

　CT の軟部陰影が CMFI（DWI）で高信号となり，真珠腫が疑われた．

方針：最小耳後部切開による内視鏡手術．scutum を温存する目的で，前回手術の乳突削開部を利用する．

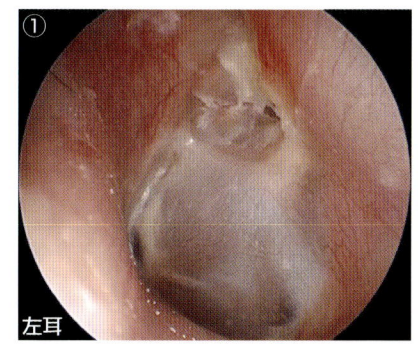
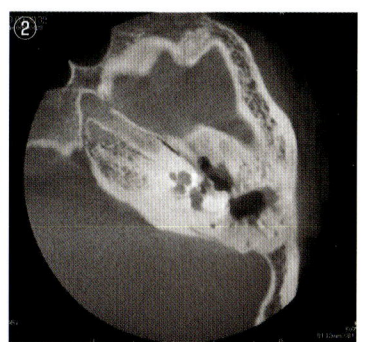
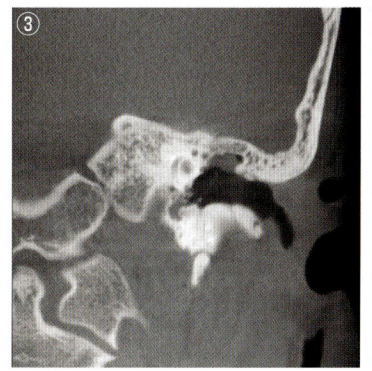
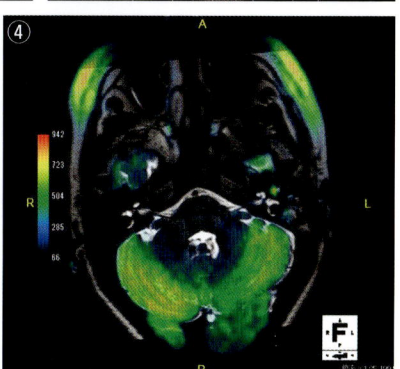

左耳

最小限の耳後部切開，再発真珠腫の同定と剥離

①最小限の耳後部切開

　耳後部に約 1 cm の皮膚切開をおき，乳突腔へのアプローチルートを作成する．内視鏡と鉗子類が入るスペースを考えた最小限の切開長とする．

②再発真珠腫の同定と剥離

　内視鏡下に真珠腫の全体像を把握し，剥離を開始する．

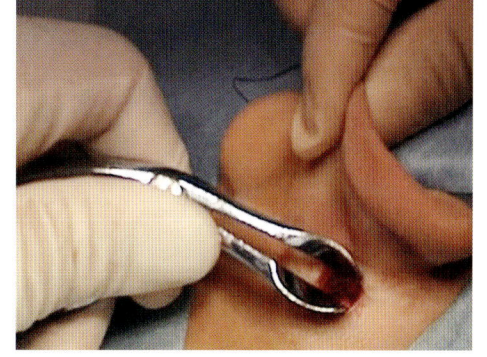
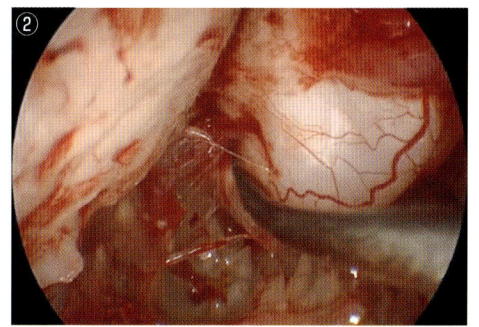

Tips & Tricks

　内視鏡は広角な視野が得られるため進展範囲を確認しやすい．剥離の道具は内視鏡と干渉しないように曲がりの鉗子が有用である．

剝離摘出 1

③内減圧

　本症例では真珠腫が大きく，窪みに入り込んだ母膜を明視下におくために真珠腫に切開をおき，内減圧を行った．

④手前側の真珠腫の摘出

　深部の真珠腫を明視下におくために，剝離を終えた手前側の真珠腫を摘出する．

Tips & Tricks

真珠腫を連続的に剝離摘出するために，真珠腫のサイズによっては内減圧を行うことが有効である．

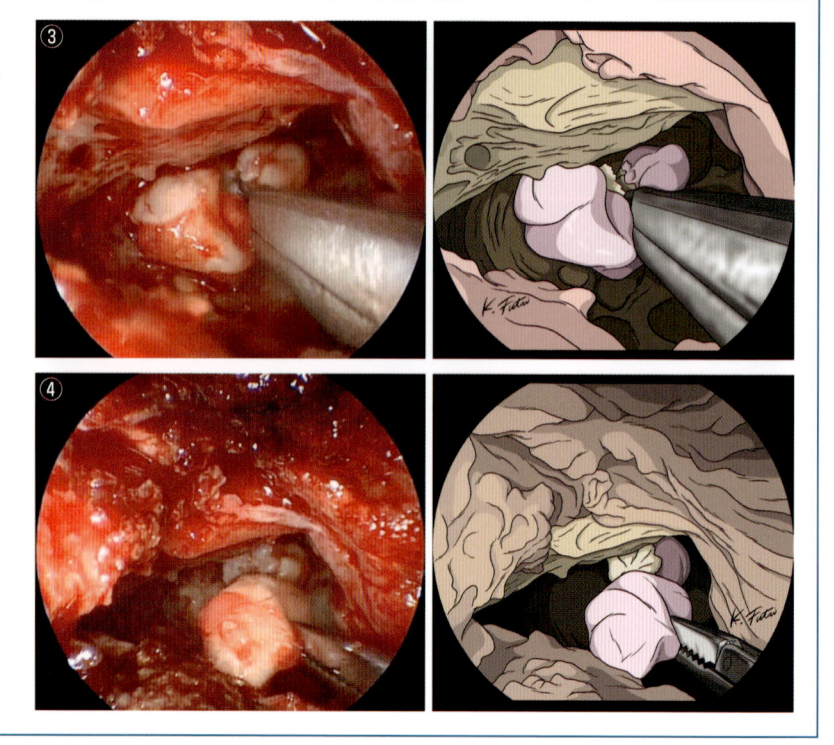

剝離摘出 2

⑤真珠腫を順次摘出

　さらに奥の真珠腫を明視下に剝離する．

⑥母膜の剝離

　骨のひさしの向こう側に回っている母膜も，接近し，拡大視下に明視下に剝離する．

Tips & Tricks

1. 母膜の連続性を損なわずに摘出することが重要である．
2. 内視鏡下手術では，母膜を明視下におけるが道具が届かないという状況がまれに発生する．内視鏡下耳科手術用剝離子が市販されており，患部の形状や位置に合わせて，有効な道具を選択することが重要である．

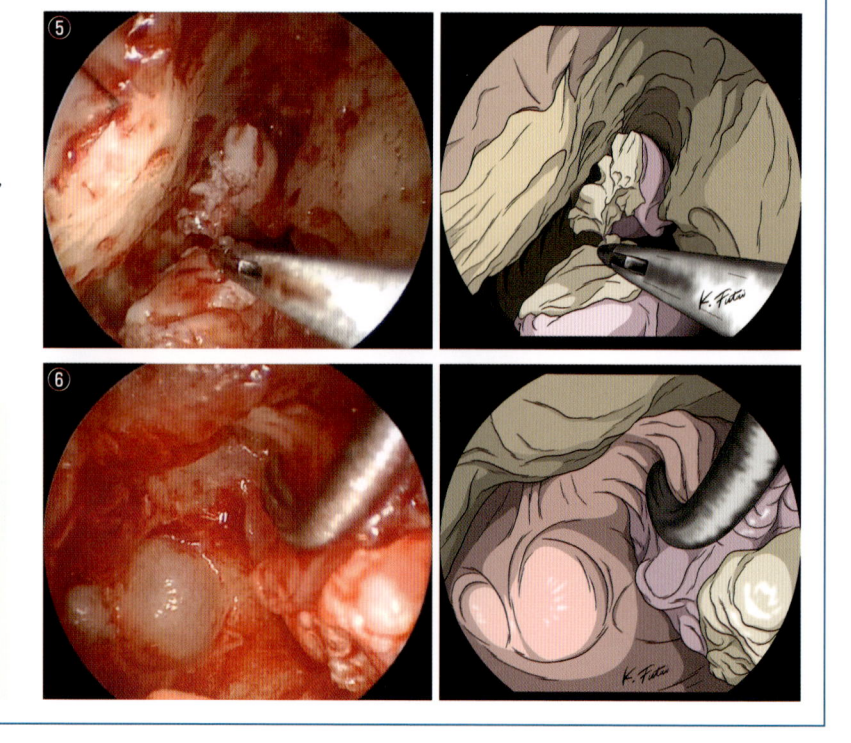

剥離摘出 3

⑦最後の真珠腫を摘出

骨のひさしの向こう側に回っている上鼓室前方の母膜も明視下に剥離し,最後の真珠腫を摘出する.

⑧上皮遺残の確認

上皮の残存がないか,内視鏡下にすみずみまで観察する.

＊：前鼓室,**a**：cog.

Tips & Tricks

斜視鏡を用いると骨のひさしの深い奥まで観察が可能となる.当科の手術症例検討では,内視鏡を適切に使用することによって遺残性再発を減らせる可能性が示唆されている.

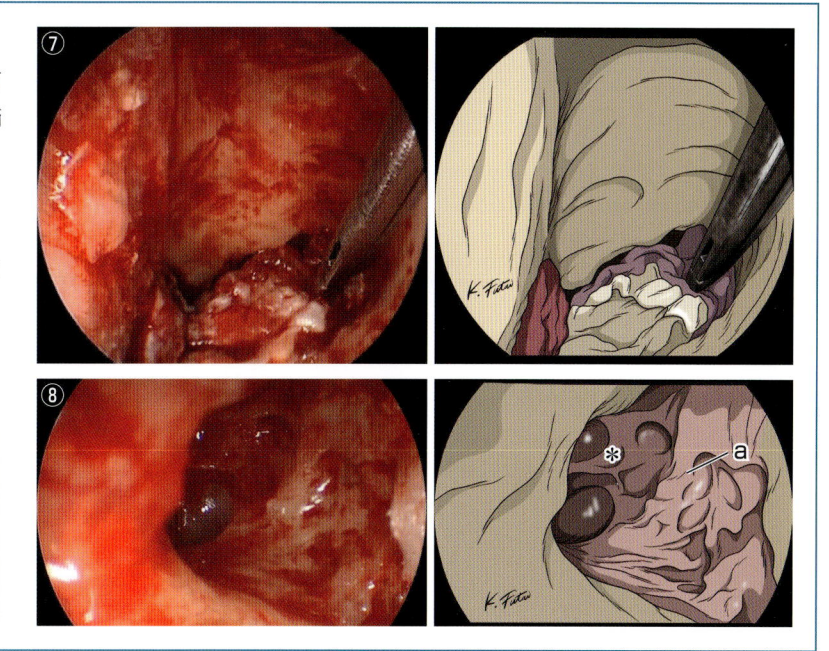

術後所見

①耳内所見（術後 2 年）

真珠腫再発は明らかでない.

②耳後部所見（術後 6 か月）

今回の皮切による瘢痕はほとんどわからない.

Tips & Tricks

真珠腫再発症例に対する endoscopic minimum approach technique は, ①最小の切開, ②低侵襲, ③広い視野, という特徴がある.

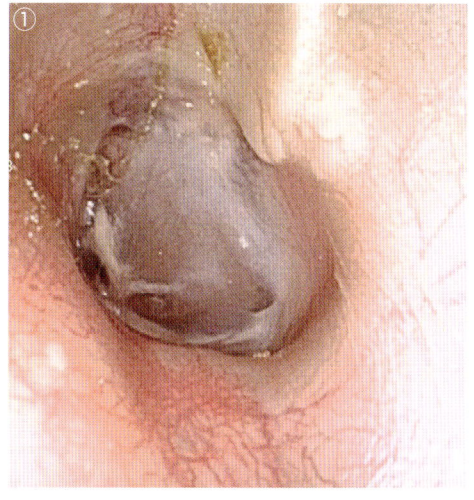

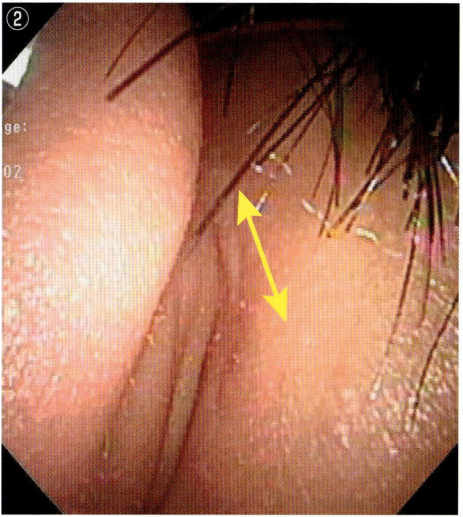

耳硬化症
Otosclerosis

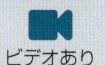
ビデオあり

欠畑誠治

アブミ骨手術（stapes surgery）：内視鏡下に行うメリット

①術野の優れた視認性
手術に必要な中耳の構造が一視野で得られる.

②死角減少
卵円窓窩と正円窓窩の状態の確認，特にアブミ骨下面やアブミ骨脚，底板，ピストンの状態の確認が容易.

③皮切が不要，少ない骨削開
耳後切開や耳前部切開が不要. 必要な術野を得るための骨削開が少ない.

④片手操作のデメリットが少ない
アブミ骨手術はそもそも片手で行う行程が多い手術であり，Teflon wire piston の場合はもちろん all Teflon piston の場合でも reversed procedure で行うことで片手でできる.

手術方法の比較

　術後の MRI 撮影を可能とするため，all Teflon piston を選択している. 耳小骨連鎖を保ったまま行う reversed procedure を基本としている.

① reversed procedure
- 耳小骨連鎖が保たれた状態で底板に開窓を行うため，floating footplate のリスクが少ない.
- all Teflon piston の挿入の際，耳小骨連鎖が保たれているため，キヌタ骨長脚をピック等で支える必要がない.

② regular procedure
　アブミ骨上部構造を摘出後に操作を行うため，ツチ骨柄とキヌタ骨長脚のあいだにシリコンブロックをおき，連鎖を保護しながら挿入する.

Tips & Tricks
ループの部分に切れ込みを入れることと，挿入前までピック等に入れて広げておくと挿入が容易である.

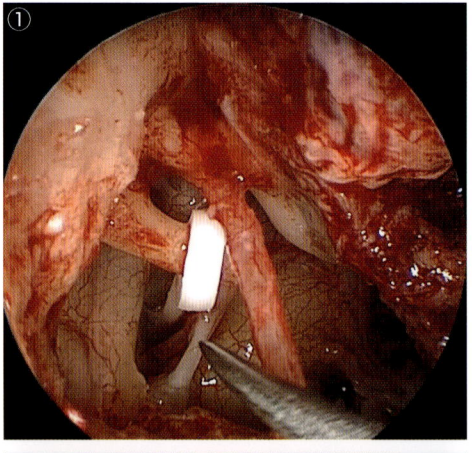

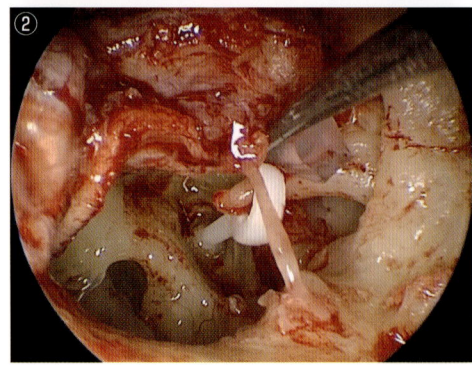

tympanomeatal flap の挙上と術野の確保

① tympanomeatal flap の挙上

　岬角の血管の著明な怒張を認める．これは Schwartze sign に相当する所見である．この段階でアブミ骨のみならず耳小骨連鎖全体の可動性を確認する．また，蝸牛窓のブロックがないことを確認する．

②術野の確保

　上方は顔面神経水平部（**a**），前方はツチ骨短突起（**b**），後方は錐体隆起（**c**）が一視野で見えるまで，鋭匙やノミで外耳道を削開する．

　これは MES の際と同じであるが，TEES ではより少ない削開ですむ．

Tips & Tricks

通常どおり半周以上の弧状切開をおき flap を上げることが，その後の観察や円滑な操作のために必要である．②の工程は器械操作に必要な術野を得るために重要である．

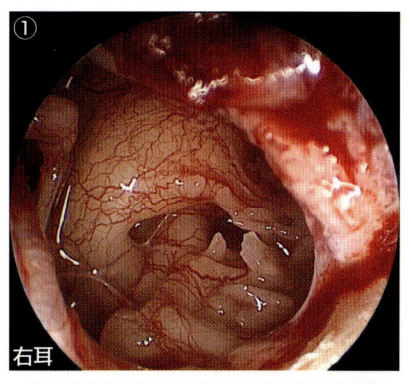

右耳

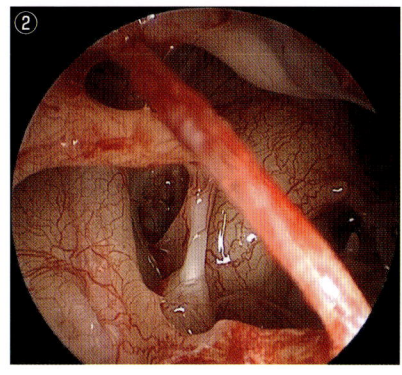

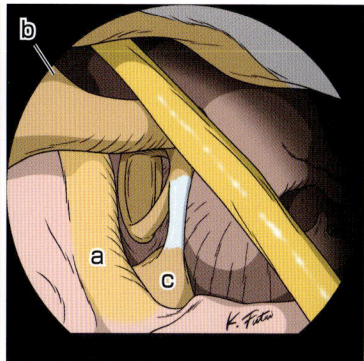

ピストン長の決定と底板の開窓

③ピストン長の決定

　depth gauge で底板とキヌタ骨長脚下端の距離を測定する．その長さに前庭への挿入分 0.2〜0.5 mm を加えた長さのピストンを選択する．

④底板の開窓

　まず perforator（0.3 mm）を用いて，底板の下 2/3 の部分に control hole を作成する．gusher のないことを確認する．

Tips & Tricks

鼓索神経が操作の妨げになるときは，鼓索神経を前方に圧排し，鼓膜裏面と接着，仮止めをする．

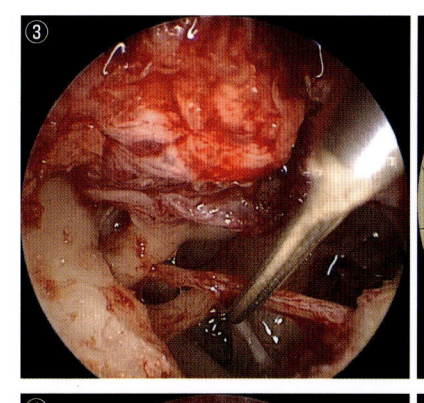

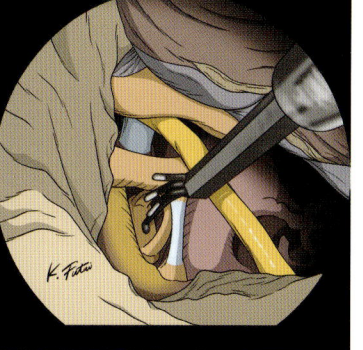

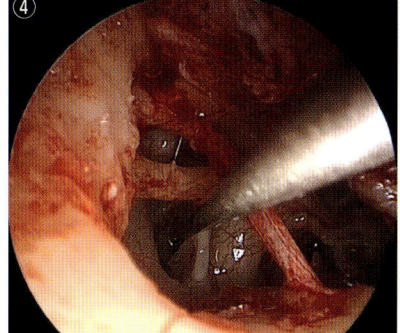

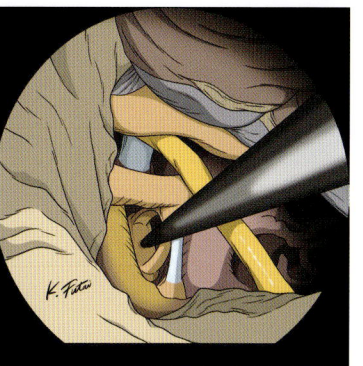

開窓部の拡大と開窓径の確認

⑤開窓部の拡大

直径0.6 mm の perforator で開窓部を拡大する．余計な力を加えず perforator の重みだけで操作を進める．

⑥開窓径の確認

0.6 mm の caliper が抵抗なく入ることを確認する．きつい場合は開窓部を拡大する．

Tips & Tricks

直径0.6 mm の perforator を用いて手揉みで開窓した場合，0.7 mm 程度の開窓径となる．reversed procedure では耳小骨連鎖が保たれた状態なので，floating footplate のリスクが少ない．開窓後，アブミ骨周囲の吸引はしない．外リンパの吸引を避けるためである．

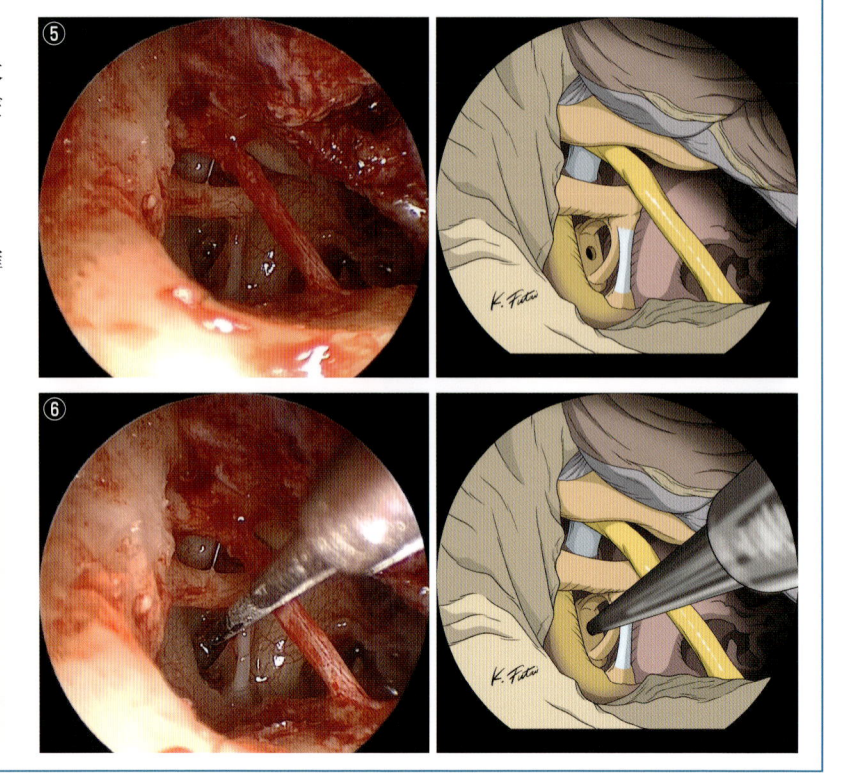

ピストンのトリミングと挿入

⑦ピストンのトリミング

all Teflon piston のループ部に切れ込みを入れ挿入しやすくする．挿入までピックにはめ込みループの部分を広げておく．

⑧ピストンの挿入

明視下に開窓部にピストン下端をおき，ピストンが静かに沈み込むのを確認した後，キヌタ骨長脚後方から前方にピックで押し込む．

Tips & Tricks

ピストンを長脚にはめ込むときに抵抗が強い場合は，再度ループ部分を広げる．ループは広げてももとのサイズに戻る．耳小骨連鎖が保たれた状態なので，挿入によるツチ・キヌタ関節の脱臼のリスクが少ない．

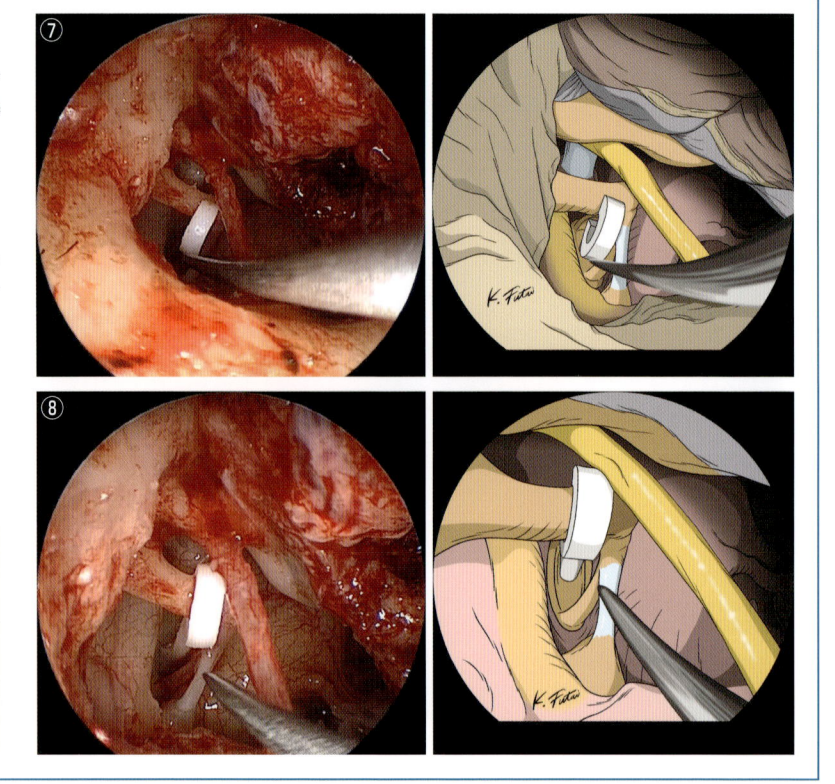

アブミ骨上部構造の摘出 1

⑨キヌタ・アブミ（I-S）関節離断，アブミ骨筋腱切断

I-S 関節を joint knife にて離断し，曲がりの剪刀にてアブミ骨筋腱を切断する．

⑩後脚切断（crurotomy）

crura nipper にて後脚を切断する．この操作のためには，錐体隆起が見えるまでしっかりと側壁を落としておくことが重要．

Tips & Tricks

右耳の場合，内視鏡を前方または上方から挿入して視野を得る．ニッパーが内視鏡と平行に入る形になり干渉するため，内視鏡の位置を外側に引き，操作野を確保する．

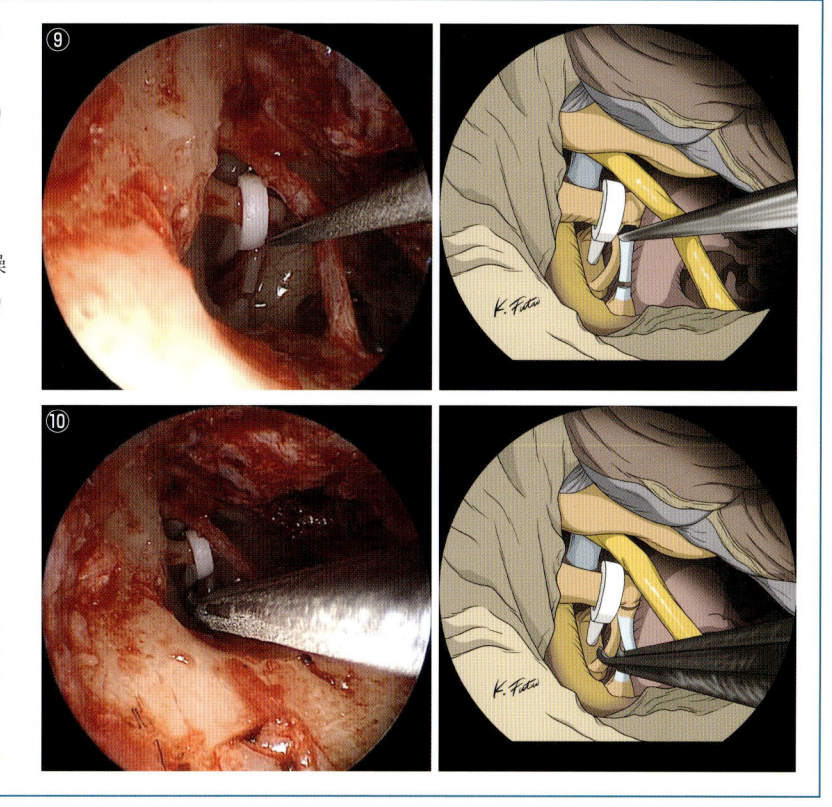

アブミ骨上部構造の摘出 2

⑪前脚の骨折

曲がりのピックにて前脚を下方に倒す．

⑫アブミ骨の確認

摘出されたアブミ骨を確認する．後脚はアブミ骨筋腱近くで切断され，前脚は底板近くで骨折している．partial stapedectomy になった場合には，前脚に底板の前半分がついているのが確認できる．

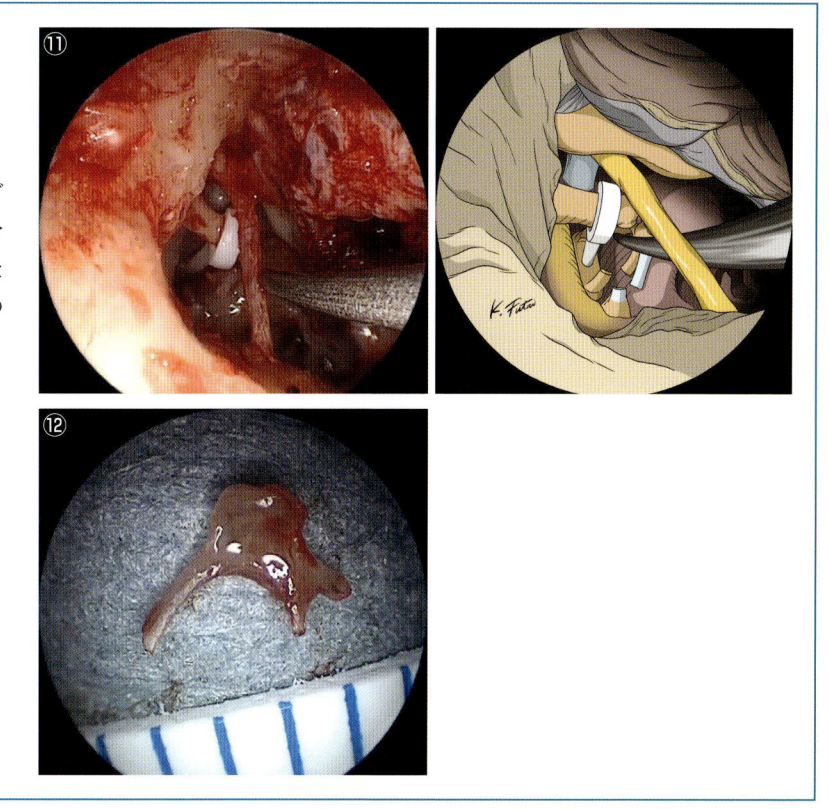

開創

⑬底板のシール

小片のジェルフォーム数片（a）でピストンと底板の穿孔周囲をシールする．さらに，フィブリン糊を滴下する．

Tips & Tricks

ジェルフォームはピストン前方，上方の顔面神経管とのあいだ，後方と下方に隙間なくおく．フィブリン糊を滴下した後は，術野を吸引しない．フィブリン糊が吸引されジェルフォームも引っ張られる可能性があるためである．

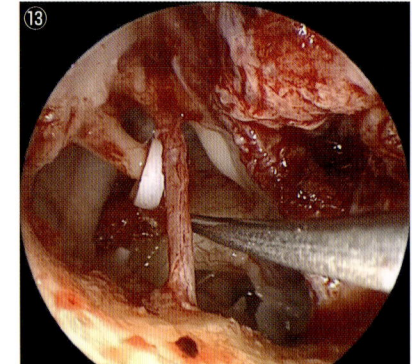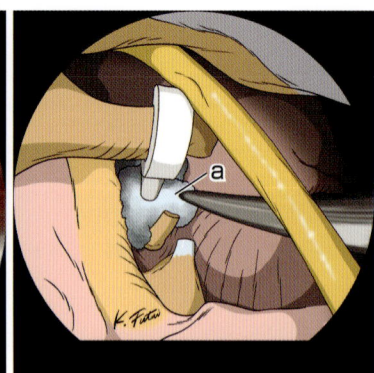

⑬

外傷性耳小骨連鎖離断
Traumatic Ossicular Chain Discontinuation

ビデオあり

渡邊千尋

側頭骨骨折症例

側頭骨骨折

　外傷性耳小骨離断は側頭骨縦骨折に合併することが多い．受傷後持続する伝音難聴は側頭骨骨折例の 15～20％ に認められる．離断にはさまざまな型があり，キヌタ・アブミ関節の離断が最も多く，キヌタ骨転位，アブミ骨骨折の順に頻度が高い．

症例：右耳

　キヌタ・アブミ関節の離断＋キヌタ骨転位．

鼓膜所見

　外耳道後壁に骨折線を認める（矢印）．鼓膜に明らかな異常所見はない．

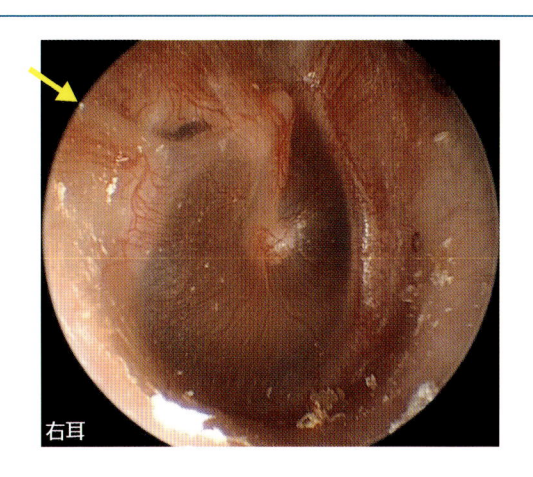

右耳

検査所見

①聴力検査（4 分法）

　右：気導 45 dB，骨導 18.6 dB，平均骨気導差 26.4 dB の右混合性難聴を認める．

②術前 CT 所見

　Ⓐ耳小骨連鎖離断が確認できる．
　Ⓑ外耳道壁の骨折線が認められる．
　Ⓒ乳突蜂巣にかけて骨折線が認められる．

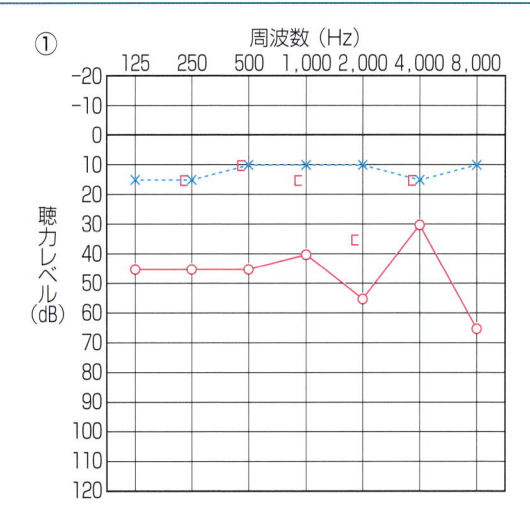

①

②

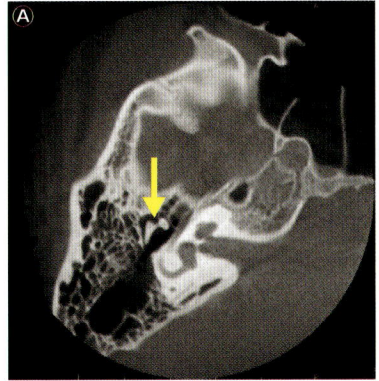
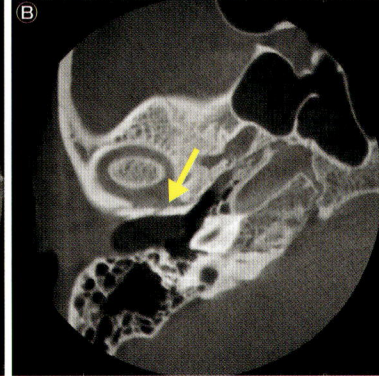
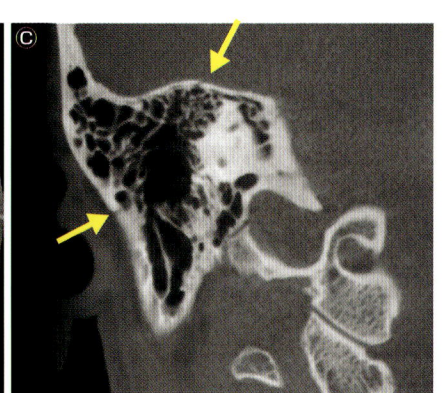

キヌタ骨転位症例
弧状切開と tympanomeatal flap の挙上

①外耳道弧状切開，放射状切開

　6 時から 2 時の外耳道弧状切開と両端に縦切開を加え tympanomeatal flap を挙上する．

②鼓膜全層剝離

　外耳道後上方の骨折線（矢頭）に皮下組織の陥入があり，鉗子を用いてゆっくりと剝離する．

Tips & Tricks

外耳道骨折による骨折線や外耳道壁突出がある場合は，それより外側から弧状切開を加えて flap を挙上する．

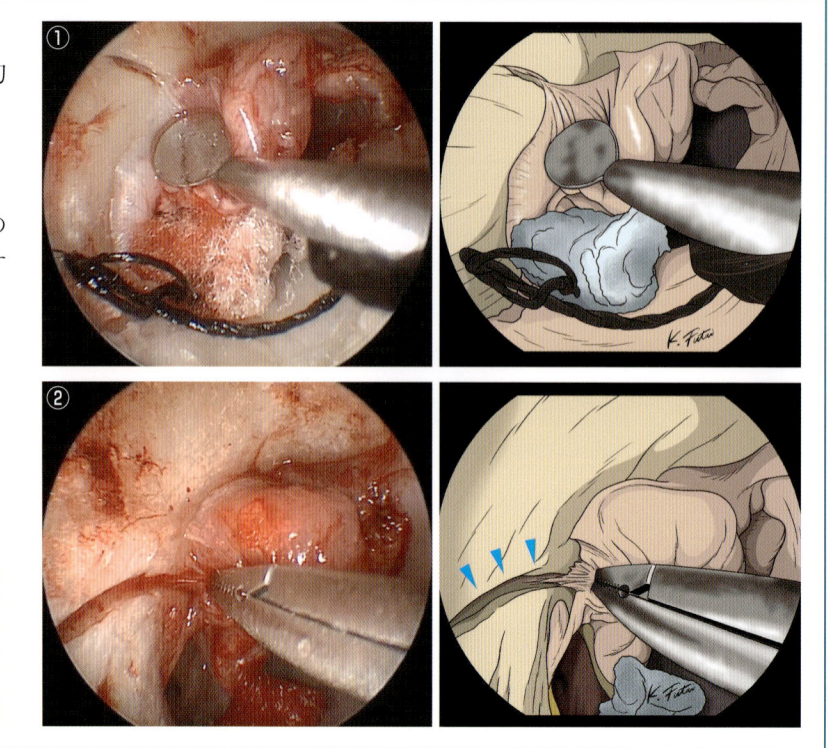

離断した耳小骨の処置 1

③鼓室内の確認

　flap を上げて鼓室内に入り，耳小骨連鎖を確認する．キヌタ骨長脚とアブミ骨は完全に離断しており，アブミ骨頭には索状物（a）が認められる．

④鼓索神経の同定・キヌタ骨の処理

　鼓索神経を同定し単離する．キヌタ骨長脚（b）は前方に偏位しており，鼓索神経は長脚の内側を走向している．キヌタ骨長脚とツチ骨柄周囲の結合組織を周囲から剝離し，鼓索神経をあらわにする．

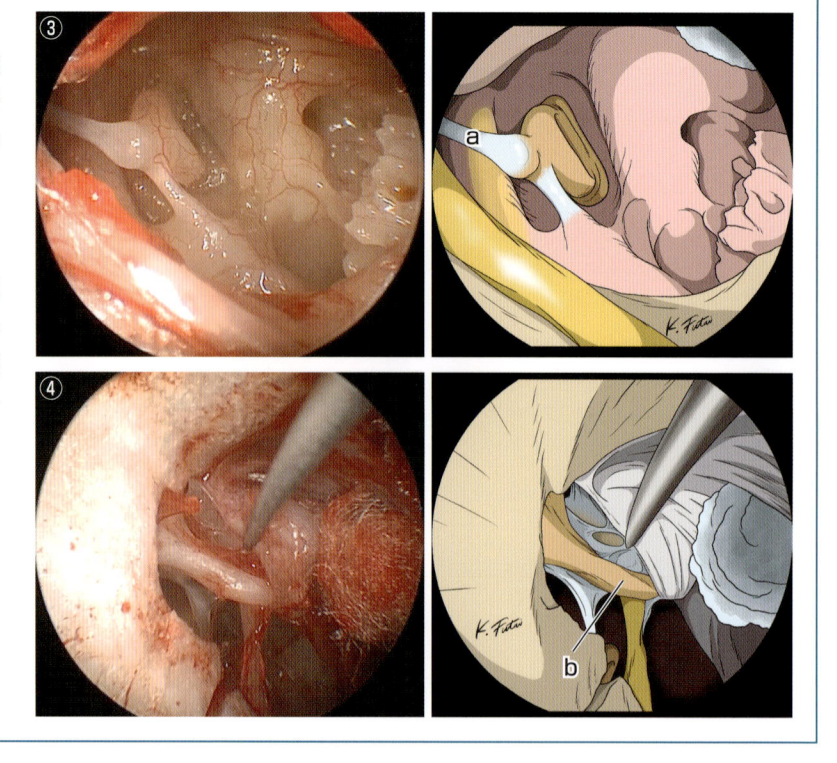

離断した耳小骨の処置 2

⑤キヌタ骨の摘出

ツチ・キヌタ関節が離断していることを確認し，キヌタ骨を摘出する．長脚を直角曲がりのピックにて持ち上げ，鉗子で把持し摘出する．

⑥アブミ骨周囲の処理

アブミ骨と連続する索状物（a）をマイクロハサミを用いて切除する．鼓索神経（b）は鼓膜張筋腱下方を走向している．

⑥では，上鼓室方向を見るために，内視鏡を下方から挿入しているため，見え方が異なることに注意する．

⑦アブミ骨の可動性の確認

アブミ骨上部構造（c）と底板を斜視鏡にて観察し，同部位での離断や脱臼のないことを確認する．顔面神経水平部または鼓索神経への電気刺激にて，アブミ骨底板の可動性が良好であることを確認する．

Tips & Tricks

斜視鏡で観察することにより，アブミ骨の脚と底板の状態を明視下におくことができる．

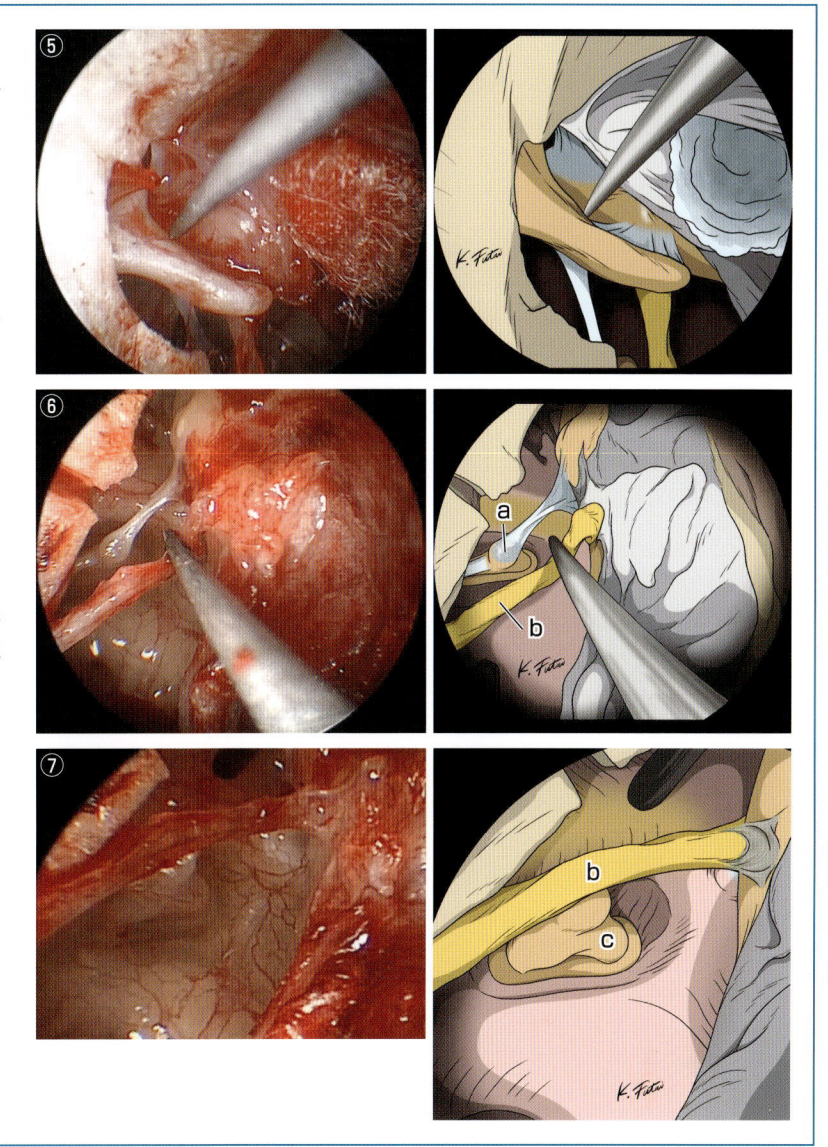

骨折線部の処理

⑧骨折線部の処理

外耳道の骨折による凹凸や外耳道壁の突出があれば，鋭匙やノミ・ツチを使い，平らにする．

Tips & Tricks

本症例では，骨折線の溝に，鋭匙で削除した骨を骨パテとして埋めている．

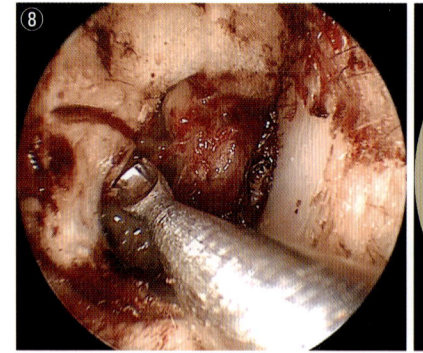
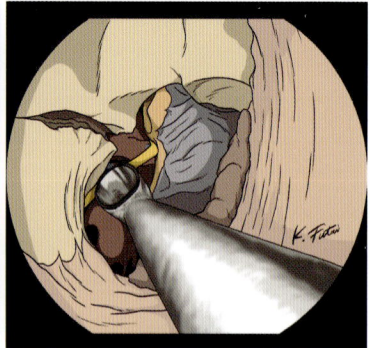

耳小骨連鎖再建

⑨コルメラの作成

キヌタ骨をコルメラ（a）に加工し，アブミ骨頭にコルメラの窪みをはめ込み，IIIc で伝音再建を行う．鼓索神経を刺激してコルメラの連鎖の状態を確認する．

⑩ flap を戻す

鼓膜と外耳道皮弁を戻し，ベスキチン®W，ジェルフォーム，メロセル®にてパッキングし終了する．

Tips & Tricks

コルメラの連鎖状態を明視下におけることも内視鏡のメリットの一つ．

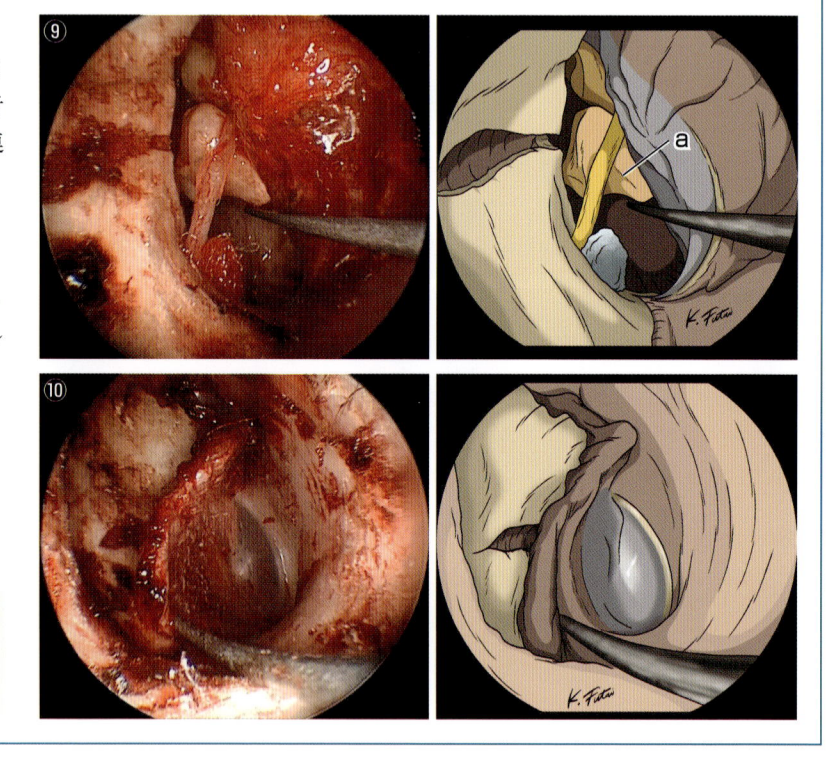

浅在化鼓膜
Lateralized Tympanic Membrane

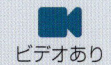ビデオあり

中島小百合

浅在化鼓膜とは

浅在化鼓膜（lateralized tympanic membrane）

鼓膜が本来あるべき鼓膜輪のレベルよりも外側に偏位する病態.

①狭義の浅在化鼓膜

上皮層と固有層のあいだに介在するものがないもの.
a：外側へ偏位しているもの
b：一部のみ浅在化しているもの

② medial meatal fibrosis（MMF）

上皮層と固有層のあいだに線維組織が介在しているもの.

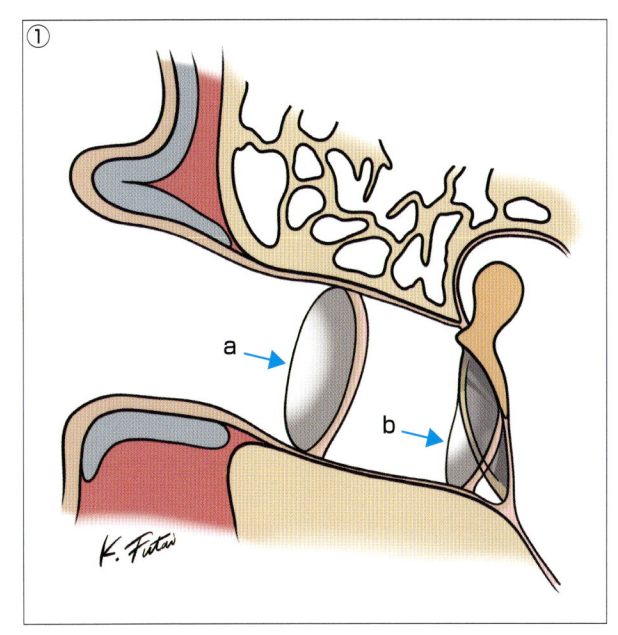

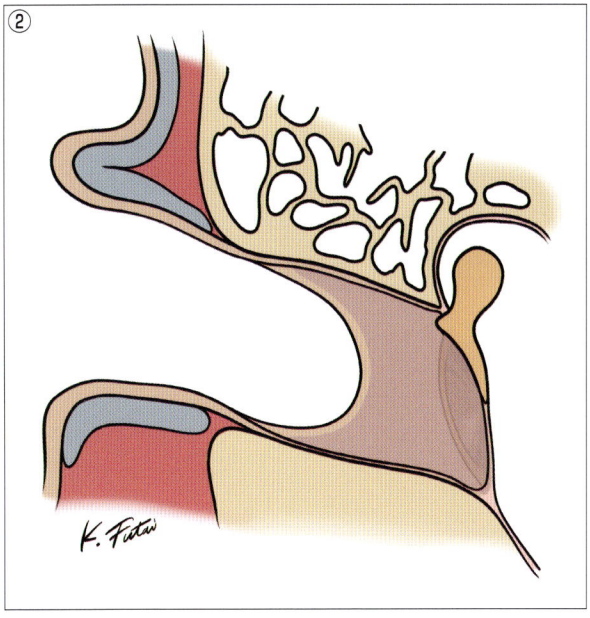

選択術式

経外耳道的内視鏡下手術では，鼓膜輪の全体像が一視野で観察可能であり，顕微鏡下手術で死角となりやすい鼓膜輪前方も外耳道の骨削開なしで明視下におくことができる. このため，本手術で最も重要とされる鼓膜輪周辺の操作に適している.

皮弁挙上

①鼓膜切開

浅在化鼓膜に十字切開を入れ，ラウンドメスで皮弁を挙上し，花弁状皮弁を作成する.

②皮弁挙上

4つの花弁状皮弁を各々挙上する. 挙上の際に，鼓膜裏面の掻爬を行う.

Tips & Tricks

1. 十字切開は骨に当たるまで十分に切開し，挙上した皮弁は外耳道に寄せて視野を確保する.
2. 花弁状に皮弁を挙上することで，骨露出面を減らし，植皮を少なくすることができる.

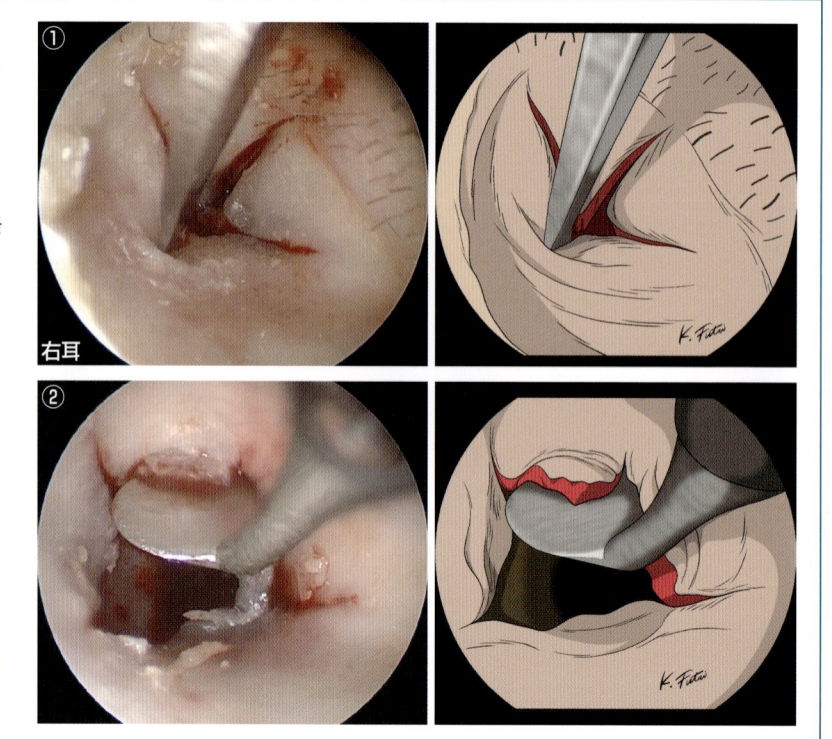

鼓膜内・鼓室の清掃

③MMFの場合

上皮層と固有層のあいだに線維組織（a）が存在するため，固有層（b）を認めるまで，ラウンドメスで削り取るようにして，適宜線維組織を除去する.

④固有層の可及的温存

一部穿孔を形成した場合には，耳小骨周囲など鼓室内も清掃し，耳小骨の可動性を確認する.

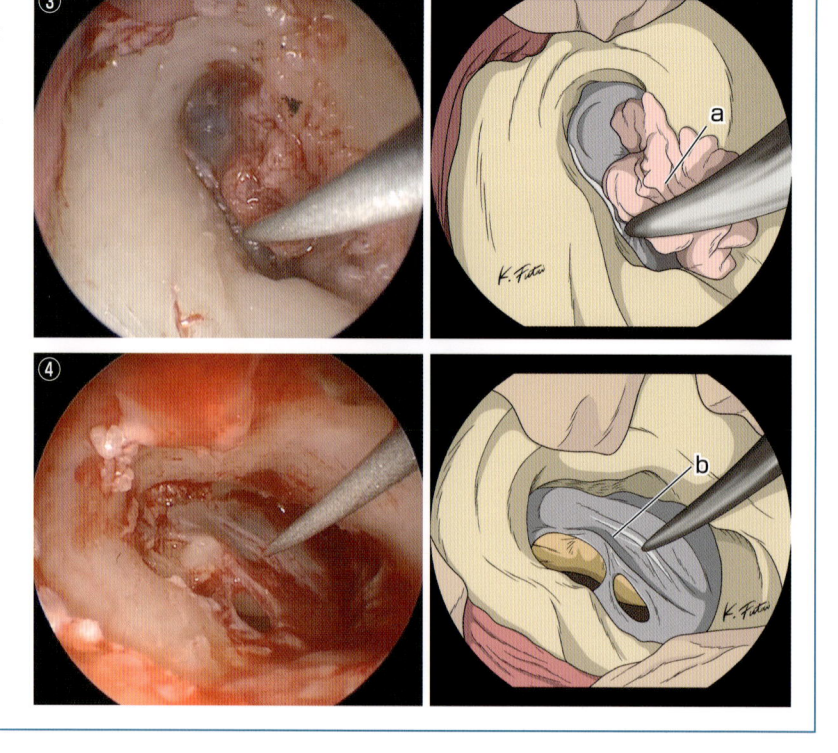

鼓膜形成：鼓膜の固有層が残存している場合

⑤植皮片を overlay で留置

　固有層を生かし，耳後部より採取した分層植皮片（**a**）を，固有層に対して overlay でおく．その後フィブリン糊で接着する．

⑥シリコン板の留置

　皮弁の癒着や浅在化予防のため，厚さ0.3 mm のシリコン板（**b**）をおく．

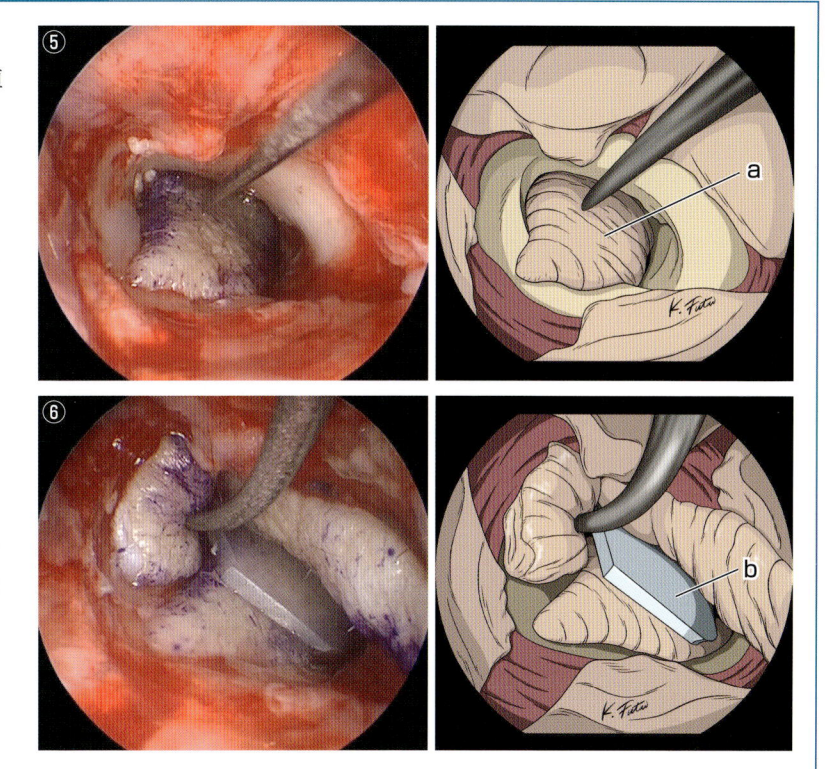

Tips & Tricks

1. 再浅在化を防ぐため，鼓膜を形成する結合組織や分層植皮片は前方で外耳道壁まで折り返さないようにする．
2. 鼓膜の移植片と外耳道前壁の移植片とを複数枚に分けて敷くと，折り返しがないよう敷くことができる．

鼓膜形成：鼓膜の固有層が残存していない場合

ⓐ鼓膜の固有層と線維性鼓膜輪が消失している．

⑤´軟部組織を underlay で留置

　耳後部より採取した筋膜や結合組織（**a**）を，ツチ骨と鼓膜輪に対して underlay でおく．骨性鼓膜輪の内側の粘膜は搔爬する．

⑥´植皮片を overlay で留置

　さらにその上に分層植皮片（**b**）を overlay でおく．その後フィブリン糊で接着する．癒着予防に鼓膜上と外耳道前壁にシリコンシートを当てる．

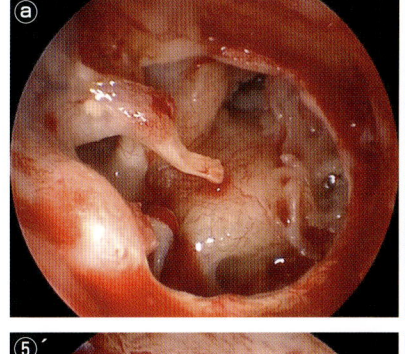
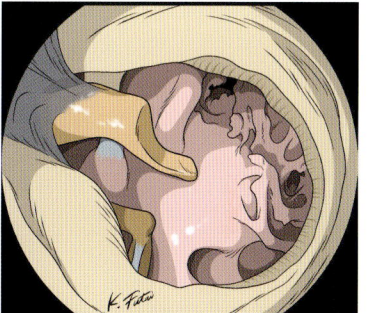
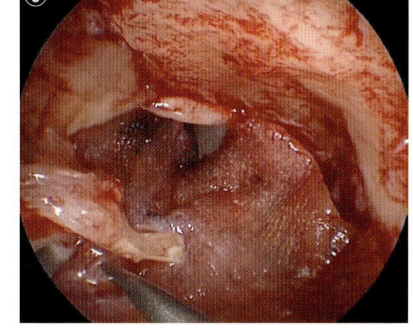
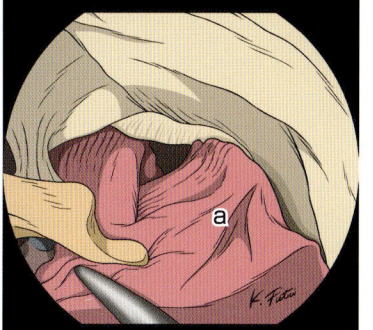
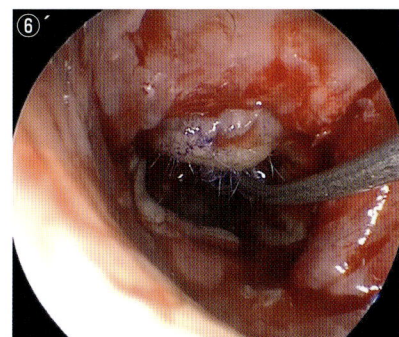
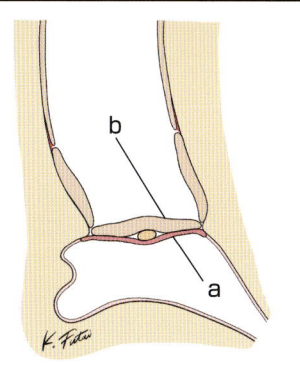

Tips & Tricks

骨性鼓膜輪が消失している場合は，1 mm のカーブバーを用いて骨壁を削開し鼓膜輪を形成する．

閉創・パッキング

⑦⑧パッキング

　短冊状に切ったベスキチン®W（a）とジェルフォーム（b）にて切開部までパッキングする．外側はメロセル®をつめる．

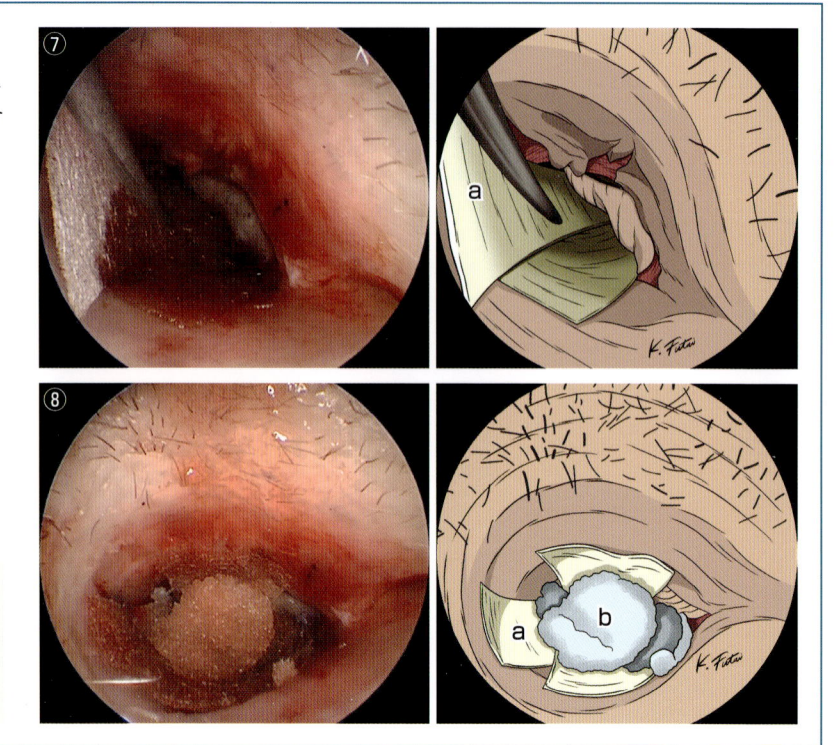

Tips & Tricks

術後は1週間でパッキングを交換し，移植片が生着するまで通常より長めに（3週間程度）パッキングを継続する．

錐体尖部コレステリン肉芽腫
Cholesterol Granuloma in the Petrous Apex (PACG)

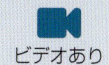
ビデオあり

欠畑誠治

錐体尖部コレステリン肉芽腫とは

①錐体尖部コレステリン肉芽腫（cholesterol granuloma in the petrous apex：PACG）

PACG は骨破壊を伴う小房性の嚢胞で，眼痛や球後痛，さまざまな脳神経症状を引き起こす.

②選択術式：transcanal infracochlear approach

正常聴力の患者の場合，嚢胞に完璧な交通をつけ，ドレナージを行い換気ルートをつける術式が選択される.

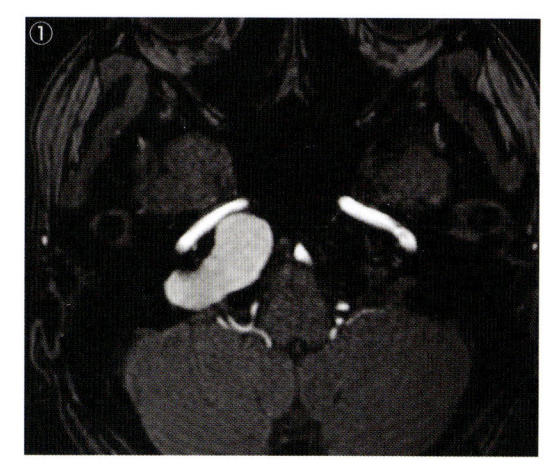

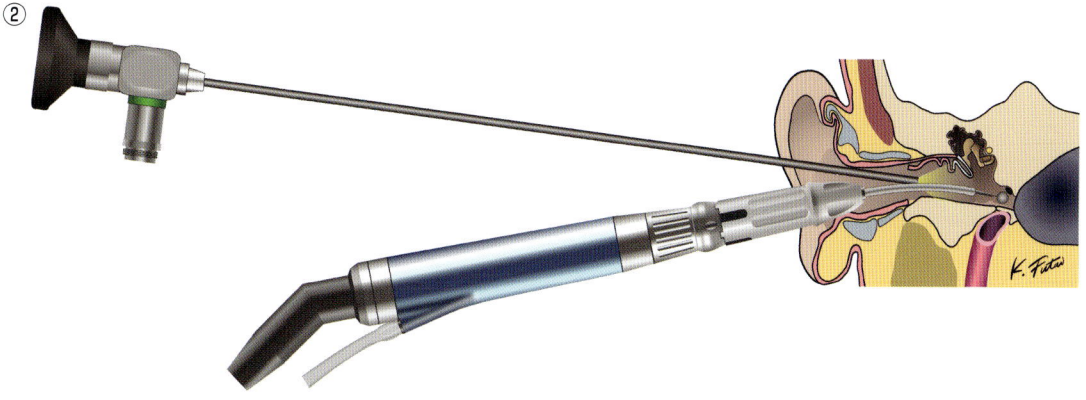

選択術式：transcanal infracochlear approach

①術前 CT

骨条件の CT にて錐体尖部に巨大な辺縁平滑な膨隆する陰影（＊）を認める．内頸動脈や内頸静脈を認め，内耳道下壁や斜台の菲薄化・露出を認める.

② transcanal infracochlear approach

蝸牛下面の骨が菲薄化しているため（矢印），容易に嚢胞壁にアクセスが可能であることがわかる．TEES により最小限の外耳道下壁の削開でアプローチできる.

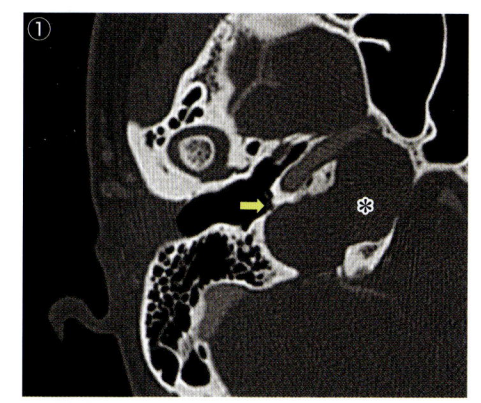

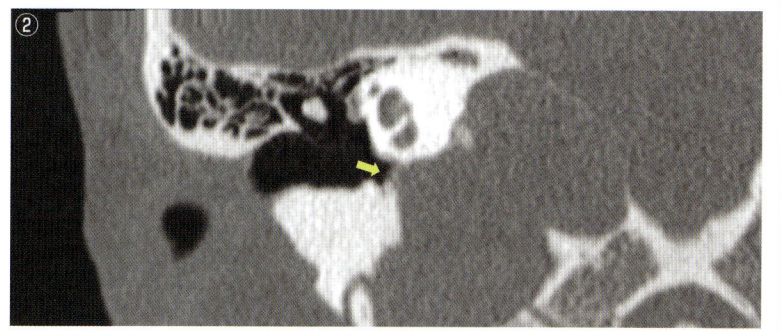

骨削開

① approach route の比較

　transcanal infracochlear approach は，retrofacial infralabyrinthine approach（左）や transsphenoid approach（右）と比べて最も直接的で骨削開が少ないアプローチ法である．

矢印：それぞれのアクセスルート．

②削開部位

　内頸動脈垂直部（**a**），頸静脈球（**b**），蝸牛下面（**c**）からなるトライアングルを削開する．

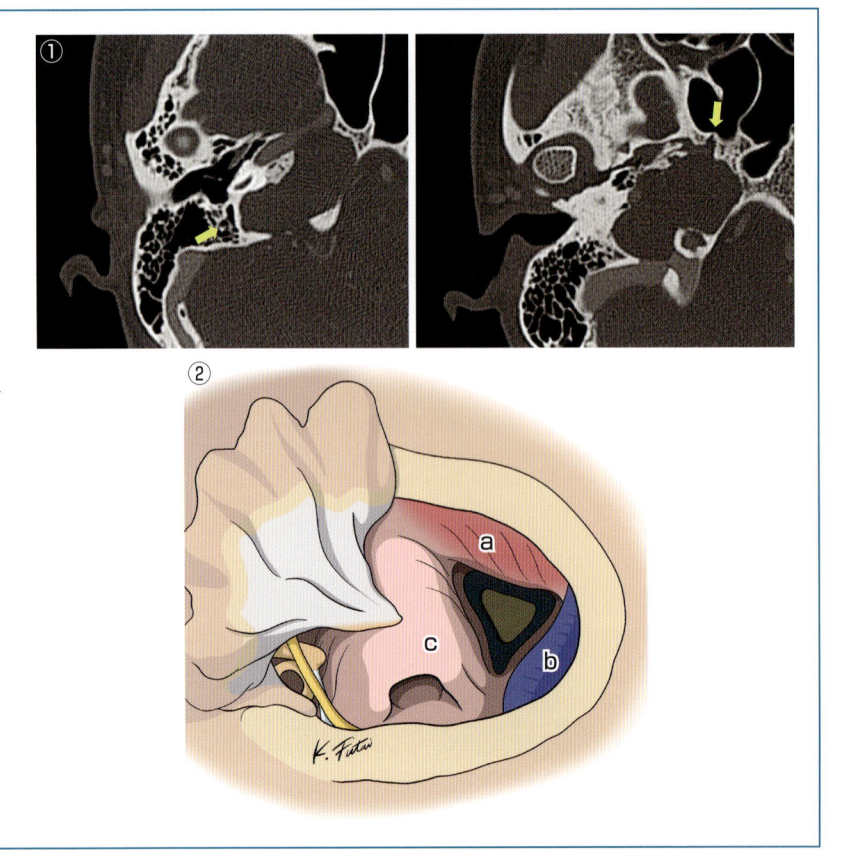

弧状切開と tympanomeatal flap の挙上

①弧状切開

　3 時から 9 時まで弧状切開を骨部外耳道の中間におき，上方に茎をおく flap を作成する．flap の追加の挙上に備えて放射状切開はおかない．

② tympanomeatal flap の挙上

　膜性鼓膜輪を明視下において，骨性鼓膜輪から確実に挙上する．顔面神経水平部，耳管鼓室口が見えるまで flap を上げる．下鼓室の膨隆していることに注意．

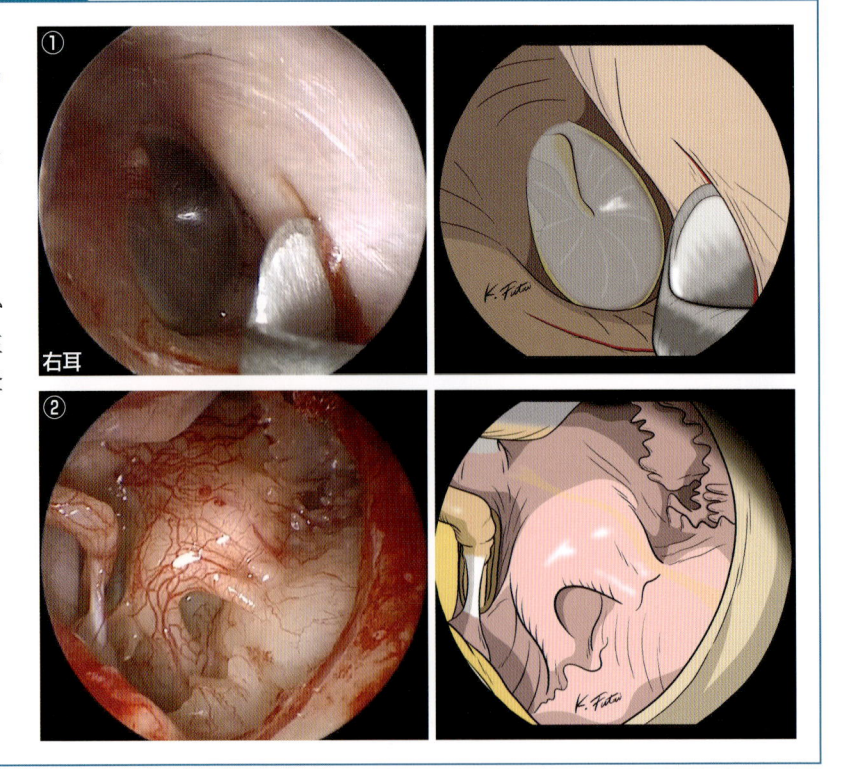

外耳道下壁，蝸牛下方の削開

③外耳道下壁削開

　3時から9時までの下壁をワーキングスペース確保のため拡大する．最小限の削開でドリルの挿入に十分な術野を確保できる．内視鏡シースを利用して，術野に水を入れ"under water"で削開を行う．

④蝸牛下方の削開

内頸動脈垂直部の走向（3時から5時）を念頭において，岬角下方で下鼓室の隆起とのあいだ（Jacobson nerve〈a〉上）で，カーブバー（2mm コースダイヤモンド）にて削開を始める．

Tips & Tricks

　鼓膜溝は残す．tympanomeatal flap を戻したときに，鼓膜が元の位置に戻ることが重要である．

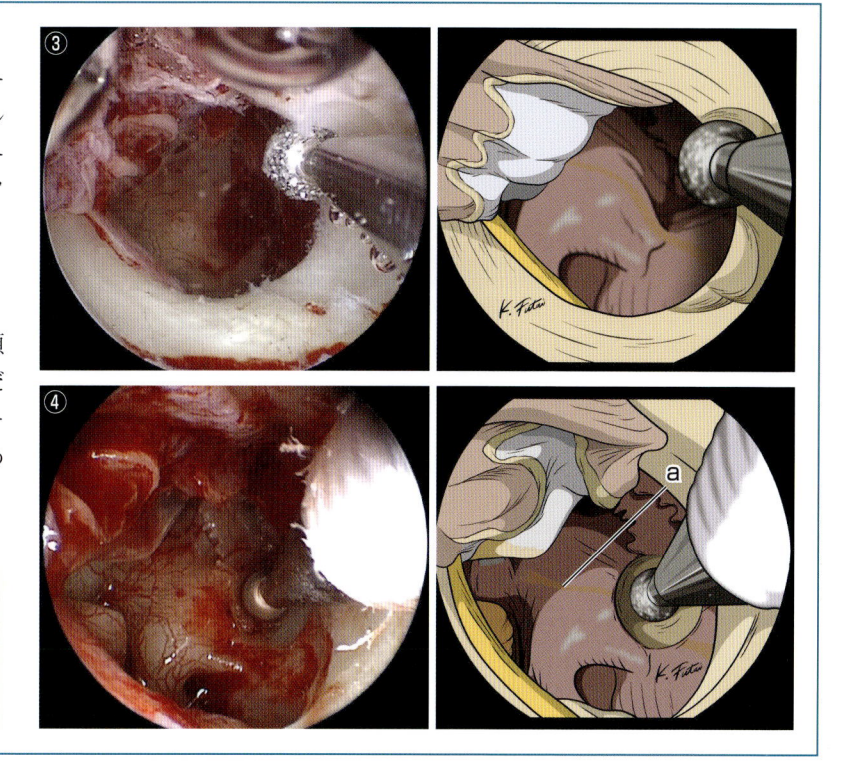

削開部の拡大，囊胞の穿破

⑤削開部の拡大

　囊胞壁（a）が青く透見されたらドリルや鋭匙にて削開部を拡大する．前方は頸動脈（b），後方は finiculus（c）まで．

⑥囊胞の穿破

　弱弯のピックにて囊胞壁を穿破する．褐色の内溶液が流出する．

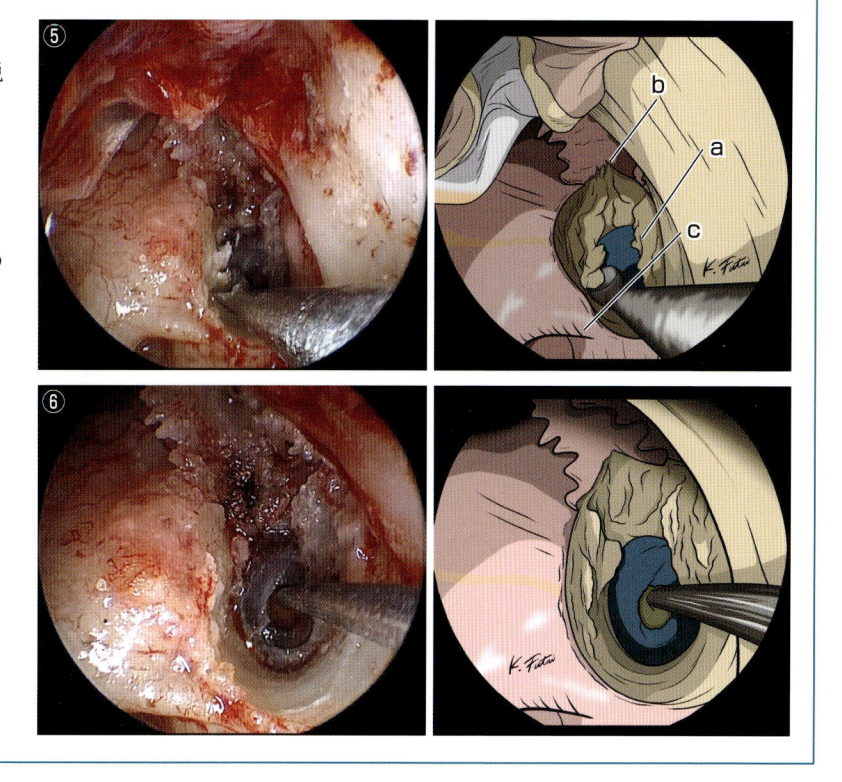

嚢胞内の洗浄，観察

⑦嚢胞内の洗浄

　生理食塩水で嚢胞内を洗浄する．コレステリンを含む内溶液が出なくなるまで繰り返す．

⑧嚢胞内の観察

　直視鏡や斜視鏡にて嚢胞内を観察する．嚢胞内に内頸静脈壁（a）が確認できる．蝸牛下方の肉芽を可及的に除去する．さらに開窓部を鋭匙にて拡大する．十分なドレナージルートをつけることが本術式の目的である．

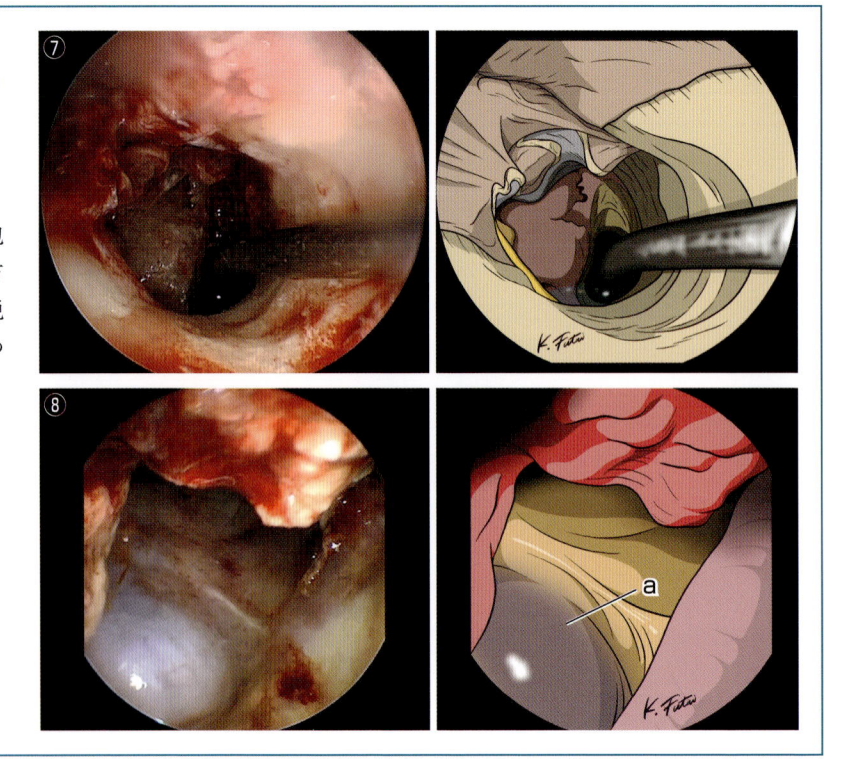

flap の戻し，パッキング

⑨ flap を戻す

　骨削開が最小限であるため，骨露出部分は1〜2 mm 程度である．露出部にはテルダーミス®をおく．鼓膜輪が鼓膜溝にはまっていることに注意．

⑩パッキング

　短冊状に切ったベスキチン® W とジェルフォームにて切開部までパッキングする．外側はメロセル®をつめる．

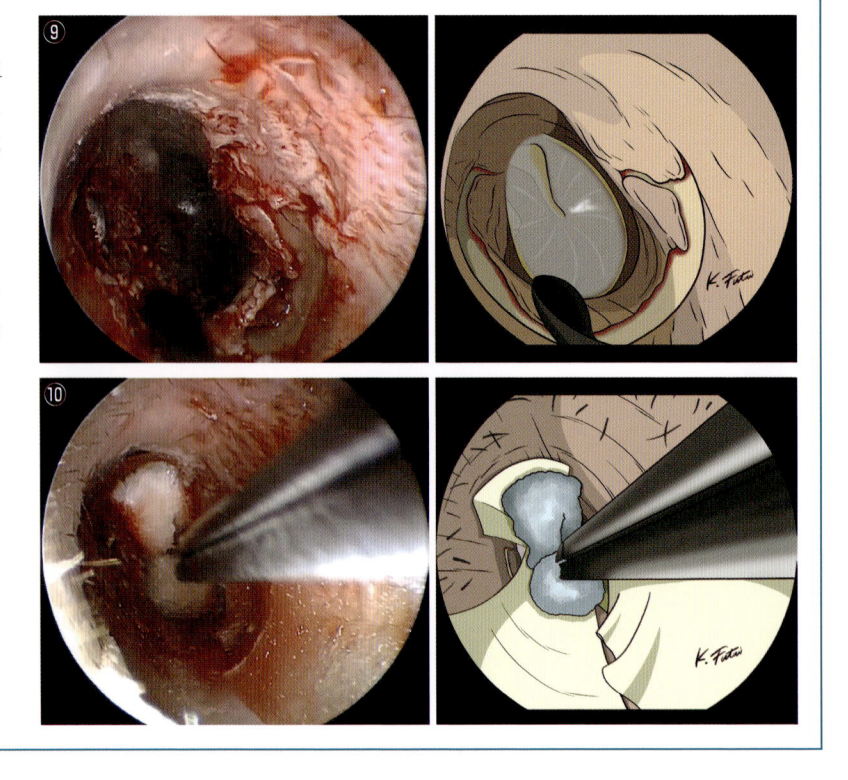

術後CT所見（術後16か月）

①軸位断

　内頸動脈背側にドレナージルートを確認でき
る．皮質骨や乳突洞粘膜は温存されている．

②冠状断

　外耳道下壁の削開が最小限であり，鼓膜が正
常位置にあることに注意．

矢印：ドレナージルート．

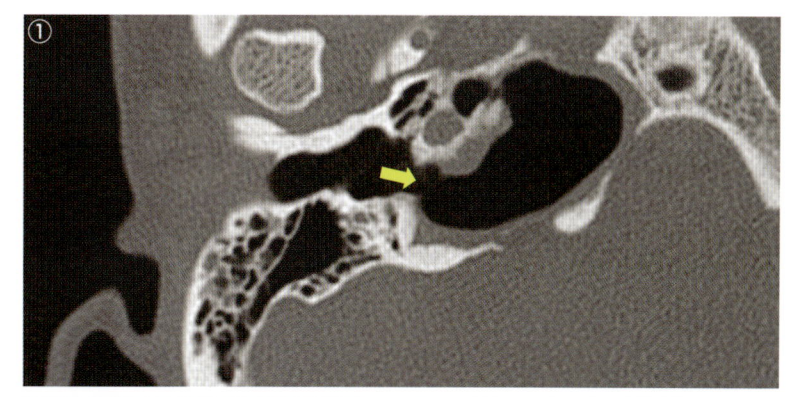

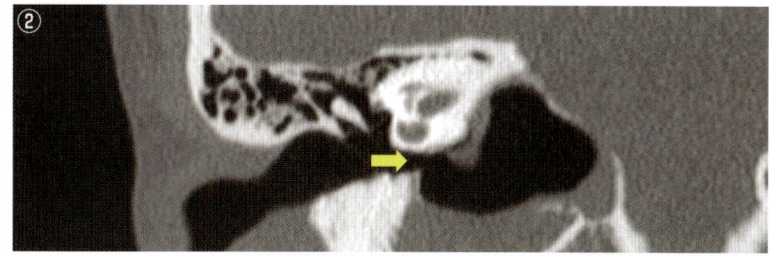

第 5 章

新デバイスによる
耳科手術の革新

Powered Instruments

伊藤　吏

真珠腫に対する powered TEES の適応

　中耳真珠腫に対する TEES の適応は，鼓室から乳突洞進展までの真珠腫であるが，術前の画像評価で真珠腫が上鼓室天蓋に接している場合や乳突洞に進展している場合には，真珠腫を明視下におくために超音波キュレットやカーブバーなどの powered instruments を用いた経外耳道的な骨削開が必要になる（powered TEES）.

retrograde mastoidectomy on demand

　真珠腫の進展範囲に合わせて，経外耳道的に上鼓室開放（transcanal atticotomy：TCA）から乳突洞開放（transcanal atticoantrotomy：TCAA）を行い，真珠腫の全貌を明らかにする．骨削開は内視鏡で確認しながら powered instruments を用いて行い，骨削開の範囲は真珠腫の上端，後端を確認できる範囲で，必要最小限とする（第 3 章「Endoscopic Retrograde Mastoidectomy on Demand」の項〈p.41〉参照）.

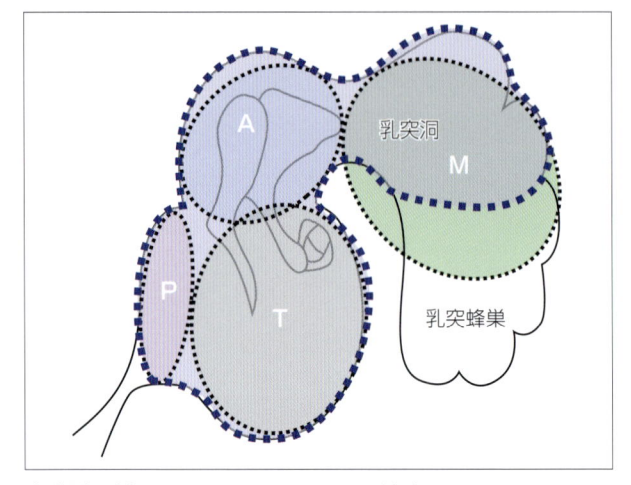

真珠腫に対する powered TEES の適応
乳突洞までの進展→ powered TEES
乳突蜂巣まで進展→ dual approach
　・PTA 領域は広角な視野を生かした TEES
　・M 領域は顕微鏡下 CWU mastoidectomy
Stage III 症例（AO，LD を除く）
　・顕微鏡下 CWD mastoidectomy
P：前鼓室，T：中・後鼓室，A：上鼓室，M：乳突洞・乳突蜂巣
（日本耳科学会．中耳真珠腫進展度分類 2015 改定案 中耳腔の解剖学的区分〈PTAM system〉より改変）

超音波キュレット（ultrasonic bone curette）1

SONOPET® （Stryker 社）

　TEES ではストレートハンドピース（25MS）に 1.9 mm 幅のチップ（H101）を組み合わせて使用する.

　SONOPET®は洗浄・吸引・骨削開の 3 役を併せもった手術器機であり（①），片手での操作が可能である．シースより注水される.

　チップの先端は 25 kHz で縦方向およびねじれ方向に振動し（②），軟部組織を巻き込むことなく，効率的に骨削開を行うことができる（③）.

　TCAA ではカッティングバーの代わりとして，外側の粗い骨削開を担当する.

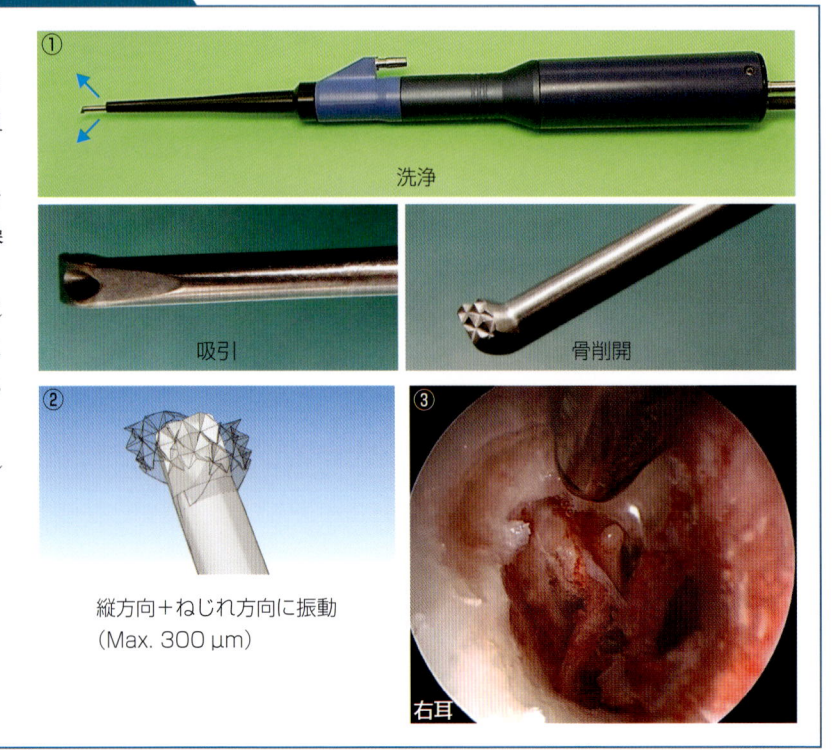

① 洗浄
吸引　　骨削開
② 縦方向＋ねじれ方向に振動（Max. 300 μm）
③ 右耳

超音波キュレット（ultrasonic bone curette）2

SONOPET®の安全性

④は従来の外科用ドリルとSONOPET®を用いて側頭骨削開を行った際に生じる頭蓋骨振動を術中に測定した結果を示している．500～8,000 Hzの周波数帯ではSONOPET®（UBC）によって生じる頭蓋骨振動は外科用ドリル（Drill A，B）に比較して有意に小さく，この結果からSONOPET®による内耳障害の危険性は低いと考えられた．

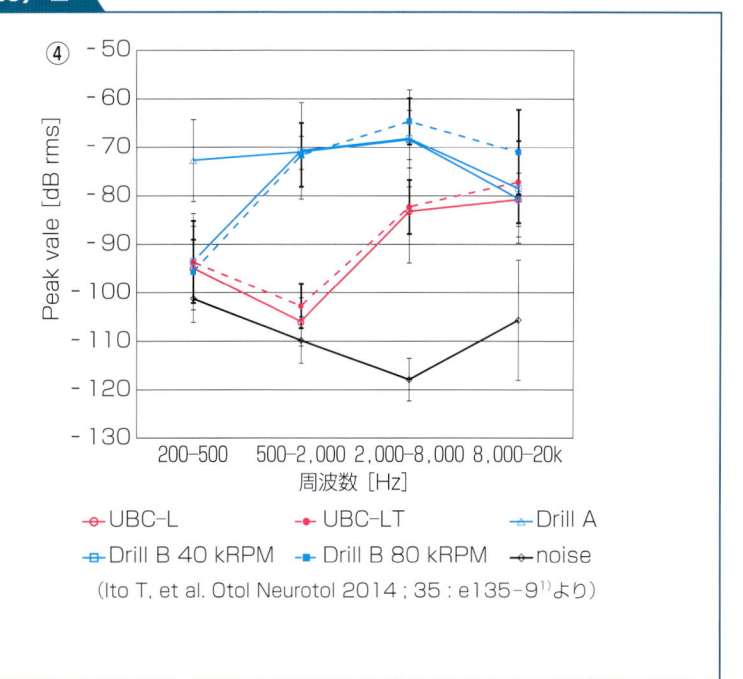

(Ito T, et al. Otol Neurotol 2014 ; 35 : e135-9[1]）より）

Tips & Tricks

SONOPET®のチップが硬性内視鏡に接触すると内視鏡が破損するので，SONOPET®を使用する際には内視鏡は遠目でみる位置に固定する．これにより，骨削開で生じるミストによる内視鏡の汚染も予防できる．

カーブバー（curved burr）

Visao®（Medtronic 社）

TCAAにおいて内側の骨堤を削開する際に2 mmのコースダイヤモンドカーブバーを用いる（①）．カーブバーは適度な弯曲をもっているためkeyhole surgeryであるTEESに適しており（②），さらに回転するシャフトがシースで被われているため，軟部組織の巻き込みも少ない（③）．

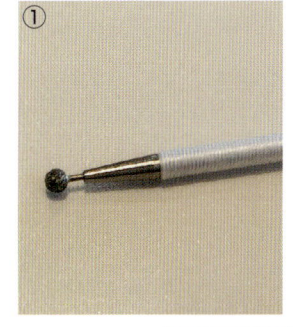
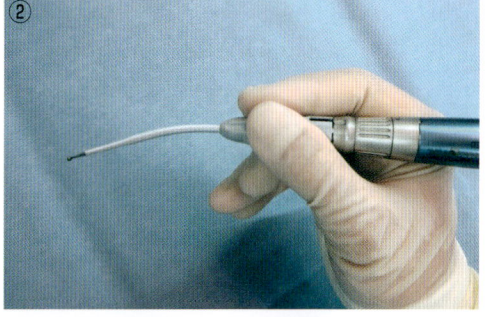
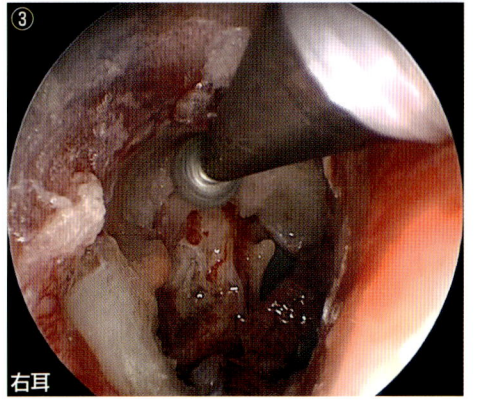

Tips & Tricks

カーブバーはSONOPET®と異なり洗浄や吸引がないため，助手が洗浄を担当し，術者はカーブバーによる骨削開と吸引を交互に行い，常に明瞭な術野で安全な骨削開を心掛ける．

● 文献

1）Ito T, et al. Safety of ultrasonic bone curette in ear surgery by measuring skull bone vibrations. Otol Neurotol 2014 ; 35 : e135-9.

Non-Slip Surface Treatment Technology

古川孝俊

instruments

①〜③スーパーマイクロ鉗子（山形大式）

　ストレート鉗子と先端が弯曲している鉗子（左曲がり，右曲がり）を開発した（第一医科，ジャスト社との共同開発）．

④〜⑥ UDC Plating（ジャスト社）

　UDV（ultimate diamond carbon nanotube）をメッキ液に配合する技術である．
　UDC Plating 技術を用いて，表面に UDV がコーティングされている（④，⑤）．
　鉗子の強い把持力を獲得した（⑥）．

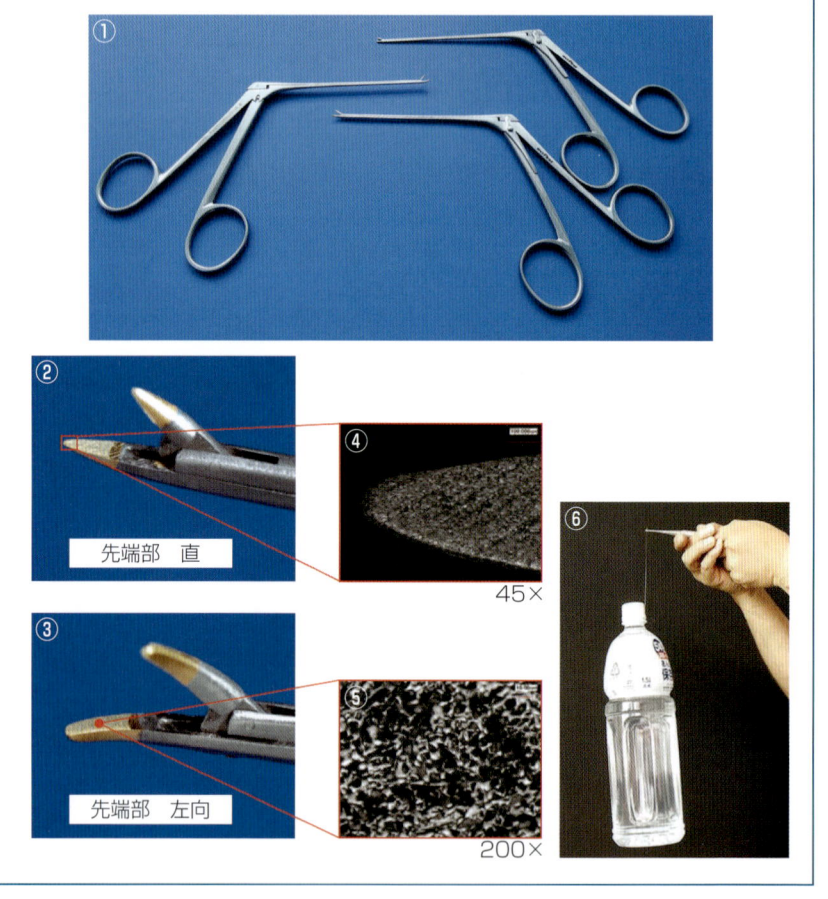

すべらない鉗子の使用

①山形大式ストレート鉗子

　母膜を把持し丁寧に剥離を行う．

②山形大式左曲がり鉗子

　シャフトに視野を妨げられずに把持部分を明視下におき剥離できる．

Tips & Tricks

1. TEES は片手操作であるため，吸引で組織を持ち上げながら剥離操作を行うことができない．そのため，把持力の強い鉗子が効果を発揮する．
2. 先端が左右にカーブした曲がりの鉗子では，内視鏡下でも把持する様子を確認しながら安全に操作できる．また，今まで斜視鏡で確認はできるが手が届かなかった領域へのアプローチが可能となった．

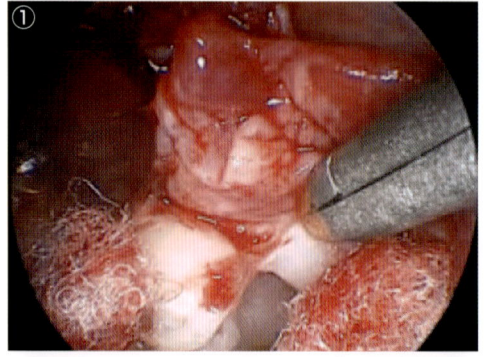

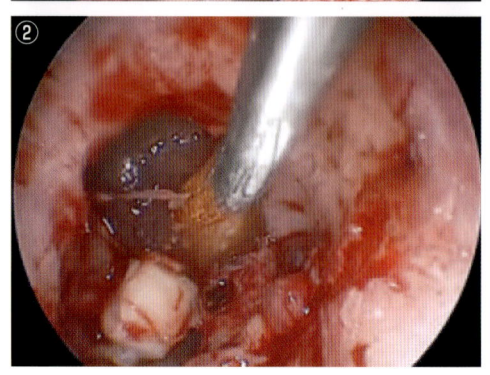

索 引

ページ数の太字は詳述箇所を示す.
［　］内の後は省略されている場合がある.

あとがき

　今回，『TEES（経外耳道的内視鏡下耳科手術）手技アトラス』刊行にあたりイラスト制作の重責を負うこととなりましたが，無事に刊行できたことを心より嬉しく思います．

　欠畑先生に出会ってから16年の歳月が過ぎましたが，当初より内視鏡を使った中耳領域の診断治療に対する熱意が強く，細径の内視鏡を日常の診療によく応用していたのを憶えています．特にレーザー鼓膜開窓を用いた耳小骨連鎖異常の診断は経鼓膜的に内視鏡を用いて耳小骨を直接観察することが可能となる画期的な手法でした．そしてそのまま開窓部から耳小骨連鎖再建を行うことで診断のみならず治療まで行うことができるものでした．このまったく新しい耳小骨奇形の診断治療法を国内外で報告するにあたり，簡潔かつ明解なイラストが必要だと依頼を受けて作成したのが私のイラスト業務の始まりだったと記憶しています．

　当時より手術所見や学会スライドでのシェーマを極力デジタル作成するように心がけていたため，イラスト作成はそれほど苦ではありませんでした．しかし今回は当初100枚程度と予想されていた内視鏡画像が各執筆者から入稿されるごとに増えていき，気がつくと制作総数は300枚を超えていました．未だかつてないやり甲斐のある仕事でした．制作期間は1年を軽く超え，初期に描いたイラストと終盤のイラストの画風の変化に違和感を覚えてほとんどのイラストを2回修正しました．内視鏡の静止画だけでは解剖が不明瞭で，動画を何度も見て確認もしました．

　欠畑教授の招きで山形に来た5年前，山形大学スタッフの尽力で既に内視鏡下耳科手術の手技は熟成されており，自分がどのような形でこの中に参加して役に立てるか非常に悩みました．そのようななかで自分は山形では étranger として裏方に徹しようと心に決め，自分にしかできないことで支えになろうと考えていました．それがまさかこんな形で表舞台に出ることになるとは思ってもみませんでした．前任地から欠畑先生と内視鏡下耳科手術の黎明期に関わることができたことは私にとって大変誇りであり，耳鼻咽喉科医を続けていく原動力でした．本書のイラスト制作が恩返しのひとつとなれば幸いです．

最後に本書の執筆者の先生方をはじめ，制作に協力してくださった山形大学および関連施設の方々，中山書店の方々，心の支えになってくれた友人たち，そして étranger を温かく迎え入れてくださった故渡邊知緒先生にこの文面を借りて深く御礼申し上げます．

　もう一つ．何も言わずに山形についてきてくれた我が家族に，改めて「ありがとう」．

2018 年 4 月

二井一則

【使用機材】
Apple iPad Pro 12.9（2016）+ Apple Pencil
Apple iPad Pro 9.7（2017）+ Apple Pencil
Apple MacPro（Mid 2010）2 x 2.66 GHz 6-Core Intel Xeon
GIGABYTE GA-X399 AORUS Gaming7 + 3.4GHz 16-core AMD Ryzen Threadripper 1950X
【使用ソフトウエア】
Procreate（iOS）
CELSYS CLIP STUDIO PAINT（iOS）
Adobe Illustrator CC
Adobe Photoshop CC

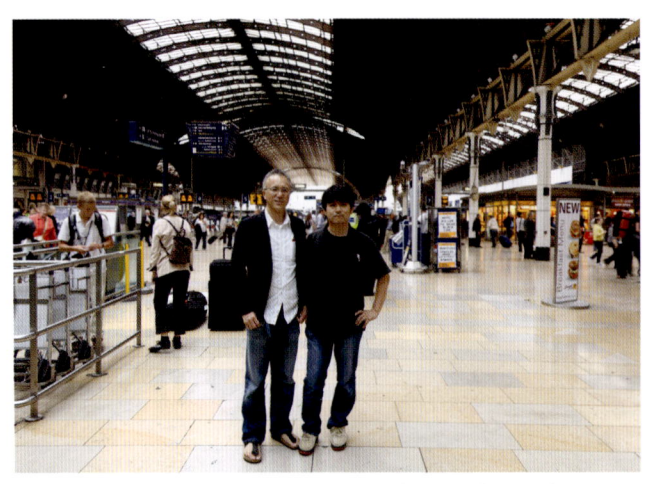

Paddington station, London にて（2009 年 9 月）

中山書店の出版物に関する情報は，小社サポートページを御覧ください．
https://www.nakayamashoten.jp/support.html

TEES（経外耳道的内視鏡下耳科手術）手技アトラス

導入・基本手技からアドバンスまで　Webビデオ付き

2018年 6 月15日　　　　初版第1刷発行　〔検印省略〕

編　集 ························· 欠畑　誠治
イラスト ····················· 二井　一則

発行者 ························· 平田　　直
発行所 ························· 株式会社 中山書店
　　　　　　　　　　　〒112-0006　東京都文京区小日向 4-2-6
　　　　　　　　　　　TEL 03-3813-1100（代表）　振替 00130-5-196565
　　　　　　　　　　　https://www.nakayamashoten.jp/
装　丁 ························· 花本浩一（麒麟三隻館）
DTP・印刷・製本 ······· 株式会社シナノ

ISBN978-4-521-74586-2
Published by Nakayama Shoten Co., Ltd.　　　　　　　　　　　　　　　　Printed in Japan
落丁・乱丁の場合はお取り替え致します

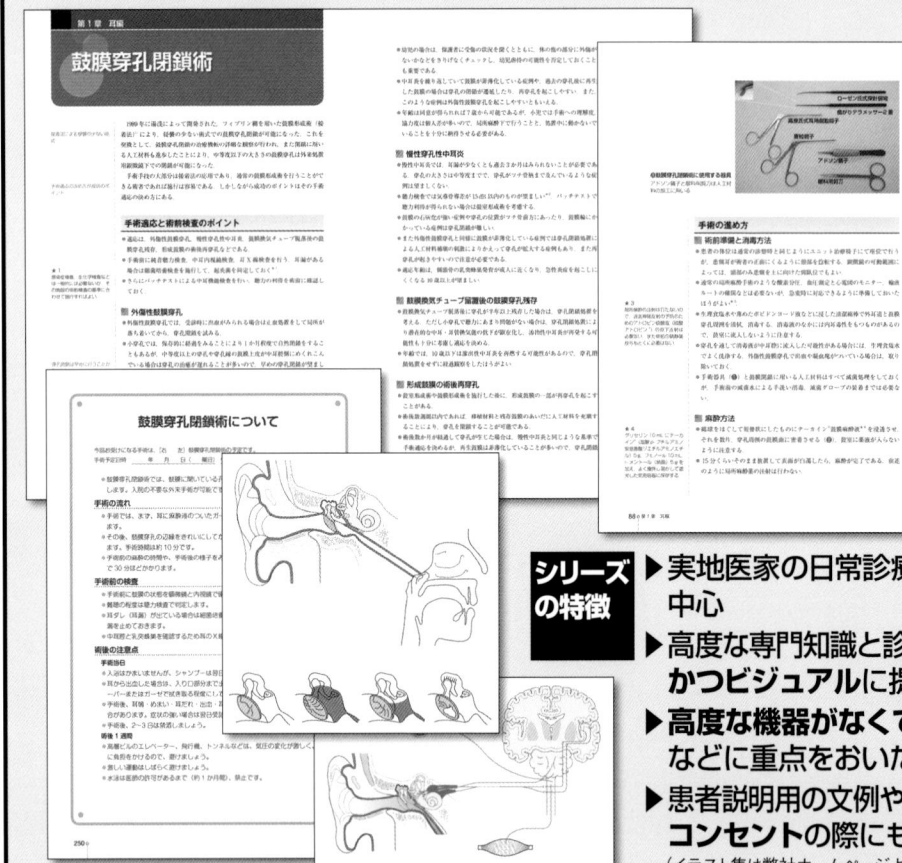